LE

CORPS DE L'HOMME

TOME IV.

Paris.— Imprimerie Bonaventure et Ducessois, quai des Augustins, 55 (près le Pont-Neuf).

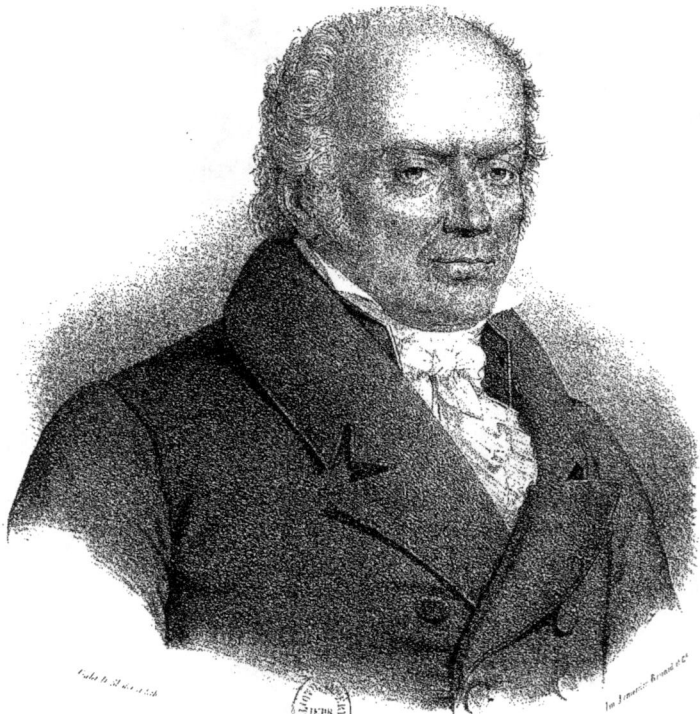

LE

CORPS DE L'HOMME

TRAITÉ COMPLET

D'ANATOMIE & DE PHYSIOLOGIE HUMAINES

Illustré de plus de 400 figures dessinées d'après nature

ET SUIVI D'UN

PRÉCIS DES SYSTÈMES DE LAVATER ET DE GALL

Ouvrage à l'usage des Gens du Monde, des Médecins et des Élèves

PAR LE DR GALET

ANCIEN CHEF DE CLINIQUE DE LA FACULTÉ DE MÉDECINE DE MONTPELLIER.

Si l'espèce humaine peut être perfectionnée,
c'est dans l'étude de l'organisation humaine qu'il
faut en chercher les moyens.

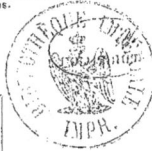

TOME QUATRIÈME

comprenant :

ANATOMIE	PHYSIOLOGIE
Appareil nerveux, Appareil de la génération.	Innervation. Système de Gall. Génération. Embryologie.

Avec 47 planches renfermant 121 figures.

PARIS

DIDIER, LIBRAIRE-ÉDITEUR

35, quai des Augustins.

1854

bro-spinal, et aux cordons périphériques celui de *nerfs*.

Mais il existe encore sur chaque côté du rachis une rangée de petits corps pulpeux qui communiquent ensemble, et avec tous les viscères de la poitrine et du ventre, par un lascis très-compliqué de nouveaux cordons. Ces organes liés à l'axe cérébro-spinal par de nombreux filets, entrent aussi comme partie constitutive du système nerveux, et leur ensemble porte le nom de *grand nerf sympathique* ou *trisplanchnique*.

Les nerfs cérébro-spinaux sont plus particulièrement destinés aux régions externes de l'organisme, et les nerfs sympathiques aux régions centrales. Les premiers sont du domaine de la vie de relation : ils se rendent aux organes des sens et aux muscles. Les autres se rattachent à la réparation et à l'entretien de la matière ; ils plongent dans les organes respiratoire, digestif, sécréteurs et circulatoires.

1. L'*axe cérébro-spinal* se compose de quatre parties intimément liées entr'elles, mais distinctes sous le rapport de leur forme, de leur texture et de leurs fonctions. L'une d'elles, longue tige que les anciens avaient considérée comme le plus gros nerf de l'économie, occupe le canal vertébral : c'est la *moelle épinière*. Les trois autres, sous le nom collectif d'*encéphale*, remplissent la cavité du crâne, dont elles imitent la forme en se moulant sur ses parois : ce sont, suivant l'ordre de leur volume, le *cerveau* situé en haut et en avant ; le *cervelet* en bas et en arrière, et, à la base centrale, la *protubérance annulaire* intermédiaire et

ques, mais des sujets réels d'observations : l'ignorance se brisera à son encontre.

Jusqu'à la fin du dix-huitième siècle, l'opinion philosophique dominante attribuait à tous les hommes une égale capacité intellectuelle, et rapportait à l'éducation, ou à de simples éventualités extérieures, toutes les différences individuelles émises dans la pratique de la morale ou dans l'exercice de la pensée. Cette erreur était si bien accréditée, qu'on ne songeait pas même à s'enquérir si les facultés intellectuelles entretenaient ou non quelques faibles rapports prochains ou éloignés avec l'état physique de l'organisme. D'ailleurs le dogme intolérant et ombrageux de l'immortalité de l'ame n'était-il pas là pour proclamer futile, dérisoire et coupable toute recherche judicieuse et positive?

Pourtant, à diverses époques, quelques savans hardis avaient paru, Willis, Prochaska, Sœmmering qui, rompant en visière avec le despotisme établi, osèrent signaler l'union intime et nécessaire des actes intellectuels et moraux avec l'organisation cérébrale. On entendit aussi des Pères de l'église s'écrier que les forces de l'âme se ressentent de l'extrême faiblesse du corps. Vaines protestation ! l'école philosophique n'en poursuivait pas moins sa doctrine de prédilection, et, pour elle, tous les actes intellectuels et moraux étaient indépendans de la matière, et le principe qui les dirige, planant dans une région éthérée et jouissant d'une liberté absolue, commandait à tous les penchans, réglait toutes les aptitudes. A ce compte, il ne fallait point distinguer si ce principe était autre chose chez l'homme que chez la femme, dans l'enfant qui vient de naître que dans l'adulte et le vieillard, dans l'idiot que dans l'homme de génie. Il importait aussi fort peu que cette essence de la pensée fut soumise au sommeil et à la veille, qu'elle fut languissante lorsque le corps était malade, ou

servant comme de copule au cerveau et au cervelet.

Trois membranes complétent pour l'axe cérébro-spinal la protection déjà offerte à ce viscère par l'étui osseux qui le renferme. Ce sont : la *dure-mère*, l'*arachnoïde* et la *pie-mère*, également connues sous la désignation collective de *méninges*.

La première est la plus extérieure, et en même temps la plus épaisse et la plus résistante. Elle est toute fibreuse, et disposée dans la cavité du crâne en trois vastes cloisons (*faulx du cerveau*, *tente du cervelet* et *faulx du cervelet*) qui séparent les parties principales, et en plusieurs prolongemens servant de gaîne aux cordons nerveux.

La seconde, de nature séreuse, et conséquemment en forme de sac sans ouverture comme le péritoine et le péricarde, dont nous avons parlé ailleurs, double à la fois la dure-mère et la pie-mère.

Cette dernière, d'une extrême finesse, entièrement vasculaire au crâne, et mipartie vasculaire et fibreuse au rachis, adhère à la masse pulpeuse elle-même et s'insinue dans toutes les anfractuosités, toutes les cavités, tous les sillons qu'offre cette substance.

Il faut ouvrir les deux premières enveloppes, les détacher de la masse pulpeuse, pour étudier les nombreux accidens dont cette masse est affectée. On voit alors deux corps pulpeux bien distincts, identiques, séparés par une scissure profonde, longitudinale qu'occupait la faulx du cerveau. Ce sont les *hémisphères cérébraux*, dont l'aspect

qu'elle s'activât dans l'état de santé, qu'elle se traînât terre à terre comme ce qu'on appelle l'instinct du quadrupède, ou qu'elle s'élevât aux conceptions les plus ardues ; elle n'en passait pas moins pour uniforme chez tous les hommes et, chez tous, elle avait la même liberté.

Mais un jour Gall se montre sur la scène scientifique. Il jette à pleines mains des faits d'observation démontrant que non-seulement l'exercice de l'intellect est sous l'empire des conditions corporelles et en rapport immédiat avec l'existence de l'encéphale, mais encore que chacune des facultés de l'âme a son siége propre et limité dans un des multiples départemens de cet organe. Ce fut comme un défi porté aux psychologues, un appel fait aux savans laborieux et de bonne foi, et un entraînement presque universel à reproduire, étendre et multiplier les expériences de l'illustre réformateur. Quel rude coup de hache à la vieille métaphysique !

Depuis lors le vague qui régnait dans l'appréciation des facultés de l'âme se dissipe à mesure qu'une plus grande précision est apportée dans l'étude anatomique du centre nerveux. On ne se préoccupe plus, comme on l'avait fait autrefois, de ce que peut être dans son essence la force initiale de l'organisme, si elle réside dans du calorique, un feu divin, de l'azote ou de l'hydrogène, dans une étincelle électrique, dans du fluide magnétique. On fait même justice de bien des travaux de détail dont quelques anatomistes trop zélés avaient encombré la science. On attache moins d'importance à déterminer ce qu'est la fibre nerveuse élémentaire, si elle est disposée en tubes ou en cellules, si elle est grise ou blanche, visqueuse ou globuleuse. Les esprits devenus plus sévères s'évertuent à découvrir les connexions qu'ont entr'elles les différentes parties du système nerveux, les lois de leur développement,

extérieur est assez analogue à celui des circonvolutions intestinales.

PLANCHE CXXXII.

Fig. 1. Moelle épinière. (Face postérieure.)
N° 1 , 1. Cerveau. — 2. moelle épinière à son passage à travers le trou occipital. — 3. extrémité inférieure de la moelle , ou queue de cheval. — 4 , 4 , 4. 5 , 5 , 5. dure-mère crânienne et rachidienne laissée dans sa position naturelle du côté droit. — 6 , 6 , 6. dure-mère déjetée en dehors du côté gauche pour laisser voir l'arachnoïde doublant par son feuillet externe 7 , 7 , 7 , la dure-mère , et recouvrant par son feuillet interne 8 , 8 , 8 , le cerveau et la moelle épinière. — 9 , 9 , 9. réseau vasculaire de la pie-mère , visible à travers l'arachnoïde. — 10. nerfs cervicaux. — 11. nerfs dorsaux. — 12. nerfs lombaires. — 13. nerfs sacrés. — 14 , 14 , 14. racines postérieures de ces nerfs. 15 , 15 , 15. ligament dentelé séparant les racines antérieures des postérieures. — 16 , 16. passage des nerfs spinaux dans les gaînes de la dure-mère. — 17. sorte d'ampoule que forme à sa terminaison la dure-mère rachidienne. — 18. cordon fibreux qui fixe l'extrémité inférieure de la moelle au coccyx.

Fig. 2. Moelle épinière. (Face antérieure.)
N° 1 , 1. Cerveau. — 2 , 2. cervelet. — 3. protubérance cérébrale. — 4. bulbe rachidien , ou extrémité supérieure de la moelle. — 5. corps ou partie moyenne de la moelle. — 6. queue de cheval. L'arachnoïde recouvre toutes ces parties, et sa transparence permet de distinguer le réseau vasculaire sous-jacent appartenant à la pie-mère. — 7. dure-mère déjetée en dehors. — 8. ligament dentelé. — 9. nerfs cervicaux. 10. nerfs dorsaux. — 11. nerfs lombaires. — 12. nerfs sacrés. — 13, 13 , 13. racines antérieures de tous ces nerfs. — 14 , 14 , 14. ganglions spinaux. — 15. cordon fibreux terminal.

Fig. 3. Section transversale de la moelle épinière revêtue de ses membranes, au-dessous de la 4ᵉ paire de nerfs cervicaux.

N° 1. Dure-mère. — 2. feuillet externe ou pariétal de l'arachnoïde. — 3. feuillet interne ou viscéral de la même. — 4. nevrilème. — 5. sillon antérieur. — 6. sillon postérieur. — 7. substance blanche. — 8. substance grise.

Fig. 4. Section transversale de la moelle au niveau de la 4ᵉ paire de nerfs cervicaux.

N° 1. Racines antérieures du nerf. — 2. racines postérieures.

et les rapports qui les unissent aux divers phénomènes des sensations et de l'intelligence , et de toutes parts des faisceaux de lumière convergent vers cette grande vérité si long-temps méconnue : que *dans toutes les classes animales le développement des facultés est en corrélation constante avec celui des centres nerveux , et qu'individuellement, dans l'homme , l'action de l'encéphale préside à ses passions et à son intellect.*

C'est un tableau bien digne de nos méditations que celui de cette longue chaîne de corps organisés dont le développement du système nerveux et celui de l'intelligence marchent toujours de front et toujours d'une manière graduelle. Voyez ce qu'est l'intelligence chez les mollusques ! Les huîtres, les seiches, les limaces n'ont pour tout système nerveux que quelques ganglions unis entr'eux par des anses nerveuses, et d'où s'échappent des nerfs plus ou moins rares destinés aux organes périphériques. Ici point de cerveau, à moins que l'on ne considère comme tel le ganglion dit *céphalique ,* ce qui serait forcer l'analogie. Partant, se nourrir et se reproduire, voilà tout ce que peuvent faire les plus simples des mollusques. Les plus parfaits jouissent de la vue, quelques-uns mêmes des fonctions de l'ouïe et de l'odorat, mais ces facultés, mal servies par des organes d'une trop grande simplicité, ne profitent point à leur intelligence. La seiche seule offre quelque apparence de discernement. Elle semble prévoir le danger et elle emploie la ruse pour s'y soustraire en jetant autour d'elle une liqueur noirâtre qui la rend invisible.

A un degré plus haut, chez les êtres articulés , l'intelligence se présente sous des signes non équivoques et même dans un état de perfectionnement que n'offrent point bien des animaux vertébrés mieux partagés en

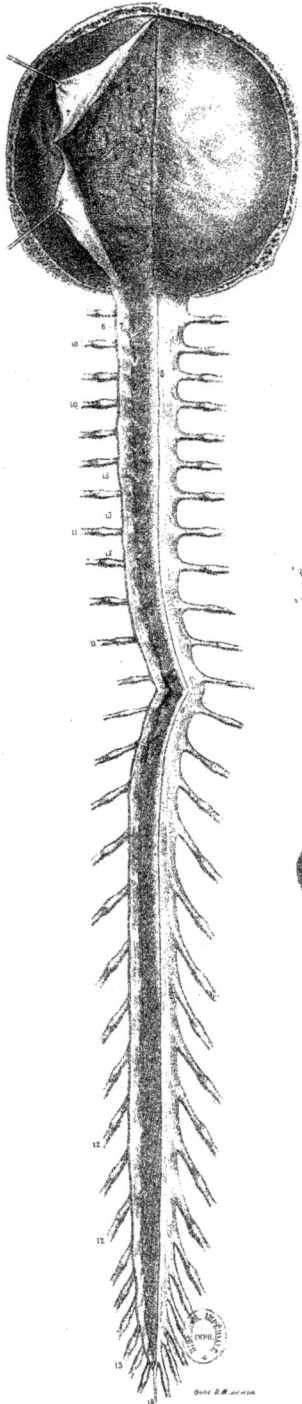

PLANCHE 132.

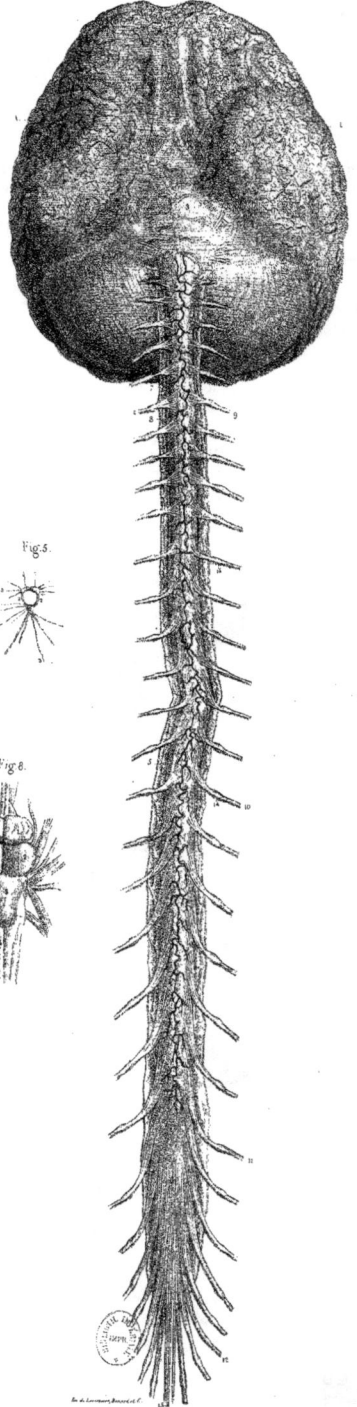

Fig. 1.

Fig. 2.

Fig. 4. Fig. 3.

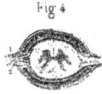

Fig. 7. Fig. 6. Fig. 5.

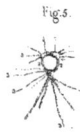

Fig. 9. Fig. 8.

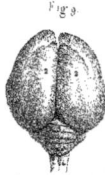 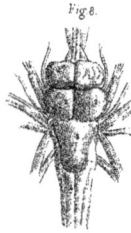

En écartant ces deux hémisphères, on distingue, au fond de la scissure, une surface rectangulaire d'une belle blancheur : c'est le *corps calleux*, simple lame médullaire qui sert de voûte à deux cavités assez grandes, les *ventricules latéraux* séparés l'un de l'autre par une cloison transparente du nom de *septum lucidum*.

Le corps calleux se termine en arrière par deux prolongemens qui vont en s'éloignant l'un de l'autre, et qu'on appelle *cornes d'Ammon*.

Au-dessous du *septum lucidum* est une lame triangulaire, à base postérieure, dont les deux angles se continuent avec les cornes d'Ammon. Cette lame porte le nom de *voûte à trois piliers*, et elle cache un prolongement de la pie-mère, le *plexus choroïde*, que l'on voit cependant flotter en partie dans les ventricules latéraux.

Si l'on détache ce plexus, deux émi-

Fig. 5. Système nerveux du colimaçon. (Mollusque.)
N° 1. Ganglion céphalique. — 2. ganglion viscéral.
— 2, 2. anneau œsophagien. — 3, 3, 3. cordons nerveux des organes périphériques.
Fig. 6. Système nerveux du ver de terre. (Articulé.)
N° 1. Ganglion céphalique. — 2, 2. chaîne ganglionaire. — 3. anneau œsophagien. — 4, 4, 4, 4. nerfs latéraux.
Fig. 7. Système nerveux de l'abeille. (Articulé.)
N° 1. Ganglion céphalique. — 2. ganglion optique. — 3. ganglion thoracique. — 4, 4, 4, 4. ganglions abdominaux.
Fig. 8. Système nerveux de la morue. (Vertébré.)
N° 1, 1. Lobes cérébraux. — 2, 2. lobes optiques. — 3. cervelet. — 4. moelle épinière.
Fig. 9. Système nerveux du perroquet. (Vertébré d'un ordre plus élevé.)
N° 1, 1. Lobes cérébraux. — 2, 2. lobes optiques. — 3. cervelet. — 4. moelle épinière.

organisation. Il suffit de citer l'araignée, l'abeille, la fourmi. Quelle variété d'actes et quelle coordination !! Quand on a lu chez les entomologistes l'histoire détaillée de la vie de ces créatures si simples, si chétives, on se demande si l'homme ne devrait point rabattre de son orgueil pour sa suprématie. Pourtant, à la première vue, on ne distingue pas une différence tranchée entre le système nerveux des insectes et le système ganglionaire des mollusques. Mais pour qui poursuivrait l'examen, il deviendrait aisé de reconnaître que, dans les insectes, les ganglions jouissent d'une disposition plus régulière et ont entr'eux plus de liaison, plus de correspondance, plus d'unité, une centralisation plus manifeste. On verrait même que, dans leur ensemble, ces ganglions ont toute l'harmonie, tout le perfectionnement qui a été donné au système cérébro-spinal des animaux vertèbres supérieurs. Il y a plus : on peut, en ne s'en tenant point aux apparences, et par une dissection judicieuse, découvrir dans le système ganglionaire des animaux articulés, la plupart des parties essentielles du système nerveux des vertébrés.

Prenez un ver de terre, une sangsue ou une abeille, vous y verrez une chaîne ganglionaire, qui rappelle assez exactement la moelle épinière des mammifères. Elle se compose de deux cordons parallèles, réunis chez les uns, distincts chez quelques autres, toujours interrompus, de distance en distance, par des corps ganglionaires, qui donnent naissance, de droite et de gauche, à des paires de nerfs destinés au thorax, aux pattes et au ventre. Vous y verrez le ganglion encéphalique, lequel, par la prédominance relative de son volume, et par l'ordre spécial des filets nerveux qu'il fournit, est un véritable encéphale. Vous y verrez, enfin, l'anneau œsophagien ou le double cordon nerveux qui

6   LE CORPS DE L'HOMME.

nences volumineuses se présentent , les *couches des nerfs optiques* entre lesquelles est le *troisième ventricule*. Celui-ci considérablement plus petit que les précédens , se rétrécit peu à peu , et forme comme un entonnoir d'où son nom d'*infundibulum* , dans lequel s'ouvre l'*acqueduc de Sylvius*, canal de communication entre ce ventricule et le quatrième.

Le *cervelet* ne peut s'apercevoir qu'après l'enlèvement des hémisphères cérébraux et de la tente fibreuse qui le sépare de ceux-ci. Il occupe les fosses occipitales postérieures, et se présente sous la figure d'un ovale aplati verticalement. Il est de même divisé en deux lobes, et parcouru par des circonvolutions. Si on le coupe perpendiculairement à sa base, dans le sens du sillon interlobulaire , on pénètre dans le *quatrième ventricule* dont l'extrémité postérieure est dite, à cause de sa forme en bec de plume, *calamus scriptorius*, tandis que l'antérieure laisse voir l'orifice de l'acqueduc de Sylvius, et une petite lame qu'on appelle *valvule de Vieussens*.

Enfin, lorsqu'à son tour le cervelet est enlevé , on aperçoit la protubérance cérébrale et l'extrémité supérieure de la moelle épinière ou *bulbe rachidien*. Ce sont deux éminences, dont l'une de forme quadrilatère s'unit au cerveau et au cervelet par deux paires de prolongemens appelés *pédoncules* , et supporte par sa face supérieure la *glande pinéale* et les *tubercules quadrijumeaux*, tandis que l'autre figure exactement un cône et se compose de quatre pyramides , deux antérieures , deux postérieures et

fait communiquer le ganglion encéphalique avec la chaîne ganglionaire, anneau œsophagien qui est l'analogue des pédoncules cérébraux des êtres supérieurs. Ces diverses parties sont à l'état de grande simplicité dans le lombric de terre. Mais chez les articulés les plus parfaits elles sont mieux caractérisées, et il arrive que leurs attributions physiologiques coïncident , au degré d'intensité près , avec celles du centre nerveux des êtres les mieux organisés.

Dans les animaux vertébrés , le système nerveux prend une forme plus étendue , plus décidée. Ses parties centrales ont un volume considérable. Ce qui n'était qu'un ganglion chez les articulés, se montre , dans les poissons déjà , un composé de diverses masses pulpeuses, un encéphale proprement dit. Il y a les lobes olfactifs , les lobes cérébraux, les lobes optiques , le cervelet , etc.; et les nerfs qui émanent de plusieurs de ces renflemens sont presque en pareil nombre que chez l'homme et proportionnellement plus volumineux. Il y a enfin une moelle épinière d'un parfait développement. Mais chose singulière ! les facultés des poissons loin de se rapprocher de celles de l'homme, sont inférieures , au contraire , à celles des insectes. L'état intellectuel des poissons est généralement celui de l'idiotisme. Si un peu de ruse se manifeste en eux, elle n'a pour objet que les besoins de leur insatiable gueule. Qu'est-ce à dire ? La nature si fidèlement asservie à la gradation du perfectionnement organique, se serait-elle oubliée une fois dans l'accord des facultés intellectuelles avec les conditions physiques ? telle n'est point notre opinion. Nous croyons que ce qui , dans l'ordre intellectuel, refoule si bas les poissons sur l'échelle zoologique, c'est d'abord l'exiguité de leur système nerveux comparativement au reste du corps, puis le défaut d'unité, de concentration et l'état

de deux tubercules dits *corps olivaires* interposés entre les pyramides.

La protubérance et le bulbe reposent sur la gouttière basilaire.

La moelle épinière ne se distingue bien aussi que dépouillée de ses enveloppes. Elle a l'aspect d'un cordon cylindrique renflé aux régions cervicale et lombaire, sillonné dans toute sa longueur, en avant et en arrière, par une rainure profonde qui semble la diviser en deux parties égales, et terminé en bas par deux très-petits tubercules.

2. A part l'appareil trisplanchnique qui possède ses cerveaux particuliers, c'est-à-dire ses ganglions, tous les filets nerveux de l'organisme humain tirent leur origine de l'axe cérébro-spinal par quarante paires de nerfs (*). Le cervelet ne participe point à cette génération. Le cerveau y concourt pour une part bien faible, car il ne donne qu'une seule paire de nerfs, les olfactifs, appropriés à l'odorat. Mieux partagée, la protubérance cérébrale offre l'origine de six paires nerveuses dont les unes servent aux sens de la vue et de l'ouïe, tandis que les autres se répandent soit dans les muscles soit dans la peau du visage et du cou. Mais le tronc générateur principal des nerfs de la vie animale est la moelle épinière. Déjà son extrémité supérieure, le bulbe rachidien fait voir distincte-

(*) Nous devons prévenir nos lecteurs que ces expressions *origine*, *point de départ* et autres analogues qui se reproduiront souvent, sont employées ici dans un sens tout-à-fait métaphorique, car aucune partie du système nerveux n'est une émanation d'une autre; elles sont toutes formées en place.

de disproportion des diverses parties de l'encéphale. La nature semble n'avoir fait qu'un essai en créant cet organe chez les poissons. Elle en a disposé comme dans des cases distinctes, les diverses parties constitutives, pour les unir ensuite, établir leur fusion, leur donner la plus grande concentration possible chez les êtres le plus haut placés.

Du reste, cette classe une fois franchie, la gradation n'est plus interrompue. Les facultés se multiplient et acquièrent plus de puissance au fur et à mesure que l'axe cérébro-spinal s'accroît et se régularise. Il n'entre point dans notre objet de parcourir, du point de vue phrénologique, tous les degrés de l'échelle animale ; mais, pour qui s'est livré à cette intéressante étude, il n'est point de doute possible sur la vérité du principe que nous proclamions tout à l'heure: *l'accord constant et nécessaire des facultés intellectuelles avec l'état physique du centre nerveux.*

Mais l'adoption de ce principe est-elle une réprobation du dogme qui professe que l'Âme est la cause exclusive de la pensée ? En vérité, la distinction, pour qui voudrait la faire, ne porterait que sur des mots. Qu'importe que cette force, établie dans l'organisme vivant, soit une propriété de la matière, ou une émanation, un rayon détaché de cette activité sublime que règle l'harmonie générale de l'Univers, si, dans l'une et dans l'autre hypothèse, notre ignorance reste foncièrement la même ! Nous ne sommes pas mieux instruits sur la nature de l'affinité, de l'attraction, de l'élasticité des corps inorganiques, que sur celle de la sensibilité animale. Mais qu'importe ! quelle que soit la cause initiale qui donne à l'homme son intellect et son moral, les phénomènes n'en sont pas moins les mêmes, et c'est ces phénomènes qu'il est intéressant de connaître avec les lois qui les régissent, le lien qui les enchaîne, et les nombreuses formes qu'ils sont susceptibles

ment les racines de quatre paires de nerfs qui, sous le nom de glosso-pharyngien, pneumo-gastrique, hyppo-glosse et spinal, plongent dans l'organe du goût, dans celui de la voix, dans la poitrine, l'abdomen et établissent des communications nombreuses avec le système nerveux de la vie organique.

Peut-être aussi les six paires que nous rapportions tout à l'heure à la protubérance cérébrale, n'empruntent-elles à celle-ci qu'une origine purement apparente. Elles émergent, il est vrai, de cette protubérance ; mais le point réel de leur départ ne pourrait-il pas se trouver plus loin, dans la substance même du bulbe rachidien ?

Si une exception était à faire, elle ne serait que pour le nerf optique.

Le reste de la moelle épinière est le centre évident de cette multiplicité de cordons, qui, après leur naissance, au moyen de deux ordres de racines, se répandent dans le tronc, dans les membres thoraciques, dans les membres abdominaux sous la dénomination de nerfs cervicaux, dorsaux, lombaires et sacrés.

ARTICLE PREMIER.

De la Moelle épinière.

Caché dans l'étui osseux vertébral, et continu à la masse nerveuse intra-crânienne, cet énorme cordon s'étend du bord supérieur de la gouttière basilaire jusqu'au niveau de la seconde vertèbre des lombes. Quelques anatomistes limitent, en haut, la moelle épinière sur un plan tangent au trou occipital ;

de prendre sous certaines conditions données. Quant à ce que devient cette cause dynamique, lorsque les organes s'effacent, adressez-vous, pour cet objet, à la foi chrétienne. La physiologie n'a point à y répondre : elle se borne, elle, à constater que l'esprit, dans la vie actuelle, n'est que néant, s'il est distrait de la matière.

Sentir et fonctionner sont une seule et même chose pour tout organisme animal. La sensibilité lui devient nécessaire du moment que la vie lui est conférée. La sensibilité est donc, comme le mouvement, un attribut essentiel de l'animalité. Tantôt sourde et profonde, tantôt manifestée par des signes externes, tantôt simple et passive, tantôt active et composée, la sensibilité résume toutes les propriétés, toutes les facultés de l'économie animale. Tout animal qui vit est une espèce de manchon, dont les surfaces externe et interne, en contact nécessaire avec les corps environnans, reçoivent de ces corps une impression qui se transmet au centre de l'appareil nerveux et se transforme en sensation.

Dans les animaux vertébrés, et dans l'homme en particulier, l'axe cérébro-spinal est ce centre nerveux, et les cordons qui en dépendent sont les véhicules des impressions aussi bien que des actes qui témoignent de la métamorphose des impressions en sensations. Il n'est pas un seul point du corps qui ne possède sa papille nerveuse, ou, du moins, qui ne soit en contact avec un filament nerveux ; aussi n'en est-il pas un seul qui ne s'offre comme instrument de la sensibilité. Mais, parmi les organes plus spécialement doués d'impressionabilité, ceux des sens sont en première ligne. La peau, les yeux, les conduits auditifs, la langue, les narines, sont les serviteurs les plus actifs, les plus puissans de l'axe cérébro-spinal. Siéges du tact, de la vision, de l'audition, du goût, de l'odorat, ils sont, d'après l'ingénieuse comparaison de

mais le léger étranglement qu'elle offre en cet endroit ne peut être pris pour un signe de délimitation aussi caractéristique que le sillon qui la sépare, dans le crâne, de la protubérance annulaire.

La moelle épinière ne se moule pas sur les parois de l'étui osseux, comme le fait le cerveau dans le crâne. Elle en est séparée par un petit espace que remplit un liquide séreux, mais la dure-mère d'abord, et puis une mince languette fibreuse, du nom de *ligament dentelé*, lui servent de moyens contentifs. Ce ligament membraniforme occupe l'intervalle compris entre les racines antérieures et les racines postérieures des nerfs spinaux. Il semble naître du névrilème ou pie-mère de la moelle, et il s'implante, au moyen de dentelures, sur les gaînes fibreuses des nerfs spinaux, à leur sortie du canal vertébral.

La moelle épinière offre à considérer une *partie moyenne* et *deux extrémités*.

La *portion moyenne*, comprise entre le trou occipital et la première vertèbre lombaire, est presque cylindrique, un peu aplatie d'avant en arrière, et affectée de deux renflemens dont l'un s'étend de la troisième vertèbre cervicale à la troisième dorsale; l'autre de la onzième dorsale à la première lombaire. Le premier renflement correspond à l'origine des nerfs des extrémités thoraciques; le second, moins volumineux, à celle des nerfs des extrémités inférieures.

Si l'on dépouille cette portion de moelle des trois membranes qui l'enveloppent et que nous décrirons plus loin, on voit régner sur la ligne médiane de ses faces antérieure et postérieure, et dans toute

Meckel, des ponts-levis jetés entre ce centre et le monde extérieur. Aussi quoique, à vrai dire, l'activité de l'âme puisse se produire spontanément, comme nous le démontrerons plus tard, il n'en est pas moins certain que les nerfs des organes des sens fournissent à l'esprit les matériaux les plus nombreux de ses idées, de ses jugemens, de ses diverses conceptions.

Le caractère dominant des actes de l'appareil nerveux *cérébro-spinal* est d'avoir lieu avec conscience et d'être soumis à l'empire de la volonté, ce qui constitue littéralement la vie de relation, celle qui établit les rapports de l'économie avec les objets extérieurs. Mais il est nombre d'impressions, dites *internes*, dont l'âme n'a aucune conscience et sur lesquelles la volonté n'a point de prise. Ce sont celles produites spontanément par la seule activité vitale, ou déterminées par les substances de nature diverse qui vont pourvoir à la réparation et à l'entretien des organes. L'axe cérébro-spinal n'est pas sans influence aucune sur les actes de cette vie profonde, sourde, moléculaire, quoiqu'il paraisse que le nerf trisplanchnique exerce un rôle principal dans cet ordre particulier de phénomènes. A ne voir que la coïncidence d'un enlacement nerveux des plus intimes et des plus étendus produit par le système ganglionaire autour du cœur, du foie, de l'estomac, du tube intestinal, avec la non-participation de la volonté sur l'exercice de ces organes, on est déjà autorisé à croire que le grand sympathique a pour attributions essentielles de donner au cœur sa force de projection, à l'estomac sa force triturante, au foie, aux reins, au pancréas leur activité sécrétoire; en un mot, de présider aux fonctions nutritives, à tous les mouvemens involontaires des viscères.

L'analyse circonstanciée dont nous allons faire suivre cet aperçu rapide de l'innerva-

2

sa longueur, une fente assez bien prononcée qui ferait croire à l'existence de
deux moelles adossées l'une à l'autre.
Cette particularité s'offre réellement chez
les animaux inférieurs et même dans
l'embryon humain; mais elle n'est
qu'apparente à partir déjà des premiers
temps de la vie fœtale.

On peut pourtant, bien que les deux
sillons n'aient entre eux aucune communication, considérer la moelle comme
constituée par deux cordons principaux.

Chacune de ces moitiés symétriques
de la moelle se divise elle-même en
deux parties, l'une antéro-latérale comprenant les deux tiers du cordon principal et portant l'origine des racines
antérieures des nerfs spinaux ; l'autre
postérieure portant les racines postérieures de ces mêmes nerfs.

Il existe donc quatre fentes ou sillons
longitudinaux sur la moelle. Le sillon
postérieur est le moins apparent quoique
le plus profond de tous. Il se termine en
cul-de-sac et n'a pas la moindre communication avec l'*antérieur*. Celui-ci, plus
large, plus ouvert, a son fond tapissé
par une lame de tissu celluleux d'une
extrême ténuité, percée d'un grand nombre de trous qui donnent passage aux
vaisseaux nutritifs de la moelle. Les sillons latéraux, à peine sensibles, sont
peut-être moins des dépressions que de
simples lignes longitudinales grisâtres
formées par un prolongement de la
substance grise intérieure jusqu'à la surface de la moelle. Ils sont percés d'une
série de trous que remplissent les racines
des nerfs rachidiens postérieurs.

tion, retracera les opinions les plus judi-
cieuses, les plus généralement accréditées
aujourd'hui sur les usages spéciaux de chacune des quatre parties du système nerveux.
Mais nous lui donnerons un type d'originalité,
en rattachant ces différens usages, par une
vue d'ensemble, à un centre commun autour
duquel gravitent comme vers un axe aimanté
toutes les fonctions de l'économie tant animales qu'organiques. Et, pour nous faire mieux
comprendre, exposons, tout d'abord, l'idée
qu'il faut se faire de ce centre commun.

Du centre physique commun.

L'importance du rôle que joue le système
nerveux sur la scène vitale est si grande,
si éclatante, qu'on est forcé de se poser
cette question : *La substance nerveuse est-
elle indispensable à l'exercice de la vie ?*
Des recherches microscopiques d'une extrême délicatesse n'ont pu constater l'existence de nerfs ni dans les plantes, ni dans
les animaux primaires. Et pourtant stimulez
un point quelconque de la surface d'un polype, et vous verrez ce zoophyte se contracter dans son ensemble, manifester une sensibilité. Les plantes elles-mêmes imitent,
en quelque sorte, les mouvemens des polypes
lorsqu'elles lancent le pollen au plus léger
contact de leurs anthères, ou que, pendant
la nuit, elles donnent à leurs feuilles une
disposition qui constitue leur sommeil. Peut-
on assimiler ces phénomènes à ceux d'un
corps purement matériel, par exemple, à
l'expansion moléculaire que le calorique provoque sur une tige métallique ? Au surplus,
les plantes et les polypes se nourrissent ; ils
ont une circulation, une absorption et une
exhalation ; ils transforment des corps étrangers en leur propre substance, et cela dans
des proportions fixes, dans des limites déter-

L'extrémité supérieure de la moelle porte les noms de *bulbe rachidien* et de *moelle allongée*. Elle est un renflement conoïde, à base supérieure, renfermé dans le crâne et couché sur la gouttière basilaire de l'occipital. Sa longueur est de 14 à 15 lignes. Le bulbe rachidien, comme le reste de la moelle, offre en avant et en arrière le sillon médian. Sur les côtés du sillon antérieur se dessinent en relief deux éminences allongées, dont la hauteur est celle du bulbe lui-même : ce sont les *pyramides antérieures*. Leur pointe, tournée en bas, se perd sur la moelle épinière, le sommet plonge dans l'épaisseur de la protubérance annulaire.

En dehors de ces pyramides apparaissent deux autres éminences plus courtes, plus saillantes et ovoïdes : ce sont les *corps olivaires*.

Sur les côtés du sillon postérieur on voit aussi deux pyramides qui, sous le nom de *corps restiformes*, s'écartent de plus en plus à mesure qu'elles s'élèvent, de manière à laisser un espace en forme de V appelé *calamus scriptorius* (plume à écrire). Les corps restiformes plongent dans le cervelet et en constituent les pédoncules inférieurs.

L'extrémité inférieure de la moelle consiste en un renflement conoïde aussi, mais beaucoup plus petit que le bulbe. Ce renflement a sa base au niveau de la première vertèbre lombaire et son sommet au niveau de la seconde. Ce n'est que dans les premiers temps de la vie fœtale que la moelle épinière se prolonge jusqu'au sacrum. Plus tard un simple cordon diaphane très-délié, d'apparence

minées. Ce sont là des opérations d'un ordre particulier, exclusivement propre à la vie. La matière nerveuse n'est donc pas essentielle, indispensable aux actes de la vie. Cette assertion est sans réplique.

Un fait non moins irrécusable, c'est que, dans l'animalité, dès l'instant où l'organisation monte du premier au second degré, et où les actes de la vie acquièrent quelque peu d'importance, le système nerveux apparaît et reçoit de là progressivement une complication qui s'harmonise avec la destination de l'individu.

Laissons à des esprits subtils le soin d'expliquer la raison de cette affinité entre la substance nerveuse et la sensation. Les hypothèses sont rarement amies de la vérité. Qu'il nous suffise à nous de constater le fait de l'association constante d'une sensibilité un peu perfectionnée avec un appareil nerveux.

Les vers et les insectes qui se montrent au-dessus des zoophytes et qui jouissent d'un appareil nerveux bien simple à la vérité, rudimentaire, vivent-ils à la manière des animaux vertébrés? Coupez les pattes d'un insecte, vous les verrez se reproduire. Spallanzani ayant tranché la tête à des limaçons, vit quelque temps après ces animaux sortir de leur coquille, porteurs d'une tête nouvelle parfaitement semblable à la première. Il y a plus encore : coupez un ver en plusieurs morceaux, chaque tronçon continuera de vivre comme le tout dont il faisait partie. Les serpens, les lézards sont presque dans le même cas. Divisés par le milieu du corps, ils vivront dans chacune de leurs moitiés. Rien de semblable s'offre-t-il dans les animaux vertébrés? A quoi tient cette différence? Ces derniers, en raison de leurs organes plus nombreux, de leur structure plus variée, ont un système de nerfs plus compliqué, et aussi une vie moins tenace, parce que *leur centre nerveux est plus isolé, mieux cir-*

fibreuse, entouré par les nerfs de la
queue de cheval, sert de terminaison

---

conscrit, plus centralisé. Cette proposition
exige un développement.

La masse de matière nerveuse qui sert de
lien à toutes les parties sensibles de l'économie,
quelle que soit la nature de leur tissu, et qui
fait que l'action de l'une de ces parties communique et se combine avec celle des autres,
cette masse nerveuse est *le centre organique
commun.* Ainsi l'axe cérébro-spinal est le
centre organique de l'homme, parce qu'il est
le point d'origine commun, ou, si l'on aime
mieux, le point de terminaison de toutes les
expansions nerveuses indistinctement. Un
animal qui ne posséderait que deux filets
nerveux aboutissant à un seul ganglion,
aurait ce ganglion pour rendez-vous de toutes
ses sensations, ou pour centre organique
commun. Et l'on peut resserrer ce centre, le
rendre aussi petit que l'on voudra, ou bien
lui faire parcourir toutes les dimensions possibles, depuis le ganglion de l'ascidie le plus
simple des mollusques jusqu'au cerveau de
l'homme, il jouira toujours de sa prérogative.

Aussi regardons-nous comme fausse dans
son principe la distinction établie par les
zoologistes entre les animaux qui possèdent
une partie centrale et ceux qui n'en ont point.
Ils expliquent la facilité qu'ont ces derniers
de se reproduire par boutures et la ténacité
de leur vie, par le défaut d'unité organique,
comme si l'on pouvait distraire de cette unité
la perception des impressions !

Quelle que soit la forme et l'étendue
d'une masse nerveuse, il suffit que les parties périphériques aient avec elle une communication directe ou médiate pour qu'elles
lui soient subordonnées. Non pas que la
matière nerveuse soit nécessairement la seule
qui puisse constituer un centre sensitif. Car
d'où tirerait-elle ce privilège ? Et quel rapport essentiel y a-t-il entre cette matière
et des sensations ? Le polype n'a point de
nerfs, et pourtant manque-t-il d'une vie

Fig. 2.

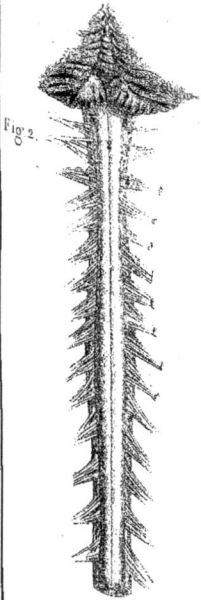

Fig. 3.

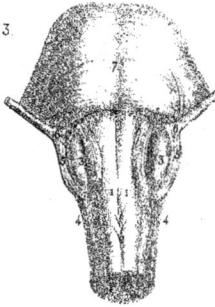

Fig. 1.

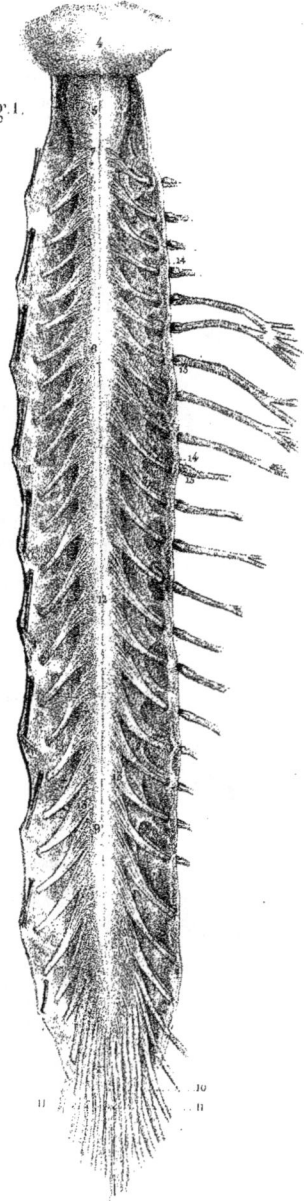

Fig. 5.

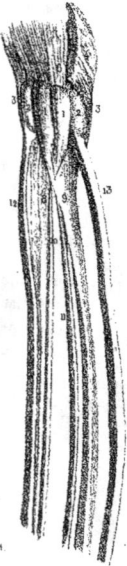

Fig. 4.

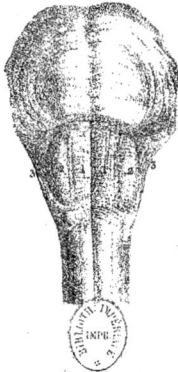

au renflement conoïde dont nous venons de parler et le fixe sur la base du sacrum.

La moelle épinière a pour parties constitutives deux substances parfaitement distinctes : l'une blanche occupe l'extérieur, l'autre grise l'intérieur. C'est de celle-ci que semblent émaner les racines des nerfs spinaux : sa disposition favorise cette origine.

Une coupe horizontale, pratiquée à la moelle, permet de distinguer toutes les particularités de composition propres à cet organe. On y voit :

1° Que la moelle est composée de deux cylindres de matière blanche, remplis par de la matière grise et unis entr'eux sur la ligne médiane par une commissure;

2° Que chaque cylindre se divise en deux cordons, l'un postérieur plus petit, l'autre antérieur et latéral deux fois plus étendu;

3° Que la forme de la matière grise centrale est celle d'un X, dont le milieu ou le point d'union des crochets correspond à la commissure, tandis que les extrémités ou pointes sont tournées vers l'origine des nerfs spinaux.

A l'aide d'autres moyens, le durcissement de la moelle par l'alcool, sa décoction dans l'huile, on s'aperçoit que la texture de la moelle et plus particulièrement de la substance blanche est lamelleuse et fibrillaire. Les lames sont

— 9. cordon antérieur gauche. — 10. cordon postérieur droit. — 11. cordon postérieur gauche. — 12. cordon latéral droit. — 13. cordon latéral gauche.

animale centralisée? Il y a chez lui unité de vie, laquelle est établie par l'unité physique. Tout s'y tient, tout y est confondu. C'est la même partie qui sent et qui se meut. Son organisation est d'une simplicité sans pareille, mais enfin le centre commun y existe. Et qu'avait-il à faire d'un appareil nerveux, destiné à l'union de plusieurs organes, cet animal qui n'avait rien à réunir, attendu qu'il consiste en un seul organe? Quelles diverses sensations devait-il colliger, lui qui n'est qu'un corps homogène, une simple masse de tissu cellulaire?

Il n'en est pas moins vrai que le tissu nerveux, quoique non essentiel à l'existence d'un centre physique, est, de tous les tissus, celui qui s'associe le mieux à la vitalité de ce centre. Disposé en réseaux, en pinceaux et en papilles qui cherchent, embrassent les organes, ou s'érigent à leur surface, il est excellent collecteur des impressions; d'une consistance molle et très-délicate, la plus légère secousse le modifie; plus continu enfin que tout autre système, il est meilleur propagateur des sensations.

Un centre de nature nerveuse devient donc nécessaire, mais seulement quant à la perfection de la vie animale. En suivant pas à pas les cases diverses du règne zoologique, on voit ce centre s'étendre et se compliquer graduellement à mesure que l'animal exerce un plus grand nombre de fonctions. On voit en même temps se resserrer le lien qui l'unit à toutes les parties de l'organisme; sa puissance, son activité sont en raison directe de la multiplicité des points qu'il vivifie.

Dans les mollusques, les vers, les insectes, le centre nerveux consiste dans les petites masses de matière nerveuse qui forment les ganglions, dans les nerfs qui unissent ces ganglions entr'eux, et dans l'origine des

cunéiformes ; leur base est à la surface, leur bord tranchant touche la substance grise. Chaque lame résulte elle-même de l'assemblage d'un grand nombre de filamens parallèles d'une extrême ténuité et d'une longueur égale à celle de la moelle.

Le bulbe rachidien s'entoure de quelques circonstances d'organisation qu'il est important de distinguer. Ce qui frappe d'abord, soit qu'on y fasse une coupe horizontale, soit qu'on écarte simplement ses deux moitiés, c'est l'entrecroisement des pyramides antérieures. Ces pyramides, comme les cordons de la moelle, sont lamelleuses et fibrillaires. Mais dans les pyramides, les fibres, au lieu de suivre une direction verticale, se portent obliquement, celles de droite à gauche, celles de gauche à droite, et s'entrecroisent successivement en forme de natte très-régulière. Cet entrecroisement a lieu non-seulement d'un côté à l'autre, mais encore d'avant en arrière, et il est étranger aux faisceaux olivaires. Du reste il ne faut pas confondre ces filamens entrecroisés des pyramides avec d'autres filamens horizontaux qui commencent en ligne droite dans la scissure de la moelle,

---

PLANCHE CXXXIV.

Fig. 1. Cerveau (face supérieure.)
N° 1, 1. Section du crâne. — 2. fente longitudinale. — 3. hémisphère droit. — 4. hémisphère gauche.
Fig. 2. Cervelet (face supérieure.)
N° 1. Lobe droit. — 2. lobe gauche. — 3. lobe médian. — 4. éminence vermiculaire supérieure. — 5. éminence vermiculaire inférieure.

filets nerveux qui s'irradient sur les parties périphériques.

Dans les animaux vertébrés, c'est la moelle épinière, c'est l'encéphale avec l'origine de tous les nerfs.

Chez l'homme, c'est ce même ensemble de parties, mais dans un degré de perfectionnement qui n'appartient qu'à lui seul.

Que si l'on veut, du centre nerveux de l'homme faire celui d'un insecte ou d'un ver, on n'a qu'à rétrécir en divers points sa moelle épinière et à la convertir comme en un chapelet de quelques ganglions, en rapetissant ou faisant disparaître l'encéphale : l'animal sera certainement alors moins centralisé, il aura perdu toute la série des facultés correspondantes aux portions nerveuses supprimées ; nonobstant cela, les conditions matérielles de son existence, de sa sensibilité se maintiendront encore.

Du reste, cette supposition toute gratuite devient une réalité au point de vue du développement graduel du corps humain. A l'état d'embryon et dans la vie fœtale, qu'est le centre nerveux de l'homme, si ce n'est une succession de quelques renflemens pulpeux unis entr'eux par une matière de la même nature ? La vie, sous cette forme, est purement végétative comme l'est celle d'un animal invertébré. Plus tard la moelle épinière grossit, s'allonge, se régularise, l'encéphale se dessine avec ses accidens bien distincts, et les facultés affectives et intellectuelles se manifestent. A trente ans, celles-ci deviennent des plus actives, alors que l'encéphale a acquis tout son accroissement. Ainsi donc l'on peut suivre dans l'homme toutes les phases de développement que le centre physique parcourt sur l'échelle zoologique, et, en même temps, une progression relative dans l'intensité des facultés de l'âme.

Fig. 1.

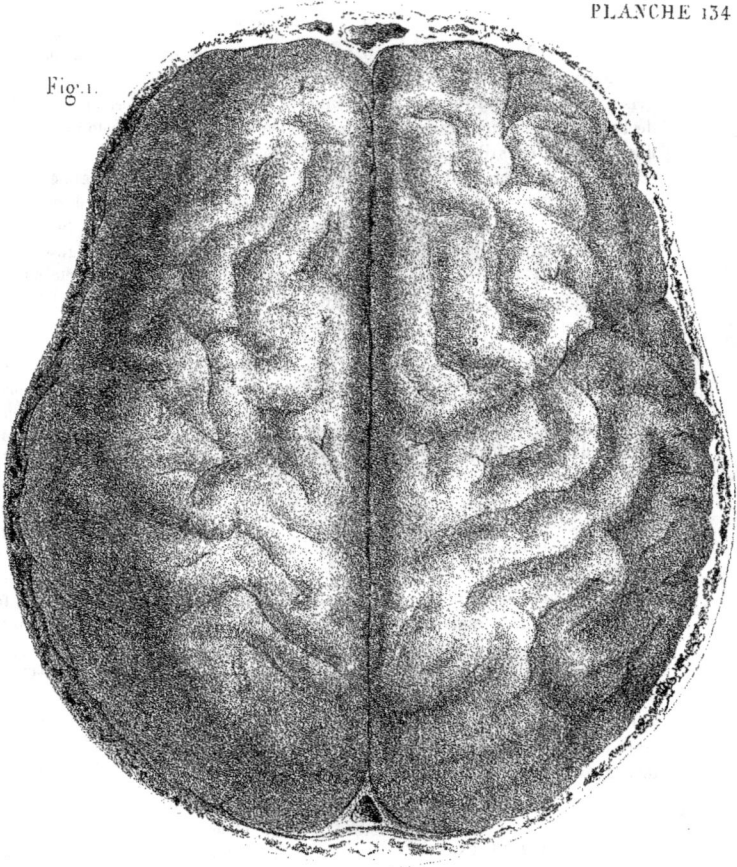

Fig. 2.

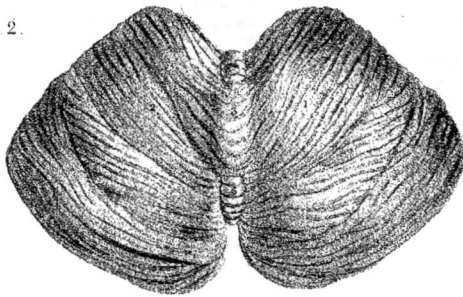

Galez D.M del et lith.

Imp. Lemercier, Lemercier.C.

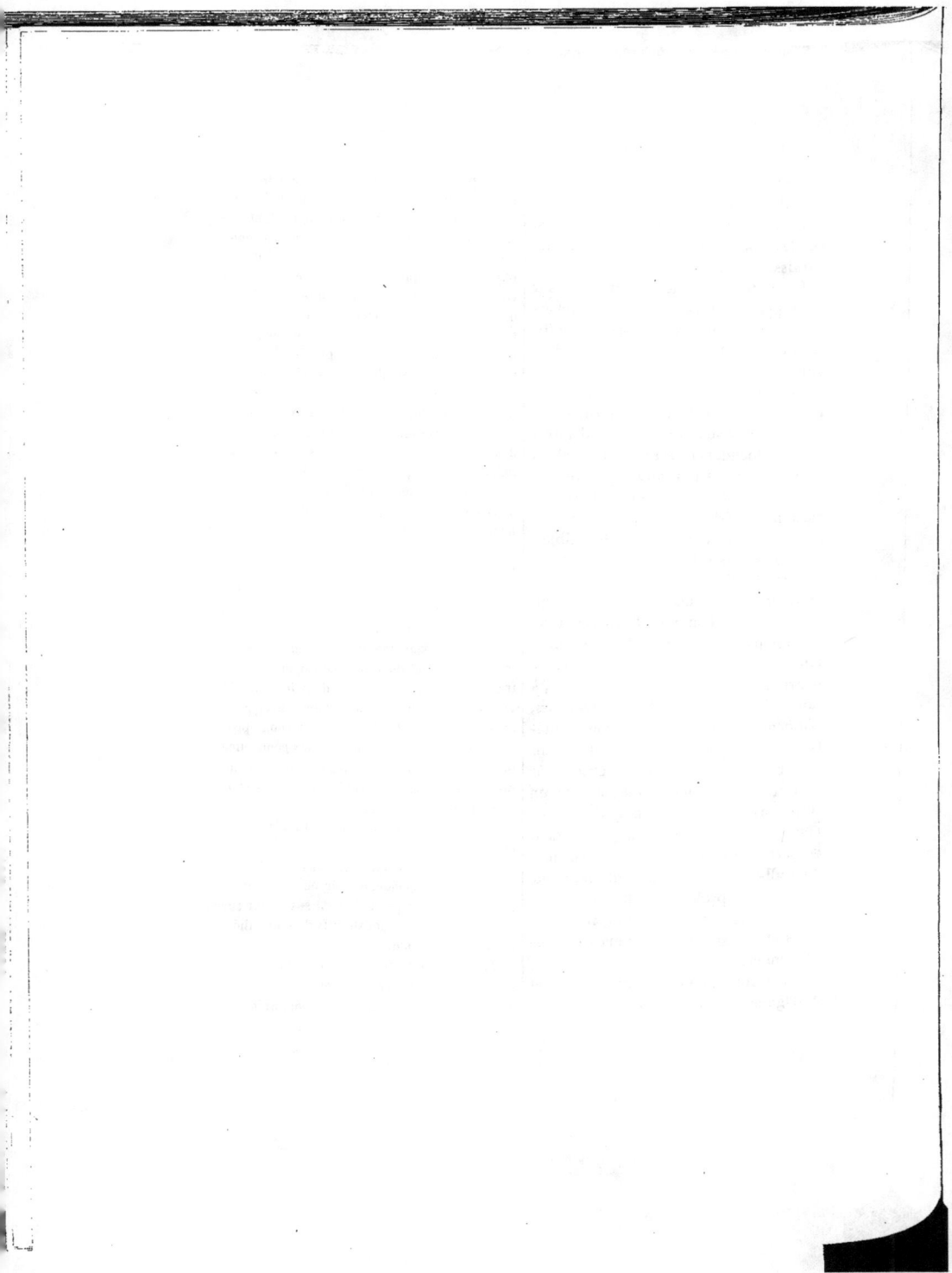

et qui, à l'extérieur, se recourbent et embrassent, en forme d'arc et simultanément, les pyramides et les olives. On les appelle *fibres* arciformes ; elles paraissent surajoutées au bulbe.

Les auteurs ne s'accordent point sur les rapports qui lient les parties constitutives de la moelle à celles du bulbe rachidien. Selon les uns les pyramides antérieures et les corps olivaires dérivent des cordons antérieurs de la moelle, et les corps restiformes des pyramides postérieures. Selon d'autres cette dépendance serait imaginaire, les olives et les pyramides antérieures n'étant que des corps surajoutés aux cordons antérieurs. La première opinion est réellement inadmissible, car une dissection attentive d'une moelle durcie par l'alcool, met hors de doute l'existence isolée des corps olivaires que l'on voit formés à l'extérieur par une lame blanche, et à l'intérieur par une matière grise à pourtour inégal, dentelé, et appelée, à cause de cela, *corps frangé des olives*. L'indépendance des pyramides antérieures n'est pas moins évidente. Dans une espèce de gouttière creusée sur la face interne des olives, repose un corps prismatique et triangulaire que l'on peut isoler et qui est précisément la partie qui forme l'entrecroisement du bulbe. Les cordons antérieurs de la moelle se prolongent entre ces corps prismatiques et les olives, mais réduits et n'ayant point de part à l'entrecroisement.

Ainsi donc la moelle épinière, à son passage au renflement bulbeux, c'est-

On peut juger déjà, par ce petit nombre de considérations qui ne sont pas le fruit de notre imagination, mais qui découlent de faits positifs, irréfragables, combien nous sommes éloignés des systèmes de divers physiologistes qui ont voulu circonscrire la vie et les nombreuses qualités de l'âme dans tel ou tel département de l'axe cérébro-spinal ; trouver, ce qui est impossible, un rendez-vous commun, précis, bien rétréci, de l'universalité des nerfs ; établir, d'une manière exclusive, le centre commun tantôt dans les hémisphères, tantôt dans la protubérance annulaire, ou dans des points très-limités de ces mêmes fractions encéphaliques ; placer l'âme raisonnable dans la tête, et l'âme déraisonnable dans les viscères des autres cavités ; attribuer au cervelet, à la moelle épinière la faculté du mouvement, l'intelligence aux hémisphères cérébraux, les sensations à la protubérance annulaire ; reconnaître dans le cerveau un aussi grand nombre d'organes qu'il y a de penchans, d'aptitudes, de goûts, de nuances dans les qualités affectives et intellectuelles, etc., etc. Ces opinions contradictoires seront reprises dans le cours de ce travail, et jugées, pièces en mains, pour ce qu'elles valent. Nous nous bornons provisoirement à nous inscrire en faux contr'elles toutes, et à signaler le centre nerveux comme présidant tout entier à la vie animale, et chacune de ses parties comme concourant plus ou moins à la manifestation du sentiment et de la pensée.

Mais résumons en quelques corollaires l'ensemble physionomique de ce centre dont les qualités principales doivent se réfléter sur chacun des articles constitutifs de notre théorie de l'innervation.

1. Quelle que soit la forme, l'étendue, la disposition du centre nerveux, pourvu que ses parties intégrantes communiquent

à-dire au niveau du *collet du bulbe*, forme quatre faisceaux, deux antérieurs qui s'insinuent entre les pyramides antérieures et les olives, deux postérieurs qui constituent les pyramides postérieures et qui, par leur écartement, donnent lieu au *calamus scriptorius* et au 4° ventricule. Les faisceaux antérieurs traversent la protubérance annulaire et se portent vers le cerveau : ce sont les *faisceaux cérébraux*. Les postérieurs se jettent, en s'écartant, dans le cervelet auquel ils servent de pédoncules : ce sont les *pédoncules cérébelleux*. Entre ces faisceaux se trouvent déposés comme corps de renforcement les pyramides antérieures et les olives.

ARTICLE SECOND.

De l'Encéphale.

Cette masse volumineuse de matière molle, blanchâtre, qui surmonte la moelle épinière, qui remplit tout l'intérieur du crâne et que quelques auteurs avaient prise pour une efflorescence du bulbe rachidien, cette masse de substance nerveuse porte le nom d'*encéphale*. Elle se divise en trois parties distinctes et principales, la *protubérance annulaire*, le *cerveau* et le *cervelet*.

1. *Protubérance annulaire.* Autrefois le bulbe rachidien et la protubérance annulaire étaient confondus dans la dénomination commune de *moelle allongée*. La distinction que l'on fait aujourd'hui de ces deux parties n'a pas besoin entr'elles, ce centre doit remplir ses fonctions. Toutefois, il ne faudrait pas croire que la forme générale de ce centre soit une chose indifférente en soi. Nous savons au contraire que plus ce centre reçoit des communications des organes périphériques, plus il est énergique, actif, centralisé.

2. Dans les êtres organisés les plus simples, la propriété de sentir se réduit à la contractilité, c'est-à-dire à des mouvemens d'expansion et de resserrement qui ne nécessitent pas absolument la présence de nerfs.

3. Dans les êtres plus élevés il ne suffit pas qu'il y ait des nerfs, pour que l'impression des objets extérieurs se fasse sentir; il faut encore que ces nerfs communiquent d'une part avec ces objets, de l'autre avec une masse centrale nerveuse, ganglionaire ou cérébrale. Une section ou une simple ligature ferait cesser la propriété de sentir en rompant cette double communication.

4. Dans tout animal la centralisation du système nerveux est toujours en rapport avec la destination du sujet. Plus une vie animale se compose d'élémens de sens, d'instincts, d'idées, plus le centre nerveux est centralisé. Il l'est d'autant moins au contraire que la vie animale est plus restreinte, comme on le voit dans la sang-sue.

5. Le nœud de la vie est d'autant plus serré, la centralisation d'autant plus prononcée que l'animal a des facultés plus élevées, plus nobles à développer, des mouvemens plus rapides à produire. Voyez pour l'exercice de la raison dans l'homme, ou pour la rapidité des mouvemens dans un animal carnassier, tout ce qu'il faut d'énergie, de centralisation dans le foyer nerveux. S'il y avait ici une uniforme répartition d'activité nerveuse dans toutes les parties du corps, comme cela se voit dans le ver de terre, l'homme et le carnassier ne seraient plus capables d'aucun des actes qui les ca-

soin d'être justifiée. Faisant suite à la moelle épinière et située presque sur le point central de la base du cerveau, la protubérance annulaire, de forme à peu près quadrilatère, se distingue à la vue par sa blancheur et par une succession assez régulière de fibres transversales qui semblent former un anneau, ou une arcade, un pont aux cordons de la moelle épinière qui la traversent. De cette disposition est venu le nom de protubérance annulaire, ainsi que celui de *pont de Varole* que les anatomistes emploient quelquefois.

La protubérance annulaire correspond à la gouttière basilaire du crâne sur laquelle elle repose. Son bord postérieur reçoit les fibres constitutives du bulbe rachidien ; le bord antérieur projette celles des pédoncules du cerveau ; les bords latéraux se continuent avec les pédoncules du cervelet.

La *face inférieure* de la protubérance repose tout entière sur la gouttière basilaire de l'occipital. Elle est déprimée au milieu par un sillon antéropostérieur qui répond au tronc de l'artère basilaire. Une série de fibres blanches, transversales, coupant à angle droit ce sillon et régnant sur toute la face inférieure de la protubérance se réunissent d'un côté et d'autre en un gros faisceau qui va au cervelet et qui constitue le *pédoncule cérébelleux*.

La *face supérieure* de la protubérance, presqu'entièrement recouverte par le cervelet, offre : 1° en avant, quatre tubercules placés régulièrement par

TOM. IV

ractérisent dans leur essence. Car l'homme et le carnassier ne doivent le rang qu'ils occupent sur l'échelle zoologique qu'au perfectionnement et par suite à l'énergie d'action de leur axe cérébro-spinal. Modifier cet axe, diminuer le cervelet, les hémisphères cérébraux, c'est refouler ces êtres si parfaits vers des rangs inférieurs : supprimer la protubérance annulaire, renfler en même temps la moelle épinière, c'est former un poisson : c'est arriver enfin jusqu'à un invertébré si on efface la moelle épinière et qu'on ne laisse subsister que les ganglions. Malgré cela, la vie animale ne sera point détruite ; les facultés de l'animal seront moins grandes, moins multiples parce que le foyer de la vie sera moins concentré, le centre nerveux moins centralisé, mais la vie animale aura lieu parce qu'il y aura toujours correspondance, communication entre les parties.

Telle est l'idée qu'il faut se faire de ce centre commun qui engendre et relie tous les actes du microcosme, et dont la connaissance préalable est d'une immense utilité pour qui veut marcher sûrement dans le domaine des fonctions nerveuses. Car, pour interpréter ces fonctions, tant d'hypothèses contradictoires se pressent, s'accumulent, se mêlent, qu'on ne pourrait s'y reconnaître sans un critérium qui fixe pour chaque système son droit de domicile dans la science et lui impose sa valeur. Or l'unité d'action, dans l'exercice de la vie, est basée sur des preuves si éclatantes, justifiée par une si imposante multiplicité de faits, que nous n'hésitons pas à la considérer comme une des lois les plus générales de la vie, et à l'adopter pour principe, à la prendre pour critérium. C'est à elle que va se rattacher toute notre théorie des fonctions nerveuses.

Innervation. Pour bien apprécier le mode d'action du système nerveux, pour arriver à des résultats positifs sur sa valeur absolue

3

paires de chaque côté de la ligne médiane, et dits *quadrijumeaux* : les deux antérieurs plus gros, ellipsoïdes et d'une couleur grise, sont appelés *nates*; les postérieurs blancs et hémisphériques, *testes*; 2° plus en arrière, une lame mince, grisâtre, demi-transparente qui sépare les pédoncules cérébelleux et que l'on nomme valvule de Vieussens. Cette lame forme la voûte du 4° ventricule.

La texture de la protubérance annulaire est extrêmement remarquable en ce sens qu'étant bien manifeste elle ouvre la voie à l'étude de l'organisation plus obscure de l'encéphale tout entier. Si l'on coupe d'avant en arrière et qu'on relève de droite et de gauche les fibres blanches, transparentes qui traversent la face inférieure de la protubérance, on distingue, de chaque côté de la ligne médiane, un faisceau de fibres blanches qui sont la vraie continuation des pyramides antérieures et des olives du bulbe rachidien, qui passent sur les fibres transverses en les coupant à angle droit, et qui vont, au sortir de la protubérance, constituer les pédoncules cérébraux. Seulement une quantité de substance grise se mélange à ces fibres blanches et leur donne un volume plus considérable. Il n'y a donc pas le moindre doute sur la continuité établie entre les pédoncules du cerveau et les cordons de la moelle épinière. Que ces pédoncules soient des prolongemens du cerveau vers la moelle ou des prolongemens de la moelle vers le cerveau, toujours est-il qu'il y a unité de composition entre ces

dans l'économie humaine, il est nécessaire d'établir, avant tout, une distinction : *Il faut apprendre l'action nerveuse dans la vie organique; il faut l'apprendre dans la vie animale.*

Or, comme une règle fondamentale, en acquisition de connaissances humaines, comme pour toutes choses, consiste à procéder du simple au composé, à établir l'inventaire des phénomènes d'après l'ordre de leur génération successive, il est indispensable de savoir l'influence du système nerveux sur les fonctions assimilatrices ou organiques, avant de chercher à connaître son rôle dans le sentiment et la volonté.

Il faut aussi commencer par les fonctions les plus inférieures de la vie organique, celles qui ont le moins de contact avec la vie de relation, pour remonter graduellement à celles qui sont le plus liées aux facultés intellectuelles et affectives.

On peut même aller jusqu'à dire que si on ne connaît préalablement les fonctions qui se passent au sein des animaux absolument privés de nerfs, il faut renoncer à savoir le rôle du système nerveux dans la vie organique des êtres qui ont des nerfs. Car, disons-le encore, la matière nerveuse ne peut pas être considérée comme la cause indispensable, le principe essentiel de certains phénomènes, lorsque ces mêmes phénomènes s'exercent chez les animaux qui n'ont pas le plus simple vestige de système nerveux.

Voici le tableau des fonctions organiques dans l'ordre de leur liaison avec le système nerveux et de l'exposition que nous allons en faire.

1. *Nutrition.*	{ 1er degré de la vie. Les nerfs y jouent un faible rôle.

deux portions de l'axe céphalo-rachidien, tout comme il y a unité d'action.

A leurs points d'émergence, c'est-à-dire aux angles antérieurs de la protubérance annulaire, les pédoncules cérébraux ont encore la forme qu'ils avaient dans le bulbe, ils sont cylindriques; mais de suite ils s'élargissent en se dirigeant en dehors pour gagner les hémisphères du cerveau, et lorsqu'ils plongent dans ces hémisphères, après six lignes environ de trajet, ils sont très-aplatis et très-larges. Nous suivrons plus tard ces pédoncules dans l'intérieur même des hémisphères du cerveau.

Les fibres transverses qu'il faut diviser pour suivre le trajet du bulbe rachidien dans la protubérance annulaire, forment une sorte d'écorce à cette protubérance et l'entourent très-exactement. Mais ces fibres n'ont point la continuité d'un anneau. Elles ne sont plutôt que demi-circulaires. Les supérieures semblent appelées à former les tubercules quadrijumeaux et la valvule de Vieussens; les inférieures plus visibles, bien nettement tranchées, se réunissent latéralement en un faisceau volumineux et constituent les pédoncules du cervelet.

Ainsi donc, les pédoncules du cerveau ne sont que les fibres verticales de la protubérance annulaire, et les pédoncules du cervelet que les fibres transverses.

2. *Du Cerveau.* Supérieur en volume aux autres portions de l'encéphale, le cerveau proprement dit occupe toute la cavité du crâne, à l'exception des fosses occipitales inférieures qui sont remplies par le cervelet. Il se moule si exactement sur la face interne du crâne, qu'il

2. *Calorification.*
3. *Absorption.*
4. *Sécrétion.*
5. *Excrétion.*
6. *Circulation.*
7. *Digestion.*

Le système nerveux jouit ici d'une importance de plus en plus marquée.

8. *Respiration.*

Placée sur les limites communes à la vie animale et à la vie organique, plus qu'aucune des fonctions précédentes, celle-ci a besoin d'un enchaînement nerveux assez intime.

9. *Génération.*

Les auteurs sont depuis long-temps divisés d'opinion non-seulement sur tout ce qui a trait aux fonctions sensoriales, mais encore sur la part qu'a l'innervation dans l'accomplissement des fonctions organiques. Non pas qu'il y ait pénurie de faits dans la science, car, au contraire, peut-être en possédons-nous trop; mais c'est que chaque auteur puisant dans la masse des faits ce qui est à sa convenance et rien qu'à sa convenance, et pliant tout bon gré malgré à sa théorie, il en résulte un choc de principes, un conflit d'hypothèses qui, loin d'éclairer la question, n'engendrent autour d'elle que ténèbres et confusion. Ainsi tel proclame, à grand renfort de preuves, que le rôle du système nerveux n'est réel que dans les fonctions organiques les plus élevées; qu'il n'existe en aucune manière dans nombre d'autres actes, et que, partant, le système nerveux est loin d'avoir l'importance, la généralité d'action qu'on lui attribue. Tel autre soutient, preuves en main, qu'il n'est point de vie explicable sans matière nerveuse et que toutes les fonctions

a toute la forme de cette cavité, la forme d'un ovale plus étroit antérieu-

PLANCHE CXXXV.

Fig. 1. Cerveau. (Face inférieure ou base).

N. 1. Dure-mère coupée. — 2. faulx du cerveau. — 3. moelle épinière coupée au collet ou à l'origine du bulbe rachidien. — 4, 4. pyramides antérieures. — 5, 5. olives. — 6, 6. corps restiformes. — 7. protubérance annulaire. — 8 sillon de l'artère basilaire. — 9, 9. origine des pédoncules cérébraux. — 10, 10. origine des pédoncules cérébelleux. — 11, 11. face inférieure du cervelet. — 12. éminence vermiculaire inférieure. — 13, 13, 13. lames courbes des hémisphères cérébelleux. — 14, 14. lames transverses de l'éminence vermiculaire. — 15. sillon médian divisant le cerveau en deux hémisphères. — 16, 16. scissure de Sylvius. — 17. lobule antérieur. — 18. lobule moyen. Le lobule postérieur est caché par le cervelet. — 19, 19, 19. circonvolutions cérébrales. — 20, 20, 20, 20, 20, 20. dépression hexagonale située au centre de la base du cerveau. — 21, 21. pédoncules cérébraux. — 22, 22. tubercules mamillaires. — 23. tige pituitaire. — 24. tuber cinereum et plancher du troisième ventricule.

A. Nerf olfactif. — B. nerf optique. — *b.* chiasma des nerfs optiques. — C. nerf moteur oculaire commun (3ᵉ paire). — D. nerf pathétique ou trochléateur (4ᵉ paire). — E. nerf trijumeau (5ᵉ paire). — F. nerf moteur externe (6ᵉ paire). — G. nerf facial (7ᵉ paire. Portion dure). — H. nerf auditif (7ᵉ paire. Portion molle). — I, K, L. nerfs glosso-pharyngien, pneumo-gastrique et accessoire de Willis (8ᵉ paire). — M. nerf grand hypoglosse (9ᵉ paire).

Fig. 2. Structure de la protubérance annulaire.

A. Bulbe rachidien coupé au collet. — B, B. pyramides. — C, C. olives. — D, D. corps restiformes. — E. protubérance annulaire. — F, F. lobes du cervelet.

N. 1. Pyramide gauche détachée de la droite pour faire voir le trajet et l'entrecroisement des fibres de la moelle. — 2. section de la couche corticale de la protubérance, laissant voir le passage des fibres de la moelle au centre de la protubérance. — 3, 3. pédoncules du cerveau formés par les fibres verticales de la protubérance. — 4, 4. pédoncules du cervelet formés par les fibres transverses du même organe. — 5, 5. autres pédoncules du cervelet formés par les corps restiformes.

organiques, sans en excepter une seule, sont régies par l'innervation. Il est des naturalistes qui trouvent une analogie marquée entre la moelle des végétaux et la moelle épinière des animaux, entre les appendices médullaires des uns et les ramifications nerveuses des autres. Il est aussi des anatomistes qui, tout en admettant qu'il est des animaux privés de système nerveux, soutiennent qu'il existe chez ces mêmes animaux une substance médullaire ou nerveuse, uniformément répandue dans tous leurs tissus. Voici comment l'un d'entr'eux, M. Oken, s'exprime à ce sujet : « La substance animale a » commencé par la masse nerveuse, c'est- » à-dire par la chose la plus élevée, par » celle que les physiologistes ont considéré » comme étant la dernière à se montrer. » L'animal tire son origine du nerf, et tous » les systèmes anatomiques ne font que se » dégager ou se séparer de la masse ner- » veuse. L'animal n'est que nerf : ce qu'il » est de plus ou lui vient d'ailleurs, ou est » une métamorphose du nerf. La gelée des » polypes, des méduses, etc., est la sub- » stance nerveuse au plus bas degré, de » laquelle n'ont encore pu s'isoler les autres » substances qui sont ou cachées dedans, » ou fondues avec elle. »

Que dire et quel parti prendre sous l'impression d'arguments également spécieux de part et d'autre ? Ce qu'il s'agit de faire c'est de trouver une solution qui donne à la fois tort et raison aux deux parties belligérantes. L'étude approfondie des rapports du système nerveux avec chacun des actes qui composent le tableau précédent va nous mener à cette découverte.

Nutrition. L'accomplissement de cet acte suppose 1° l'incorruptibilité de la matière ; 2° un mélange propre, une fusion toute spéciale des molécules étrangères avec les molécules de l'être vivant; 3° une assimilation ou

Fig.1.

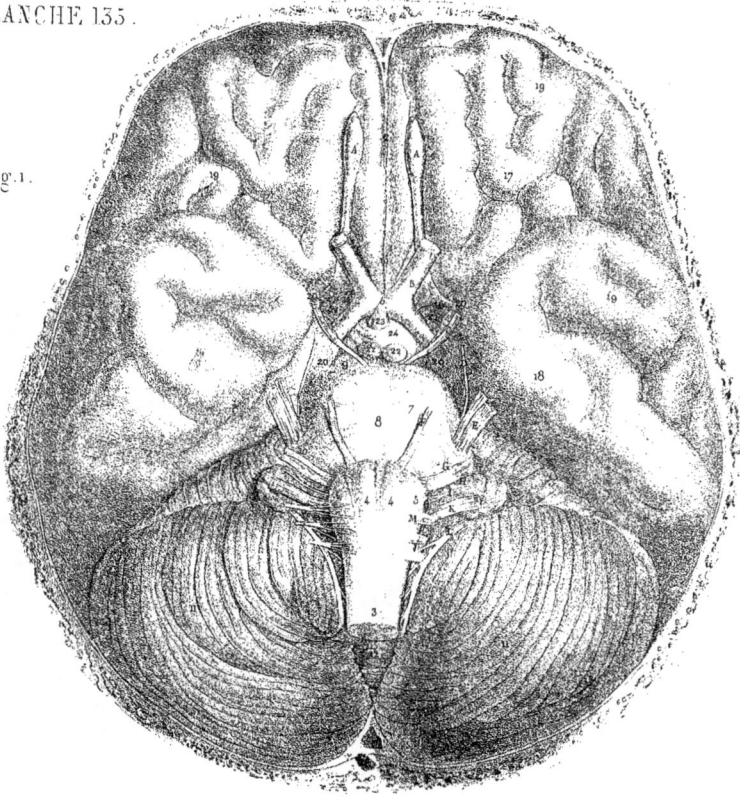

Fig.2.

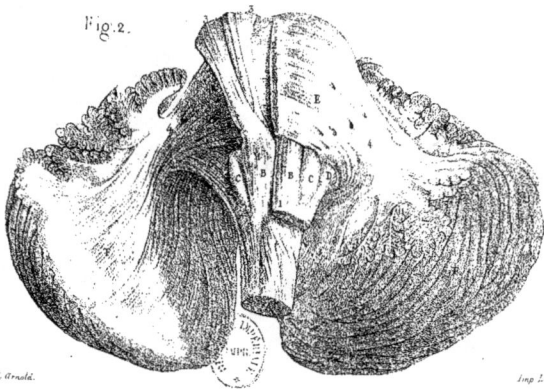

Galos D.M. del et lith d'oure. Arnold.   Imp Lemercier, Bénard & C.ᵉ

rement que postérieurement, et aplati, déprimé en bas où se trouve un plancher membraneux, horizontal, la *tente du cervelet*. Un sillon médian, vertical, dirigé d'avant en arrière et rempli par la faulx du cerveau, divise l'organe en deux moitiés égales qu'on a appelées tour-à-tour *hémisphères*, *lobes*, *cerveaux droit et gauche*. Mais la séparation n'est point complette ; elle est interrompue dans le milieu par une lame blanche ou *corps calleux*, laquelle réunit les deux hémisphères. Deux autres sillons moins profonds et transverses s'offrent ensuite sur chaque hémisphère, mais à la face inférieure seulement ; d'où il résulte que chaque hémisphère semble coupé en trois lobules : un antérieur couché sur la voûte orbitaire, un moyen remplissant les fosses latérales du crâne, un postérieur reposant sur la tente du cervelet.

La surface externe du cerveau, quoique moulée sur la face interne du crâne, est sculptée de replis arrondis et ondulés, dont l'ensemble offre exactement l'aspect d'un paquet d'intestins. On appelle ces replis *circonvolutions*, et les sillons profonds et sinueux qui les séparent, *anfractuosités*.

Il n'est guère possible de fixer chez l'homme, même approximativement, le nombre des circonvolutions, tant il est variable. C'est même là un caractère distinctif de la perfection de l'être vivant, attendu que les circonvolutions deviennent moins multiples et plus fixes en nombre, à mesure qu'on se dirige vers les animaux inférieurs. Il paraîtrait que le nombre des circonvolutions

réparation des parties perdues ; 4° des mouvemens toniques animés par une sensibilité particulière.

En réalité, les plantes et les animaux les plus inférieurs ne possèdent ni système nerveux ni substance nerveuse ; car nous ne saurions admettre comme démonstration le raisonnement de M. Oken, qui établit comme principe l'objet qu'il devait éclaircir. Et pourtant les plantes et les animaux les plus inférieurs sont incorruptibles ; ils s'assimilent des corps extérieurs ; ils jouissent d'une sensibilité propre. Toute substance vivante se nourrit : elle se nourrit parce qu'elle jouit de la vie, et cette vie la substance ne la reçoit point de l'organe mis en contact avec la matière extérieure, mais elle la reçoit d'une force propre inhérente à chaque molécule. C'est cette force qui n'est pas plus explicable dans son essence chez les corps animés, que ne l'est, dans la matière brute, la gravité ou la cohésion ; c'est cette force qui trouve sa condition d'existence ailleurs que dans la matière nerveuse, c'est cette force qui est le principe de vie. Et qu'on ne dise pas que la configuration des organes ou la texture des tissus portent avec elles la virtualité des fonctions. Dans l'être vivant la force vitale ne se borne pas à la superficie des organes, elle existe dans toutes les profondeurs, elle sature, si l'on peut ainsi dire, la trame même des tissus. Aussi la configuration des tissus n'explique pas plus l'action vitale, que la forme des molécules d'un corps inerte n'explique la gravité de ce corps.

Le système nerveux n'est donc pas, comme on l'a maintes fois avancé, le rouage essentiel de l'économie animale. La nutrition qui est un phénomène général de la vie existe chez les êtres qui n'ont point de nerfs, elle n'a donc point sa condition première d'existence dans le système nerveux. Mais il est une chose qu'on ne peut nier, c'est l'influence que la

contribue au volume réel des hémisphères. Car voici l'idée que M. Cruveilhier

PLANCHE CXXXVI.

Fig. 1. Base du cerveau.

Le cervelet et la protubérance annulaire ont été séparés. On a culevé horizontalement une tranche des lobes moyen et postérieur du côté droit seulement, pour montrer la disposition respective des deux substances blanche et grise et donner une première idée des objets situés dans les hémisphères.

N. 1 , 2 , 3. Lobes antérieur, moyen et postérieur. — 4. tige pituitaire. — 5 , 5. tubercules mamillaires. — 6. protubérance annulaire coupée à l'origine du pédoncule du cerveau. — 7. tubercule quadrijumeau postérieur gauche. — 8. moitié gauche de l'aqueduc de Silvius. — A , A , A , A , A. ventricule latéral droit. — 9. commissure antérieure du cerveau ou bord antérieur du corps calleux. — 10. face inférieure du corps calleux. — 11 , 12. racines du tubercule mamillaire droit. — 13. ruban droit de la voûte à trois piliers. — 14. pilier antérieur naissant du tubercule mamillaire. — 15. pilier postérieur se continuant en 16 avec le corps frangé. — 17. corne d'Ammon ou pied d'hippocampe. — 18. substance grise de cette corne continue avec celle du cerveau. — 19. cavité digitale ou ancyroïde terminant en bas le ventricule latéral.

Fig. 2. Face supérieure de la protubérance annulaire.

N. 1 , 2 , 3. Pédoncules du cervelet coupés. — 4. fibres transverses ou demi-circulaires. — 5 , 5. tubercules quadrijumeaux inférieurs ou *testes*. — 6 , 6. tubercules quadrijumeaux supérieurs ou *nates*. — 7. glande pinéale. — 8 , 8. couches optiques.

Fig. 3. Troisième ventricule. — Aqueduc de Sylvius. — Quatrième ventricule.

Pour mettre à découvert ces parties on a coupé, sur la ligne médiane, le bulbe rachidien, la protubérance annulaire, le tubercule cendré, le chiasma des nerfs optiques.

N. 1. Moitié droite du bulbe rachidien. — 2. moitié droite de la protubérance. — 3. pédoncule droit du cerveau. — 4. tubercule mamillaire droit. — 5. tubercule cendré. — 6. nerf optique. — 7. troisième ventricule. — 8. quatrième ventricule. — 9. aqueduc de Sylvius. — 10. commissure antérieure. — 11. commissure moyenne. — 12. commissure postérieure.

nutrition retire de ce même système. Voyez, quand un membre est paralysé , l'amaigrissement qui s'en suit. On dirait que tout ressort est détruit dans ses muscles , que le sang n'y exécute sa marche qu'à regret , tant elle est languissante : il est vrai qu'il faut ici faire la part du défaut d'exercice du membre. Mais il est tout aussi certain qu'il faut compter pour plus encore l'influence directe des nerfs sur les vaisseaux sanguins. Lorsqu'un membre est paralysé et que l'inflammation s'en empare, on n'y remarque point ces mouvemens tumultueux, ces actes successifs qui ont pour objet une certaine élimination. C'est à peine si un peu de rougeur et de tuméfaction se manifestent et la suppuration n'a point lieu.

Tout travail intellectuel , toute passion un peu vive changent la nutrition et impriment à toutes les molécules une modification qui manifeste leur souffrance. Voyez dans les épidémies contagieuses, comme la crainte ou la sécurité de l'âme influent sur la propagation et sur la gravité du virus morbifique ! Voyez comme le corps maigrit et comme les cheveux blanchissent sous la seule impression du chagrin ou par le fait d'une contention d'esprit fatigante et trop soutenue ! Ces irradiations perturbatrices, par quoi seraient-elles propagées du cerveau jusqu'à la trame déliée de tous les organes , si ce n'est par les expansions nerveuses ?

La nutrition n'est pas une force locale ; on ne la voit point circonscrite dans chaque organe, dans chaque molécule. Elle domine dans l'être vivant tout entier. Un point quelconque de l'organisme n'a qu'à grossir, les points circonvoisins s'accroissent avec lui. Dans les plantes la nutrition est loin d'être aussi générale. Une vigne, dont une partie est à l'ombre , tandis que l'autre reçoit l'impression du soleil , ne se développe que dans ce dernier sens. Un tel isolement ne se trouve pas dans l'homme chez lequel la nutri-

PLANCHE 136

Fig. 1

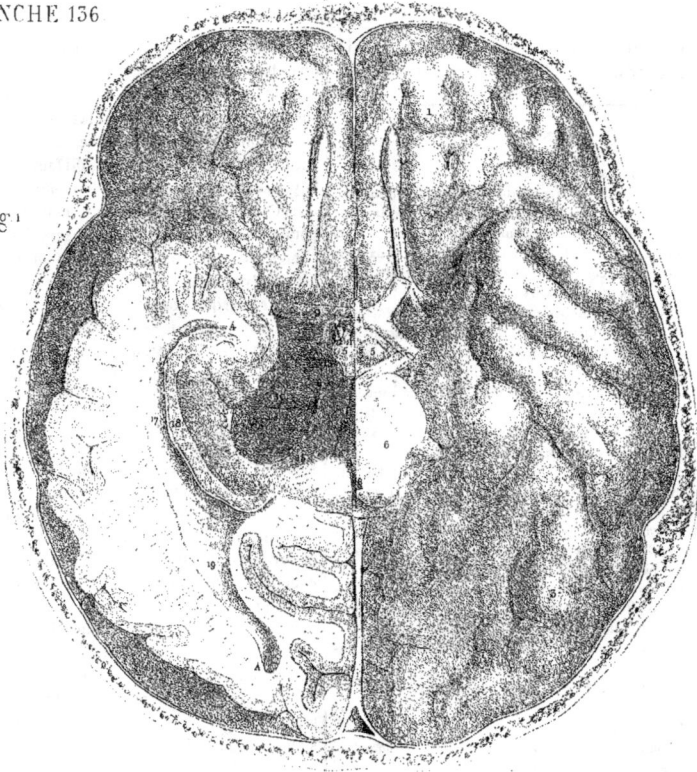

Fig. 2

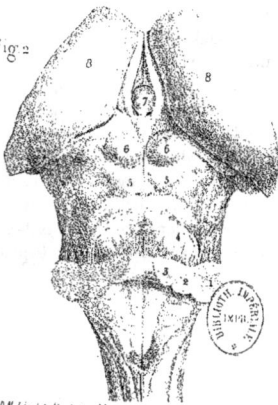

Fig. 3

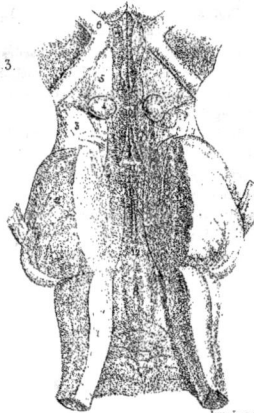

Guiet D.N del a lith d'après G. natel.

Imp. Lemercier Benard et C.ᵉ

lhier donne de l'ensemble des circonvolutions et des anfractuosités. Le professeur suppose « un ballon , trop considérable pour pouvoir être logé dans le crâne, déployé autour d'un noyau compacte et à une certaine distance de ce noyau. Des fils partant de divers points de la surface du noyau attireraient les parties correspondantes de la surface du ballon , de manière à produire son plissement en dedans de lui-même et à lui permettre d'être contenu dans la cavité crânienne. Eh bien , toutes les variétés de plissements et de sinuosités qui seraient obtenues par cette traction exercée de haut en bas , d'avant en arrière et d'un côté à l'autre , donnent une idée approximative de la disposition de la surface du cerveau. »

En général, le développement des circonvolutions accompagne celui du cerveau en masse. Aussi chez le fœtus , ces éminences sont-elles peu saillantes et les anfractuosités très-peu profondes. Chez l'adulte, le diamètre des circonvolutions varie entre 8 et 14 lignes, et encore chacune des circonvolutions change-t-elle souvent d'épaisseur dans le cours de son trajet.

Outre les circonvolutions , la surface externe du cerveau présente plusieurs accidents qu'il est important de noter avant de pénétrer dans les parties intérieures. Ces accidents se remarquent à la face inférieure ou base.

La base du cerveau , nous l'avons déjà dit , est à peu près plane , parce qu'elle repose en avant sur la voûte orbitaire , et en arrière sur la tente du cervelet. Elle présente sur la ligne médiane et

tion ne pourrait même s'effectuer sans le sentiment de la faim. Or , pour que le sang surveille chaque molécule , il faut que le sentiment de la faim soit inhérent à chacune d'elles ; et , à cet effet , il faut un moyen qui lie tous les organes , qui enlasse toutes les molécules : ce moyen est le système nerveux.

Calorification. Tout être vivant , par cela seul qu'il est vivant , développe de la chaleur. La calorification est un phénomène primitif, moléculaire ; elle accompagne toute espèce d'acte organique ; elle s'identifie avec toute excitation vitale : c'est là le type simple de la fonction. Son perfectionnement est confié à des organes propres à engendrer plus spécialement du calorique. Il va sans dire que ces organes diffèrent dans les diverses classes d'êtres vivants, selon les circonstances au milieu desquelles ils se trouvent placés. Ainsi , tel animal a des trachées , tel des branchies , tel autre des poumons, c'est-à-dire que chaque classe animale porte un poumon, un instrument respiratoire plus ou moins compliqué , selon la plus ou moins grande dose de calorique nécessaire à l'exercice général de sa vie. Quoi qu'il en soit , la calorification n'est pas un effet nécessaire du jeu de ces organes , lequel ne peut présider qu'à son perfectionnement. Qu'est-ce donc qui produit la chaleur dans le corps vivant ?

Un nerf étant coupé , détruit , le membre auquel il appartenait se refroidit. Lorsqu'une région du corps est frappée de paralysie , le calorique s'y affaiblit , ou plutôt le malade se plaint de froid à la partie paralysée. D'après ces seuls faits l'action des nerfs sur la production de la chaleur animale ne saurait être mise en doute. Mais il est d'autres preuves encore plus décisives, ce sont les variations de chaleur produites par les divers états de l'âme, par les différentes passions, et que tout le monde connaît ; puis des expériences directes que MM. *Brodie* et *Chossat* ont faites

en avant de la protubérance annulaire, une dépression d'un pouce de diamètre environ. La forme de cette dépression est celle d'un hexagone limité en avant par la partie interne et postérieure des lobes antérieurs du cerveau, sur les côtés par la partie interne des lobes moyens, et, en arrière, par les pédoncules du cerveau.

De tous les angles de cet hexagone sortent en rayonnant des sillons qui divisent le cerveau en autant de lobes; ce sont : 1° le *sillon médian*, celui qui partage l'organe en deux hémisphères et qui part de l'angle antérieur ; 2° les *scissures de Sylvius* qui naissent des angles latéraux antérieurs ; 3° la *grande fente cérébrale*, des angles latéraux postérieurs ; 4° le *sillon*, de la protubérance annulaire, enfin qui provient de l'angle postérieur.

Dans l'aire même de l'hexagone, on voit d'arrière en avant : 1° les *pédoncules cérébraux*, continuation des faisceaux de la moelle épinière, lesquels se dirigent, au sortir des angles antérieurs de la protubérance, en avant, en haut et en dehors, et s'enfoncent, après six lignes de trajet, dans l'épaisseur du cerveau dont ils sont comme les racines; 2° les *tubercules mamillaires*, ou *pisiformes*, au nombre de deux, situés entre les pédoncules cérébraux sous le 3° ventricule, formés comme la moelle de substance blanche à l'extérieur et de substance grise à l'intérieur, et exclusifs à l'espèce humaine, bien qu'on ignore complètement leurs usages ; 3° la *tige pituitaire* ou l'*infundibulum*, espèce de cordon rougeâtre, creux selon les

sur le centre nerveux, dans le but de découvrir le vrai foyer de la chaleur animale. M. *Brodie* tranche la tête à un chien. Il lie les vaisseaux du cou pour empêcher l'écoulement du sang, il pratique l'insufflation pulmonaire pour maintenir l'hématose artérielle, et il voit, bien que la circulation continue de se faire, et que les artères charrient toujours du sang rouge, il voit que la température de l'animal s'affaiblit graduellement jusqu'à ce que mort s'en suive. Il fait plus : sur d'autres chiens qu'il vient de décapiter, ou bien il lie la base du cœur pour arrêter la circulation sanguine, ou il s'abstient d'insuffler les poumons afin qu'il n'y ait point de respiration, et il s'aperçoit que la température animale s'abaisse, dans ces cas, avec plus de lenteur que dans son expérience première. D'où il conclut que l'action seule des centres nerveux et surtout celle de l'encéphale est chargée du dégagement de la chaleur animale.

Les expériences de M. *Chossat* ont pour objet de préciser encore davantage la portion du système nerveux qui engendre la chaleur animale. M. *Chossat* ouvre le crâne d'un animal ; il coupe le cerveau en devant de la protubérance annulaire, afin que la huitième paire de nerfs demeurant intacte, la respiration continue à se faire naturellement, et il voit que la température de l'animal, qui était de 40 degrés au commencement de l'expérience, descend en 12 heures de temps à 24 degrés, et qu'alors l'animal cesse de vivre. L'expérimentateur est persuadé qu'après cette lésion directe du cerveau, le calorique cesse complètement de se dégager. Mais il veut encore savoir par quel intermédiaire cet organe exerce la calorification. Tour à tour et sur différens chiens il coupe les nerfs de la huitième paire ou *respirateurs*, la moelle épinière à des hauteurs diverses, et le nerf trisplanchnique, en soutenant artificiellement la respiration de l'animal, et, dans tous les cas, la

uns, plein selon les autres, n'ayant que deux lignes de longueur, fixé en haut, où il est plus large, au plancher du 3e ventricule, et confondu en bas avec un petit corps arrondi, mollasse, très-vasculaire, situé dans la selle turcique du sphénoïde, et dénommé *glande pituitaire* quoiqu'on n'ait jamais su ni ses fonctions ni même sa nature ; 4° le *tubercule cendré*, petite éminence grisâtre qui supporte la base de la tige pituitaire, constitue le plancher du 3e ventricule et se continue en devant avec le corps calleux ; 5° les *bandelettes* et le *chiasma des nerfs optiques*, c'est-à-dire les racines des nerfs optiques et la décussation, la jonction de ces racines ; 6° enfin, le *plancher antérieur du 3e ventricule*, petite lame fibreuse et cornée qui se trouve cachée par le chiasma des nerfs optiques et à travers laquelle on pénètre dans le 3e ventricule.

En dehors de l'hexagone que nous venons de décrire, c'est-à-dire sur les côtés de la base cérébrale, on ne voit de notable que le *sillon du nerf olfactif*, situé de chaque côté du sillon médian, *la scissure de Sylvius* qui sépare le lobe antérieur du lobe moyen, et *la grande fente cérébrale* interposée entre le lobe moyen et le lobe postérieur, et par laquelle l'arachnoïde et la pie-mère plongent dans l'intérieur du cerveau.

L'intérieur du cerveau est riche de productions à étudier. Il est nécessaire, pour bien apprécier toutes ces parties, de couper par tranches les hémisphères, et de passer minutieusement en revue les diverses couches successives. C'est ce

mort survient par refroidissement, quoique avec plus de promptitude quand la section est faite à la moelle spinale sous l'occiput, ou au nerf trisplanchnique.

Bien que nous n'admettions d'une manière absolue ni la valeur de ces expériences, ni les conclusions qu'en ont déduites les auteurs, nous pouvons cependant nous fonder sur ces résultats pour soutenir que le cerveau, la moelle épinière, le système ganglionaire, tout l'appareil nerveux, en un mot, concourt à redonner au corps la chaleur vivifiante que l'air ambiant lui soutire sans cesse.

Mais pour cela le système nerveux est-il la cause prochaine, essentielle, le foyer unique du calorique animal ? non sans doute. Nombre de faits attestent que la chaleur vitale peut exister sans nerfs. Et puis comment pourrait-on expliquer, avec l'hypothèse de l'essentialité du tissu nerval, la diversité de température des diverses parties du corps, et surtout la variation qu'on remarque dans le dégagement du calorique selon les différentes espèces animales ? Comment certains animaux ont-ils une si grande unité dans la production de leur chaleur ? c'est que le calorique n'est pas seulement l'expression de la vie, mais qu'il est encore une des causes de la vie. Or, les animaux qui ont une vitalité très-grande doivent jouir d'une grande somme d'excitation, qui réponde aux actes laborieux qu'ils ont à produire. Il faut pour cela que leurs organes soient fortement centralisés, qu'ils se correspondent assez intimement pour que chacun d'eux vive de la vie générale; il faut enfin qu'ils soient enlacés par le système nerveux, condition matérielle éminemment efficace de liaison et de correspondance.

En entreprenant l'analyse des diverses fonctions organiques considérées du point de vue de leurs rapports avec le système nerveux,

que nous allons faire en procédant du sommet à la base.

Lorsqu'on refoule en sens contraire les deux hémisphères cérébraux , on aperçoit , au fond du sillon médian , une bande de substance blanche ou *médullaire* qui est comme une planche de jonction entre l'un et l'autre hémisphère. C'est là le *corps calleux* , de forme quadrilatère , horizontalement situé et n'apparaissant , dans toute son étendue , que lorsqu'on enlève à son niveau , par une coupe horizontale , les deux hémisphères. Car ce corps n'est pas libre dans toute sa surface ; il ne l'est qu'à sa ligne centrale correspondante au sillon médian : partout ailleurs il est couvert par les hémisphères avec lesquels il forme de la sorte, en dehors du sillon médian , deux cavités , deux poches ou culs-de-sac latéraux.

Le corps calleux , placé plus près de l'extrémité antérieure du cerveau que de la postérieure, plus étroit aussi dans le premier sens , et un peu convexe d'avant en arrière , offre plus de consistance que le reste du cerveau. Son épaisseur est peu considérable ; elle varie dans toute l'étendue entre une ligne et demie et trois lignes. C'est au bord postérieur qu'est dévolue la plus forte épaisseur , parce qu'en cet endroit le corps calleux se roule sur lui-même en forme de bourrelet.

Le corps calleux repose sur la voûte à trois piliers à laquelle il adhère en arrière , mais dont il est séparé en devant par le *septum lucidum* ou cloison transparente dont nous allons bientôt

notre intention a été de ne nous arrêter que sur celles de ces fonctions qui ont des caractères de spécialité et sont , par leur relief, le plus en vue dans le tableau où elles figurent. On ne sera donc pas surpris si on nous voit passer à pieds joints sur quelques-uns de ces actes organiques : la raison en est que les preuves déduites de leur examen ne sauraient corroborer davantage le principe que nous nous efforçons d'établir.

Sécrétions et excrétions. Le type de l'acte sécrétoire consiste en une transformation humorale. Les instrumens mis au service de cette fonction peuvent être plus ou moins compliqués, consister en de simples bouches exhalantes ou en des vaisseaux mille et mille fois contournés sur un parenchyme glanduleux auquel sont adaptés des tubes afférents et déférents ; peu importe , il n'y a toujours qu'une métamorphose d'un liquide en un principe particulier. L'essence de la fonction reste toujours la même : il n'y a de variable que les instrumens , ces moyens accessoires de l'acte. Or , n'est-il point vrai que les animaux privés de nerfs sécrètent tout aussi bien que ceux qui en possèdent ? Toute la classe des zoophytes est là pour faire foi de ce que nous avançons. Et dans les animaux supérieurs, n'est-il point des organes dans lesquels la fine anatomie n'a jamais découvert de nerfs et dont les sécrétions n'en sont pas moins excessivement abondantes? Prenez les membranes séreuses. Est-il quelque partie dans l'économie animale qui sécrète plus activement que ces membranes ? et pourtant où sont les nerfs qui les pénètrent ? qui les a jamais vus ?

Les sécrétions reçoivent , il est vrai , du système nerveux une influence manifeste. Par cela seul qu'il y a des nerfs dans les glandes, il faut que ces nerfs soient là pour quelque chose. On n'a qu'à couper le tronc nerveux d'une glande : on suspend à l'instant

parler. Ses bords se continuent sans interruption avec la substance blanche des hémisphères.

Des fibres longitudinales et des fibres transverses établissent la texture du corps calleux. Il a deux faisceaux principaux de fibres longitudinales placés sur les côtés de la ligne médiane, et ayant la forme de deux petits cordons qu'on avait pris à tort pour des nerfs. On a vu quelquefois ces deux cordons réunis en un seul sur la ligne médiane vers la partie antérieure du corps calleux. Quant aux fibres transverses elles règnent dans toute l'étendue de l'organe : elles vont d'un bord à l'autre en coupant, à angle droit, les filets longitudinaux au-dessous desquels elles passent, et en se mélangeant sur la ligne médiane, de manière à former là une apparence de raphé.

La coupe horizontale que l'on fait pour mettre à nu le corps calleux, laisse voir, pour chaque hémisphère, lorsqu'on la continue jusqu'à la périphérie cérébrale, un espace ovalaire et très-irrégulier, exclusivement composé de substance blanche. Ces deux espaces réunis avec la face supérieure du corps calleux ont reçu de Vieussens le nom de *Centre ovale*.

Ce *centre ovale de Vieussens* festonné tout autour par les circonvolutions et anfractuosités cérébrales, varie beaucoup dans ses proportions chez les divers sujets. Il est environné d'une couche de substance grise ou *cendrée*, substance qui, servant comme d'écorce au cerveau, porte aussi la qualification de *corticale*. C'est la même substance qui règne au

sa puissance de sécrétion. Si on veut simplement engourdir cette puissance, diminuer la sécrétion, on n'a qu'à agir sur le système nerveux par l'opium, par tous les narcotiques. Pour l'activer, au contraire, on doit agir avec le galvanisme. Ensuite, qui ne sait tout ce que peuvent les passions pour modifier les fonctions sécrétoires ! Il suffit de l'aspect et même de l'idée d'un mets que l'on désire, pour qu'à l'instant les glandes salivaires s'érigent et lancent des flots de salive. L'influence de l'imagination est tout aussi prompte et énergique sur les organes générateurs. Mille faits du même ordre, la transpiration cutanée augmentée ou diminuée dans les orages des passions, le flux des larmes déterminé par le chagrin, celui de l'urine par la frayeur, etc. démontrent clairement que le système nerveux prend une part active dans le travail des sécrétions. Mais est-ce à dire qu'il en est la cause unique, indispensable ?

Il s'en faut de beaucoup que les rapports des nerfs avec les diverses fonctions sécrétoires soient rigoureusement les mêmes. Il est des glandes qui ont très-peu de liaison avec le système nerveux. Elles n'en sécrètent pas moins pour cela. Et chose bien notable ! certains organes dans lesquels on ne connaît pas de filamens nerveux, soit que ces filamens n'y existent réellement pas, soit que leur extrême ténuité les dérobe aux moyens d'investigation praticables, ces organes sont, avec le centre nerveux, dans des rapports d'une intimité sans pareille. Il ne faut que nommer les testicules, lesquels de toutes les glandes, montrent le plus d'obéissance à l'empire de l'imagination.

Les sécrétions ne sont point des fonctions locales, des actes circonscrits dans le lieu qu'occupent leurs organes. Elles sont enchaînées à l'économie tout entière. Les sécrétions sont des fonctions publiques.

centre de la moelle épinière et qui est ici extérieure.

Une coupe nouvelle , horizontale comme la première , faite au-dessous du corps calleux , met à découvert immédiatement sous-jacents à ce corps, *la cloison transparente , la voûte à trois piliers , les plexus choroïdes , la bandelette demi-circulaire, les corps striés , les cavités digitales , les ventricules latéraux.*

La *cloison transparente* (septum lucidum) est une lame triangulaire,

PLANCHE CXXXVII.

Fig. 1. Corps calleux, centre ovale de Vieussens vus par leur face supérieure. Le cerveau a été coupé horizontalement sur un plan tangent au fond du sillon médian.

N. 1 , 1. Sillon médian occupé par la faulx de la dure-mère. — 2 , 2 , 2 , 2. substance blanche ou médullaire. — 3 , 3 , 3 , 3. substance grise , cendrée, corticale. — 4 , 4 , 4 , 4. circonvolutions. — 5 , 5 , 5 , 5. anfractuosités. — 6 , 6 , 6 , 6. corps calleux. — 7. bourrelet postérieur. — 8 , 8. cordons longitudinaux. — 9 , 9 , 9 , 9. fibres transverses. — 10. ligne médiane. — 11 , 11 , 11 , 11. centre ovale de Vieussens. — 12 , 12 , 12. points rouges provenant de la section de petits vaisseaux sanguins.

Fig. 2. Corps calleux, centre ovale de Vieussens vus par leur face inférieure. Le cerveau a été coupé horizontalement par la base, sur un plan parallèle au bord supérieur des corps striés.

N. 1. Bord antérieur du corps calleux. — 2. bourrelet postérieur du corps calleux. — 3 , 3. limites latérales du corps calleux formant une dépression dans laquelle est contenue une partie des corps striés. — 4 , 4. contour de la dépression — 5. portion de la voûte à trois piliers restée adhérente à la face inférieure du corps calleux. — 6 , 6. cloison transparente dont les lames sont écartées en 7 et laissent voir le premier ventricule ou fosse de Sylvius. — 8 , 8. fibres transverses du corps calleux. — 9 , 9 , 9 , 9. centre ovale de Vieussens. — 6 , 6 , 4 , 4. limites de la voûte des ventricules latéraux.

Que voit-on lorsqu'on divise le parenchyme du foie ? un nombre infini de follicules , qui chacune sécrète la bile. Et pourtant toutes ces follicules, sans exception, agissent simultanément dans le travail digestif. Il est donc bien certain que s'il n'y avait pas dans le foie une trame nerveuse qui enchaînât cet organe dans toutes ses profondeurs , on ne verrait point cet accord entre toutes les follicules, lesquelles vivraient isolées et feraient manquer la fonction. Le système nerveux est donc , en sécrétion aussi , un moyen centralisateur.

Mais cet assemblage de follicules lui-même, le foie proprement dit , est-il isolé dans la machine animale ? Ne faut-il pas , lorsque l'estomac veut agir, fonctionner sur le bol alibile , s'il veut vivre en un mot , ne faut-il pas qu'il en avertisse le foie, qu'il lui demande sa bile , qu'il le provoque à une action simultanée ? Pour tout cela sont nécessaires des moyens de correspondance , des moyens qui établissent la solidarité réciproque des organes : ces moyens sont les cordons nerveux.

Eh bien ! cette union entre les diverses parties d'un organe , puis la correspondance d'un organe entier avec un autre , ne sont pas encore suffisantes. Il est des animaux chez lesquels les corps glanduleux sont liés à l'organisme tout entier. Comment expliquer en effet que leur action modifie la constitution tout entière, qu'elle va même jusqu'à changer la coloration des cheveux (car on sait que le tempérament bilieux dans lequel on remarque la prédominence du foie , diffère par toutes ses molécules du tempérament lymphatique). Comment expliquer ces phénomènes si ce n'est par l'union intime établie entre tous les organes ? voyez l'appareil séminal. La sécrétion de la semence n'est pas locale , circonscrite , arrêtée dans les testi-

Fig. 1

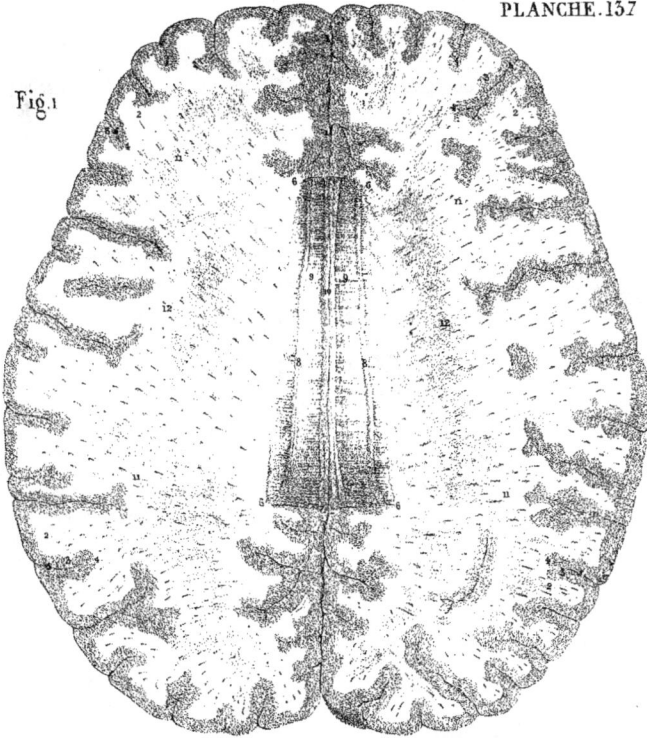

Fig. 2

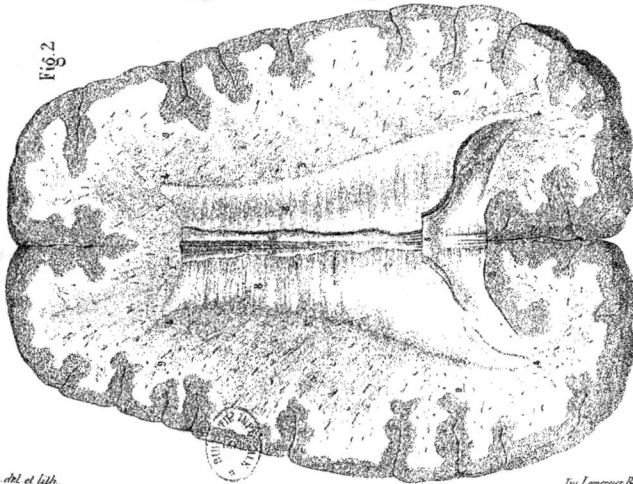

Gilet_D.M. del et lith.

Imp.Lemercier Benard &C

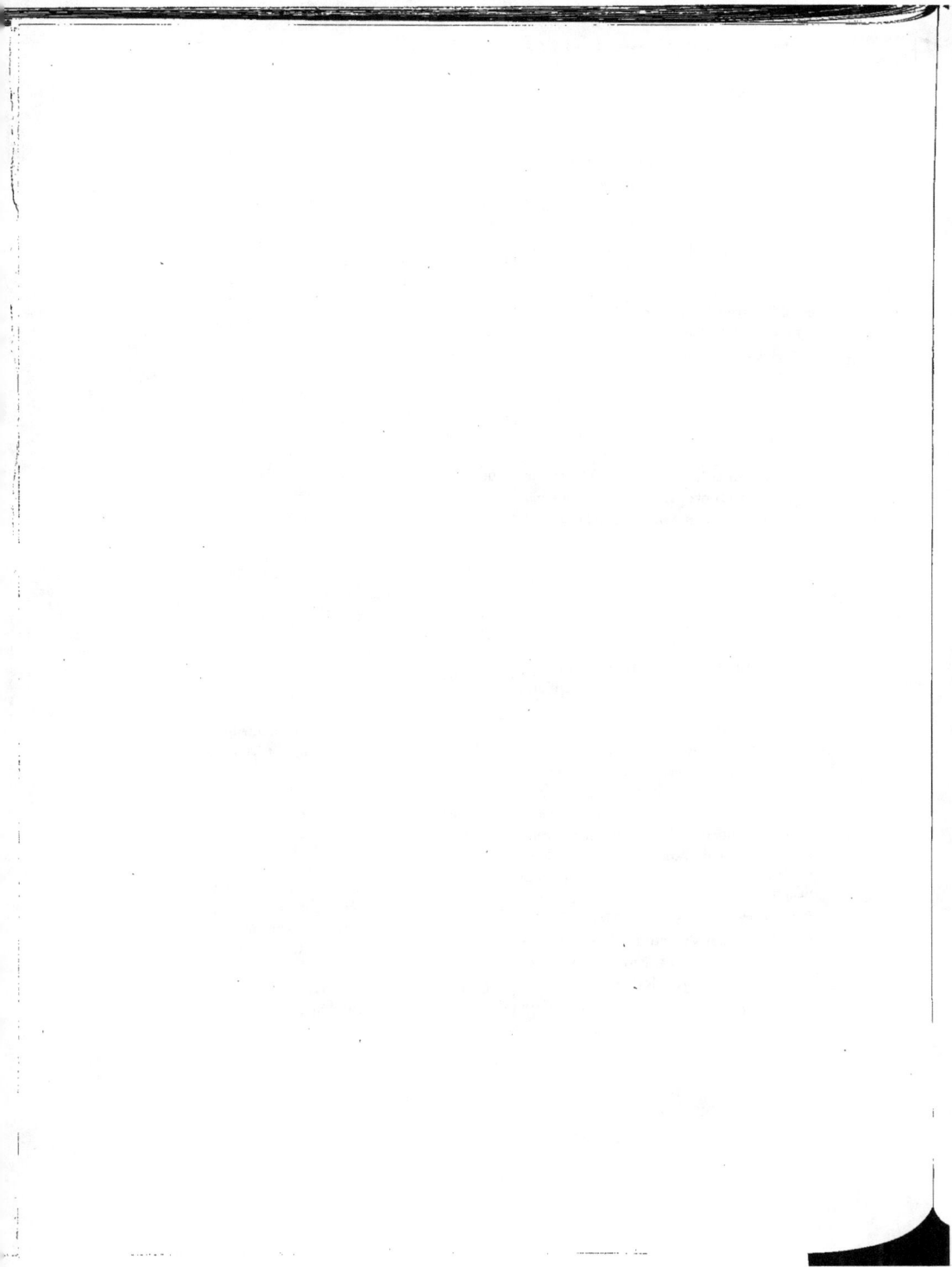

plus large en avant qu'en arrière , très-mince et située sur la ligne médiane. Adhérant par son bord supérieur et par l'inférieur à la voûte à trois piliers , elle sépare , en véritable cloison , les ventricules latéraux. Sa composition est bien simple : elle consiste en deux lames dont la face externe regarde les ventricules latéraux , tandis que l'interne intercepte un petit espace ayant noms de *premier ventricule* , *ventricule de la cloison* , *fosse de Sylvius*. Ce premier ventricule, compris entre les deux lames de la cloison , revêtu en dedans par une membrane très-lisse qui lui appartient en propre , et en dehors par la membrane des ventricules latéraux , n'offre aucune apparence de communication ni avec le troisième ventricule qui lui est sous-jacent, ni avec les ventricules latéraux.

La *voûte à trois piliers*, lame médullaire plane , située presque horizontalement au-dessus du corps calleux, mériterait , au lieu du nom qu'elle porte , celui de voûte à quatre piliers. Car , bien que sa forme générale soit celle d'un triangle , néanmoins un de ses angles , l'antérieur , se bifurque et donne lieu à deux cordons , qui , sous la désignation de *piliers antérieurs de la voûte* , se portent , en divergeant , de haut en bas d'abord , puis d'avant en arrière , et vont se perdre , après avoir décrit une courbure , dans les éminences mamillaires. Les deux angles postérieurs constituent les piliers postérieurs , lesquels , beaucoup plus larges et plus écartés que les antérieurs , se recourbent de dedans en dehors et d'ar-

cules. Elle exige , au contraire , le concours de l'économie entière. Il semble qu'elle dérobe à tous les organes une portion de leur vie propre ; il semble qu'elle se pénètre de toutes les parties du corps. Il faut donc reconnaître une liaison générale dans l'accomplissement des actes sécrétoires : et cette liaison , c'est l'action nerveuse qui la produit.

Voyez encore l'appareil de la transpiration. Qui ne sait que toutes les passions le modifient? Le trouble qu'il subit dans l'exercice de son œuvre retentit quelquefois dans les organes essentiels à la vie , jusqu'au point d'en enrayer le jeu pour toujours. Il faut donc que la transpiration soit en rapport avec tout l'organisme. Et ce que nous disons de cet acte nous le dirions d'une sécrétion quelconque. L'action locale des organes que bien des auteurs ont seule appréciée dans leurs dissertations de fibres et de molécules , n'explique rien en physiologie animale. Tout se tient,tout s'enchaîne et se correspond dans le microcosme. Les glandes reçoivent des nerfs cérébraux , des nerfs spinaux , des nerfs du trisplanchnique indistinctement. Elles participent à l'excitation , à la vitalité que chacun de ces ordres de nerfs répand dans l'organisme. Voyez donc combien nous sommes éloignés de cette théorie qui attribue tout acte sécréteur au seul nerf trisplanchnique!

Circulation. Ici les faits sont si nombreux et tellement frappants que nous y trouverons une démonstration comme mathématique de la non-causalité du système nerveux dans l'établissement des fonctions. Mais, avant d'aborder le mécanisme du cœur , point central , cheville ouvrière de la circulation , élevons-nous à des considérations générales sur cet imposant phénomène. Qu'est-ce que la circulation ?

Considérée dans son mode le plus simple , la circulation a pour but de porter dans

rière en avant pour s'adapter chacun au bord concave de la corne d'Ammon correspondante.

Il suit de là que la configuration exacte de la voûte est celle d'un X, dont les branches *postérieures*, très-développées et très-écartées, adhèrent à la face inférieure du corps calleux, et les *antérieures*, petites et très-rapprochées, sont séparées du corps calleux par le *septum lucidum*. Ajoutons que la voûte à trois piliers sert de paroi supérieure

---

PLANCHE CXXXVIII.

Fig. 1. *Cloison transparente.* — *Voûte à trois piliers.* — *Plexus choroïde.* — *Bandelette demi-circulaire.* — *Corps strié.* — *Cavité ancyroïde.* Le cerveau a été coupé horizontalement au-dessous du corps calleux.

Nº 1, 1, 1. Lignes transverses d'un reste du corps calleux. — 2, 2. corps strié. — 3, 3. sa base, 4, son sommet, 5, son bord externe. — 6. bandelette demi-circulaire, 7. sa lame coudée. — 8. plexus choroïde. — 9, 9. voûte à trois piliers dont l'angle antérieur est caché par la cloison transparente. — 10, 10. piliers postérieurs de la voûte recourbés et adaptés à la corne d'Ammon. — 11. cloison transparente. — 12, 12. lames de la cloison un peu écartées. — 13. ventricule de la cloison. — 14. cavité digitale ou ancyroïde. — 15, 15, 15, 15. ventricules latéraux.

Fig. 2. *Toile choroïdienne et plexus choroïdes.*

Nº 1, 1. Coupe de la voûte à trois piliers à sa partie antérieure. — 2, 2. coupe des piliers postérieurs de la voûte. — 3, 3. prolongemens antérieurs des corps striés. — 4, 4. bord externe des corps striés. — 5, 5. toile choroïdienne, prolongement de la pie-mère extérieure, couverte de petits vaisseaux. — 6, 6. plexus choroïdes des ventricules latéraux. — 7, 7. veines de Galien. — 8, 8. bifurcation antérieure de ces veines. — 9. veine choroïdienne suivant le bord externe du plexus choroïde. — 10. veine du corps strié. — 11. portion de la dure-mère. — 12. sinus droit, confluent des veines de Galien.

tous les organes une matière spéciale propre à leur entretien. Les moyens qu'emploie la nature pour obtenir ce résultat sont d'abord des canaux ; on pourrait même dire le simple parenchyme des organes, car il est des animaux d'une organisation si restreinte, si négligée, qu'ils ne sont en totalité qu'une masse de matière uniforme, un parenchyme, un tissu exclusivement celluleux. Ces animaux s'assimilent pourtant la matière réparatrice. Il y a donc chez eux une circulation intersticielle, celluleuse, parenchymateuse, la plus simple de toutes les circulations.

Pour des êtres d'un ordre supérieur ce mode de transport ne saurait plus suffire. A ceux-ci un appareil plus compliqué. Mais quelle que puisse être cette complication organique, il ne s'y passera pas autre chose qu'un transport de liqueur. Chez les poissons la nature a placé un cœur pulmonaire ; il ne fallait ni plus ni moins à ces animaux. Chez d'autres elle a mis un cœur aortique. L'on voit par là que l'essentialité de la fonction reste toujours la même, et que les accessoires ne varient que selon les besoins qu'éprouvent les diverses espèces animales pour l'alimentation de leur vie au sein des circonstances où elles se trouvent.

Les faits qui prouvent que la circulation ne dépend pas essentiellement du système nerveux ont été présentés dans le tome 2, pages 32 et suivantes : nous devons donc ici nous borner à les résumer.

Le cœur lié à sa base avec la masse de ses vaisseaux et de ses nerfs, ou bien coupé et extrait du corps de l'animal, continue ses battemens, il se dilate et se resserre. Il y a donc une force disséminée dans le tissu du cœur, inhérente à ses fibres, à ses molécules, qui préside à ses mouvemens. Bien plus, dans cet état de mutilations, les deux oreillettes et les deux ventricules se contractent

Fig. 1.

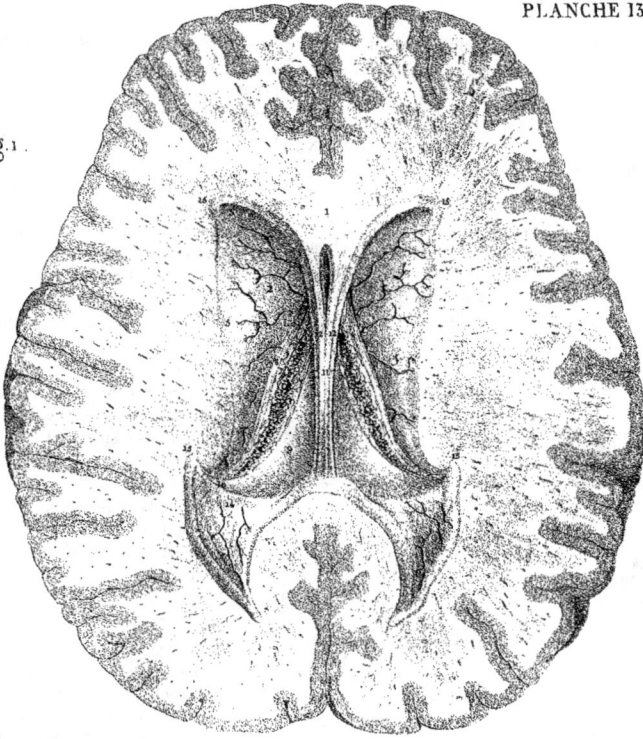

Fig. 2

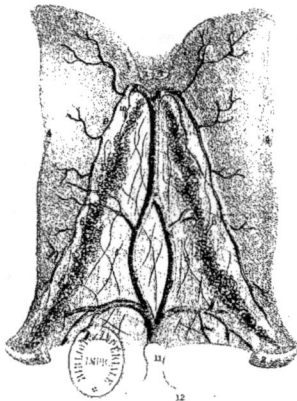

Im. Lemercier, Bénard et C.

au 3ᵉ ventricule, et que l'extrémité de ses piliers postérieurs se divise en deux bandelettes, dont l'une, postérieure et très-courte, forme l'écorce blanche de la corne d'Ammon, tandis que l'autre, antérieure et connue sous le nom de *corps frangé*, longe le bord interne de cette production.

Les *plexus choroïdes* sont des portions de la pie-mère qui s'est introduite dans l'intérieur du cerveau en passant au-dessous du bourrelet du corps calleux. Ils se présentent sous l'aspect d'un lascis de petits vaisseaux parsemés de petits corps ronds à teinte jaunâtre et d'apparence glanduleuse. Ils recouvrent le bord externe des piliers postérieurs de la voûte en suivant de la sorte la courbure des cornes d'Ammon. Et comme ils établissent la jonction de cette voûte avec les couches optiques, ils interceptent toute communication entre les ventricules latéraux et le 3ᵉ ventricule.

La *bandelette demi-circulaire*, qui borde en quelque sorte le côté externe du plexus choroïde et le côté interne du corps strié, est une sorte de cordon médullaire, demi-transparent, auquel Willis avait donné le nom de *limbe du corps strié*. Son trajet s'effectue entre ce corps et la couche optique dont il sera bientôt question, et elle est protégée à la partie antérieure de ce trajet par une lame mince, grisâtre, semi-transparente, que l'on désigne par le nom de *lame cornée*.

Le *corps strié* vient à la suite de la bandelette demi-circulaire, par rang de juxta-position, à partir de la ligne médiane jusqu'au bord externe de l'es-

réciproquement et avec le même rythme qu'ils avaient auparavant. Il n'y a donc pas simplement irritabilité, mais il y a encore force propre, dynamie *sui generis*.

Mais ce cœur isolé jouit-il de la même énergie que lorsqu'il avait ses liaisons naturelles dans le thorax? Pour résoudre cette question, il faut rompre non pas simultanément, mais l'un après l'autre, les liens qui unissent le cœur à l'appareil nerveux. Lorsqu'on retranche le cerveau, l'on voit les battemens du cœur se maintenir long-temps encore et avec eux la circulation elle-même. Si on coupe la moelle épinière à la région cervicale, les battemens persistent, mais si faibles que la circulation ne peut plus avoir lieu. Les battemens s'affaiblissent de plus en plus et, peu de temps après, tout est au repos.

Que s'est-il donc passé dans ces expériences? Évidemment le cœur avait une force à lui puisqu'il continue à battre après son isolement. Mais cette force ne recevant point d'aliment parce que le système nerveux cesse de lui en apporter, cette force s'affaiblit, s'épuise et disparaît : elle n'a changé que dans son degré et nullement dans sa nature.

C'est donc réellement dans la trame du cœur, dans l'intimité de ses fibres que réside la force primitive de cet organe. Entre celle-ci et les premiers linéamens de la poche cardiaque, il n'y a pas de priorité d'existence. Plus tard l'influx nerveux entretient, recompose, si l'on peut ainsi dire, cette force, comme la matière chyleuse élaborée dans les intestins va réparer les déperditions des organes.

Par ce fait même, l'influence nerveuse, quoique non essentielle à la circulation, est reconnue lui être d'une utilité immense : elle augmente l'intensité de la fonction. Bien d'autres preuves confirmeraient cette vérité.

pace sous-jacent au corps calleux. Il s'offre sous l'aspect d'une éminence pyriforme à base tournée en avant. Sa couleur, d'un gris brunâtre, contraste avec la blancheur des parties qui l'encadrent. On le dirait formé par un assemblage de couches alternatives de substance blanche et de substance grise, et c'est là ce qui lui a valu la dénomination qu'il porte. Par son sommet il est très-écarté de son analogue du côté opposé, mais il en est très-rapproché par sa base. Il est recouvert par la membrane du ventricule latéral, dont il fait partie, et sillonné par quelques veines assez volumineuses.

Enfin derrière tous les objets que nous venons de décrire et sur le même plan qu'eux, s'offre la *cavité digitale* ou *ancyroïde*. Elle constitue le tiers postérieur du ventricule latéral dont nous allons nous occuper. Sa figure est celle d'une empreinte digitale courbée en dedans, terminée en pointe, et à dimensions extrêmement variables. C'est dans cette cavité que se déverse la plus grande quantité de liquide, lorsque les ventricules s'affectent d'hydropisie.

Les diverses parties que nous venons de passer en revue par suite de la seconde coupe cérébrale concourent toutes à former les parois de deux vastes cavités, situées l'une à droite, l'autre à gauche du *septum lucidum*, et connues sous le nom de ventricules latéraux.

Les *ventricules latéraux* n'existent pas, à proprement parler, dans l'état normal du cerveau, c'est-à-dire que, comme les parois de ces cavités sont naturellement contiguës, on ne distingue point

Ce serait la présence même des nerfs dans le cœur, de ces nerfs si nombreux et si gros, lesquels ne servant point à la volonté, ne peuvent présider qu'à la nutrition et aux contractions de l'organe ; ce serait l'irritation galvanique, laquelle accroît et accélère les contractions du cœur, lorsqu'on la fait agir sur les nerfs qui vont se distribuer dans le cœur ; ce seraient les effets des moindres passions de l'âme sur les mouvemens du cœur ; ce serait enfin la cessation si prompte de l'acte circulatoire par suite de la mutilation de la moelle spinale.

Nous voilà donc placés entre deux ordres de faits diamétralement opposés. Pour qui ne chercherait que des formules absolues, ou bien toute la force circulatoire résiderait dans le tissu même du cœur, ou bien cette force serait émise tout entière par la moelle spinale. Quant à nous, nous allons reprendre les faits et voir, sans prévention, les conséquences que l'on peut en tirer.

Un cœur isolé du tronc continue ses mouvemens : le cœur a donc une force qui lui appartient en propre. Mais ses mouvemens ne se prolongent pas : il tire donc d'un autre endroit la force de continuer sa fonction.

C'est par transport d'action vitale que le cœur reçoit l'influence de la moelle épinière. L'action vitale est le principe, la force unique de toutes les fonctions. Tout être organisé, n'importe l'ordre auquel il appartient, est animé dans les diverses parties qui le composent, d'une action propre, rayonnante, qui préside à ses mouvemens, à ses modifications quelles qu'elles soient. Or, cette action rayonnante sans cesse renouvelée qui émane de tous les points du corps et se croise en mille sens divers, cette action pénètre dans la substance des tissus vivants, qu'elle tient constamment pleins de son effet, de telle sorte que chaque organe, indépendamment de son énergie pro-

de vide qui puisse justifier la dénomination de ventricule. Mais lorsque le contact des parois est détruit par une hydropisie ou par la dissection, alors on voit de chaque côté du *septum* deux poches symétriques, lisses, courbées de haut en bas et en dehors, plus étendues que le corps calleux et plus rapprochées de la base du cerveau que de la voûte. Ces ventricules ont pour parois, en dedans le *septum lucidum*, en haut le corps calleux et le centre médullaire des hémisphères, en bas et en dehors la voûte à trois piliers et ses accessoires, les corps striés et les couches optiques. Ils naissent par un cul-de-sac dans le lobe antérieur du cerveau, presque au niveau du bord antérieur du corps calleux et à un pouce l'un de l'autre ; mais aussitôt, en se portant en haut et en arrière, ils se rapprochent de la ligne médiane et sont bientôt tangents l'un à l'autre, n'étant séparés que par le *septum lucidum*. C'est là la première moitié des ventricules. La seconde moitié commence au niveau de l'extrémité postérieure du *septum lucidum* et celle-ci est tournée en sens inverse de l'autre : elle est aussi creusée plus inférieurement dans la substance centrale du cerveau.

L'empreinte ou cavité digitale forme la ligne de démarcation des deux moitiés du ventricule latéral dont la forme générale peut assez bien être comparée à celle d'un ꙅ majeur italique renversé.

La seconde moitié des ventricules, moins étendue que la première et creusée dans les lobes moyen et postérieur du cerveau, est une espèce de canal courbé

pre, jouit encore de l'énergie rayonnante qui lui arrive de toutes les parties circonvoisines. Un phénomène journalier rend très-sensible cette fusion, cet échange d'influence vitale. On sait que les mouvemens du corps excitent l'estomac à la faim ; mais si le corps tombe de fatigue, les forces musculaires étant épuisées, un verre de vin ingéré dans l'estomac ravive cet organe et rappelle l'activité dans le système musculaire.

Toutefois, le rapport entre l'énergie propre dont jouit chaque département organique, et l'énergie rayonnante qu'il intercepte au passage, est extrêmement variable. Il est des organes qui projettent sur les parties environnantes une si grande somme d'action qu'on les prendrait volontiers pour la source unique de toute l'activité exprimée par ces parties : telle est entr'autres, et par rapport au cœur, la moelle spinale. Néanmoins si le cœur reconnaissait pour principe exclusif de son activité la moelle épinière, il faudrait forcément qu'en toute circonstance, cette moelle venant à manquer, les mouvemens du cœur fussent arrêtés. Eh bien, chez les animaux à sang froid la moelle épinière n'a presque aucune part dans les excitations cardiaques. Ce défaut d'influence est encore plus manifeste dans certains âges des animaux à sang chaud. Lorsqu'on détruit la moelle épinière d'un de ces animaux, au moment même de la naissance, il arrive que les mouvemens du cœur se maintiennent assez énergiques pour suffire à la circulation. Dix jours plus tard les effets sont beaucoup moins prononcés. Plus tard encore, le cœur est tellement enchaîné à la moelle épinière que l'absence de celle-ci entraîne infailliblement l'anéantissement de l'autre. Cette subordination d'où vient-elle ? Que s'est-il donc passé dans l'organisme qui l'ait provoquée, établie ? Il s'est passé un phénomène

Tom. IV.

5

en arc à convexité extérieure, et dont les parois offrent à considérer l'ergot et la *corne d'Ammon*.

L'*ergot* est une éminence conoïde sur laquelle se moule la paroi supérieure de la cavité ancyroïde. S'il faut s'en rapporter à sa forme et à sa structure, cette production ne serait autre chose qu'une circonvolution qui aurait pénétré dans l'intérieur des ventricules latéraux, et à laquelle la cavité ancyroïde aurait servi comme de demi-fourreau.

Sous les noms de corne d'*Ammon* et de *grand pied d'Hippocampe*, un relief semblable à celui de l'ergot, se présente dans la première moitié des ventricules latéraux. Comme l'ergot, la corne d'Ammon pourrait bien n'être aussi qu'une circonvolution intérieure. Contournée en cornet, comme l'ergot aussi elle a sa petite extrémité dirigée en arrière et la grosse en devant; mais son volume, son diamètre au moins est trois fois plus considérable. Son bord externe est libre dans le bas-fond du ventricule. Son bord interne concave se trouve parcouru 1° par une bandelette étroite, épaisse, faisant suite à la voûte à trois piliers, et terminée en pointe en devant, laquelle a reçu les noms impropres de *corps bordé*, *corps frangé*, mais qu'il conviendrait d'appeler simplement *bandelette de l'hippocampe*; 2° par une autre bandelette sous-jacente à la précédente, terminée aussi en pointe en-devant, formée de substance grise, et appelée par Vicd'Azyr *bord dentelé de l'hippocampe* et *corps godronné*.

Le grand hippocampe, sa bandelette et son corps godronné forment donc la d'une importance extrême : *le réveil du cerveau*.

Le fœtus dans le sein de sa mère vit d'une vie d'emprunt, d'une vie purement végétative, sans nerfs, comme les animaux des dernières classes. Mais une fois hors du sein maternel, l'enfant doit avoir, en lui-même, un foyer d'alimentation de ses forces vitales. De plus en plus alors l'influence du cerveau s'étend et s'appésantit sur les poumons de manière à ce que la circulation ne peut long-temps se maintenir si cette influence vient à cesser. Quoique un peu plus restreint, l'empire du cerveau sur les autres organes n'est pas moins manifeste. Car cet organe est le terme représentatif par excellence de l'unité d'action vitale. C'est lui surtout qui, en établissant les rapports harmoniques entre tous les organes, donne à ceux-ci un accroissement d'action proportionné à l'énergie dont il jouit lui-même. Sa force vitalisante est réglée sur la somme de forces rayonnantes qu'il reçoit ; d'où il suit que tout accroissement donné à l'action du cerveau est une provocation à un accroissement égal de l'action des autres organes. Cette harmonie est toujours relative au perfectionnement de l'animalité.

Telle est donc l'exigence de l'élévation organique de l'animal : enchaînement intime et réciprocité d'action entre toutes les parties du corps, établis par l'ensemble du système nerveux.

Respiration. Le type essentiel de la fonction respiratoire est la combinaison de l'air atmosphérique avec la liqueur nutritive. C'est le baptême du fluide alibile, baptême sans lequel il n'est point de réparation organique possible. L'acte dans son essence ne cesse point d'être le même, ou, pour mieux dire, son but reste invariable sur une organisation quelconque ; il n'y a que les instrumens où il s'effectue qui varient.

paroi inférieure du ventricule latéral. Nous avons déjà vu que le corps strié et la couche optique constituent cette paroi ventriculaire ; mais il faut dire que ces deux derniers corps sont situés plus en haut, plus en avant, et sont plus rapprochés de la ligne médiane que le grand hippocampe.

On donne le nom de *couche optique* à une masse de matière médullaire placée sur le côté de la cloison transparente et du troisième ventricule dont elle forme la paroi latérale, et qui, unie au corps strié correspondant, établit un noyau autour duquel tourne, comme une galerie elliptique, le ventricule latéral.

Les deux couches optiques occupent l'espace laissé par l'écartement du sommet des deux corps striés, et elles sont immédiatement couvertes par la voûte à trois piliers et par le plexus choroïde. Ce qui les distingue des corps striés avec lesquels elles semblent se confondre, c'est d'abord leur aspect légèrement bosselé et puis leur couleur café au lait bien différente de la teinte grisâtre des corps striés. Au surplus la bandelette demi-circulaire et la lame cornée dont nous avons parlé tout-à-l'heure établissent exactement les limites des corps striés et des couches optiques.

Les bosselures les plus apparentes des couches optiques sont au nombre de deux. Elles ont reçu un nom particulier. On les appelle *corps genouillés*, *interne* et *externe*. Le premier communique avec le tubercule quadrijumeau antérieur, et le second avec le tubercule quadrijumeau postérieur du côté correspondant.

Entre les deux couches optiques et

La respiration, en effet, s'opère avec ou sans appareil spécial. Dans les plantes il n'y a point d'appareil respiratoire proprement dit : on n'y trouve que des trachées qui sont des vaisseaux absorbans ordinaires, de vrais tubes séreux. Même organisation dans les animaux des dernières classes. C'est donc par absorption générale que respirent les plantes et les animaux les plus simples.

A mesure qu'on monte sur l'échelle animale, le système respiratoire s'enrichit, se complique, se perfectionne. Il passe successivement de l'état de trachées à celui de branchies, à celui de poumons. Les poumons sont pour l'acte qui nous occupe le dernier terme de perfectionnement organique. Ils appartiennent essentiellement aux mammifères.

Dans l'espèce humaine qui est le groupe zoologique le plus élevé, la respiration a atteint une complication et une importance qu'il n'est possible de bien juger que lorsqu'on analyse alternativement les différens usages de tout l'appareil thoracique. Or, 1° le thorax reçoit l'air atmosphérique et il multiplie prodigieusement les points de contact entre ce fluide et la matière alimentaire ; 2° le thorax est le point d'appui de tous les efforts musculaires, il est le centre de tous les mouvemens des membres, du tronc et de la tête ; 3° le thorax est comme le point aboutissant de la plupart des secousses de l'âme : il en est l'expression matérielle ; 4° le tube aérifère communique au liquide alibile les qualités qui lui sont nécessaires pour l'incorporation ; 5° enfin le tube aérifère sert à la sensation des odeurs.

Voilà donc l'acte respiratoire lié d'une manière intime avec toutes les autres fonctions : il appartient autant à la vie animale qu'à la vie organique, et ce qui établit ses rapports avec tous les départemens de l'organisme, ce qui le rend apte à produire tant

par conséquent sur la ligne médiane très-près de la base du cerveau, est une cavité oblongue qui n'égale pas, à beau-

PLANCHE CXXXIX.

Fig. 1. Ventricules latéraux. — 3ᵉ ventricule. — Couches optiques. — Corps striés. — Grand et petit hippocampes.

A, A. Coupe du lobe antérieur et d'une portion du lobe moyen du cerveau au niveau de la voûte à trois piliers. — B, B. Coupe des lobes moyen et postérieur sur un plan beaucoup plus profond. Cette seconde coupe était nécessaire pour mettre à découvert les hippocampes. — C, C. Coupe des piliers antérieurs de la voûte.

Nº 1. Voûte à trois piliers coupée et renversée en arrière. — 2. glande pinéale. — 3, 3. — tubercules quadrijumeaux supérieurs (nates). — 4. ventricule moyen ou troisième ventricule. — 5, 5. coupe des piliers antérieurs de la voûte. — 6, 6. cloison transparente. — 7, 7, 7, 7. ventricule latéral. — 8. couche optique. — 9. corps strié. — 10. bourrelet antérieur du corps calleux. — 11. corne d'Ammon, ou grand hippocampe. — 12. bandelette de l'hippocampe faisant suite à la voûte à trois piliers. — 13. corps godronné. — 14. cavité digitale. — 15. ergot ou petit hippocampe.

Fig. 2. Coupe perpendiculaire médiane et antéro-postérieure du cerveau. On ne voit ici qu'un seul hémisphère sur la face interne duquel se dessinent tous les objets dont est composé le plan médian du cerveau.

Nº 1. Bulbe rachidien. — 2. protubérance annulaire. — 3. arbre de vie du cervelet. — 4, 5, 6. lobes antérieur, moyen et postérieur du cerveau. — 7. couche optique servant de paroi latérale au 3ᵉ ventricule, et conséquemment étant la seule production qui ne s'offre pas ici à l'état de partie coupée. — 8. corps strié formant un cercle concentrique à la couche optique. — 9. voûte à trois piliers adhérant en arrière au corps calleux et se contournant en avant derrière la cloison transparente 10. — 11. plexus choroïde. — 12. corps calleux. — 13. son bourrelet antérieur. — 14. son bourrelet postérieur. — 15. point de jonction des nerfs optiques. — 16. nerf optique. — 17. tige pituitaire. — 18. tubercule mamillaire. — 19. glande pinéale. — 20, 21. tubercules quadrijumeaux antérieur et postérieur.

de phénomènes, ce qui généralise enfin son utilité, ce ne peut être que l'appareil nerveux.

Avant d'aborder les rapports de l'action nerveuse avec la respiration, distinguons les élémens divers qui composent cet acte. Ces élémens sont au nombre de trois. C'est d'abord le besoin de respirer. Il y a une sensation interne qui nous avertit du besoin de respirer. Elle est impérieuse : il faut la satisfaire. Et si l'air qui se précipite dans les bronches est de mauvaise nature, préjudiciable à la vie, un sentiment pénible nous en avertit aussitôt. Cette simple considération fait entrevoir combien il est utile que la respiration soit simultanément sous l'influence de la volonté et hors de son empire. *Involontaire*, elle ne peut pas rompre le fil de l'existence pour satisfaire un caprice passager de l'âme : *Volontaire*, elle peut éviter un milieu vicié et aller s'établir dans un air plus salubre.

Un autre élément de la respiration c'est *l'hématose* ou la *sanguification*. Nous avons dit ailleurs en quoi consiste ce phénomène et sous quelles conditions il se réalise. Il ne nous reste rien à y ajouter.

Le dernier élément consiste dans les *mouvemens d'inspiration* et *d'expiration*. Ces mouvemens peuvent s'effectuer sous l'influence de causes bien différentes. Le plus souvent, c'est la simple conscience qui les commande, la sensation du besoin de respirer, laquelle est agréable quand on lui cède, et devient douloureuse au contraire, déchirante, intolérable si on lui résiste. D'autres fois c'est un sentiment de gêne, une susceptibilité de la muqueuse bronchique qui appelle un plus ou moins grand nombre d'agens respiratoires à son secours, pour se débarrasser d'un corps étranger qui l'irrite. Souvent aussi c'est l'empire de la volonté comme cela a lieu quand on veut soutenir un chant et donner à

Fig.1.

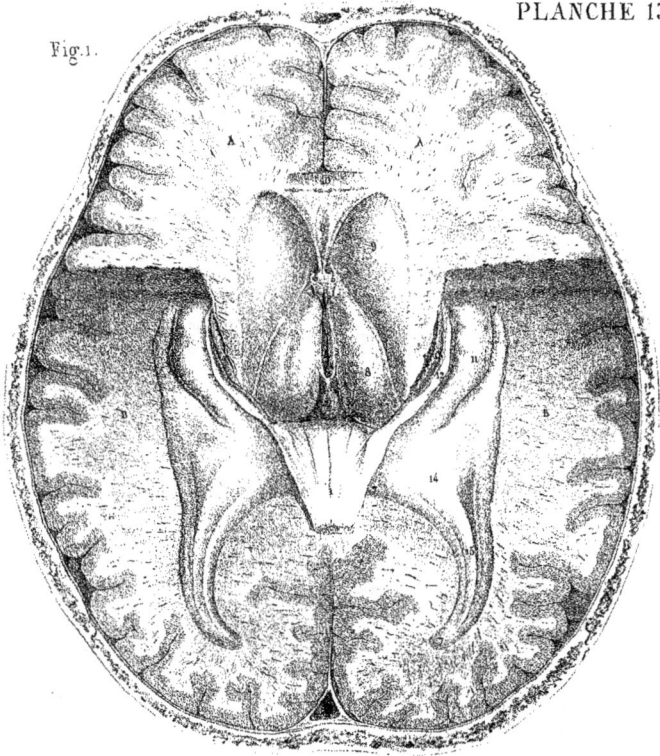

Fig. 2.

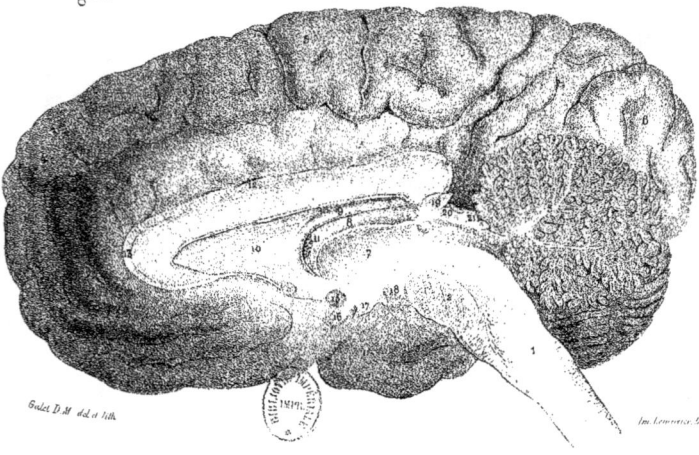

Im. Lemercier, Bénard et C.

coup près en étendue, le ventricule latéral, mais qui offre pourtant, lorsqu'on
écarte ses parois, une capacité assez considérable. C'est le *ventricule moyen* ou
le troisième ventricule. Ses rapports avec
les parties qui l'entourent sont assez
nombreux pour que nous devions en
étudier séparément toutes les parois.

Et d'abord, ce ventricule est borné en
avant et en arrière par deux bandelettes
transversales qui unissent comme des
espèces de ponts les deux hémisphères
cérébraux, et qui, pour cela, sont nommées *commissures*. Dans le premier sens,
c'est-à-dire, vers la commissure antérieure se voient les piliers antérieurs de
la voûte, une petite fente appelée *vulve*,
et deux ouvertures ovalaires qui font
communiquer le troisième ventricule
avec les ventricules latéraux. Dans le
second sens, sous la commissure postérieure, est une autre ouverture, l'*anus*,
laquelle est l'orifice antérieur de l'*aqueduc de Sylvius*, canal de communication
entre le troisième et le quatrième ventricules.

En haut, le ventricule moyen est couvert par la voûte à trois piliers. Sur les
côtés ce sont les couches optiques qui
le limitent. Finalement, en bas le troisième ventricule a pour paroi une lame
mince, blanchâtre, plus étendue que toutes les autres parois, et répondant à l'intervalle des pédoncules cérébraux, aux
tubercules mamillaires, et à la tige pituitaire, objets que nous avons décrits
dans l'hexagone central de la base du
cerveau.

La surface des ventricules moyen et
latéraux est lisse et resplendissante, ce

la voix ces mille modifications qui souvent
reproduisent avec une vérité si touchante les
différens états de notre âme.

On conçoit que l'acte respiratoire lorsqu'il
se réduit, comme dans la plante et les zoophytes, à un pur phénomène d'absorption, à
un simple contact de l'air atmosphérique avec
le liquide réparateur, on conçoit que cet acte
puisse se faire localement et se passer d'un
moyen intermédiaire qui fasse retentir l'action d'un point circonscrit sur la généralité
de l'être vivant. Mais, quand il faut, dans la
plus complexe des organisations, que cet acte
réponde à tant de besoins, qu'il coopère à
tant d'autres fonctions, qu'il favorise l'accomplissement de tant de phénomènes si divers,
comment penser que la nature aurait pu obtenir de si importans résultats, sans un moyen
propagateur de l'activité vitale, sans un appareil qui, tout en pourvoyant à l'entretien de
cette activité, mît les divers organes de l'é-
conomie animale en communauté de puissance et créât entre tous une solidarité d'efforts ?

Nous avons exposé dans un autre volume
les rapports de l'action nerveuse avec la respiration. En peu de mots nous allons les résumer ici. Que l'on isole, sur un animal
vivant, les poumons de la moelle épinière et
du cerveau, en coupant le nerf grand sympathique d'une part, et de l'autre la moelle épinière, on verra la respiration s'affaiblir graduellement, mais non point s'éteindre
brusquement. C'est d'abord la dilatation du
thorax qui s'affaiblit. L'hématose se fait mal,
l'oxigène, l'acide carbonique diminuent; la
chaleur se dissipe insensiblement, et quand
elle a fait place au refroidissement, la mort
arrive. Il suit de là que l'hématose a des rapports d'une grande puissance avec l'action
nerveuse, mais il y a loin de ces relations à
l'essentialité de l'action nerveuse dans l'accomplissement de l'hématose.

qui tient à l'existence d'une membrane séreuse dont elle est tapissée dans toute son étendue. Malgré son extrême finesse, cette membrane peut être rendue sensible à l'œil nu soit par la dissection au scalpel, soit par le ramollissement que subit la pulpe cérébrale dans les hydropisies des ventricules. Et aujourd'hui on n'a plus aucun doute sur la source du liquide épanché dans ces hydropisies mortelles. C'est à la membrane séreuse

PLANCHE CXL.

Fig. 1. Grand hippocampe avec sa bandelette et son corps godronné. — Petit hippocampe.

A, A, A, A. Coupe horizontale du cerveau, faite très-profondément presque au niveau de la face supérieure de la protubérance annulaire. — B, B. Voûtes orbitaires mises à découvert par le retranchement des lobes antérieurs du cerveau.

N° 1. Voûte à trois piliers coupée et renversée en arrière. — 2. glande pinéale. — 3. coupe de la protubérance annulaire. — 4. coupe des pédoncules antérieurs du cerveau. — 5. artère vertébrale. — 6. tige pituitaire. — 7, 7. nerfs optiques à leur passage sous la voûte orbitaire. — 8, 8. corne d'Ammon ou grand hippocampe. — 9. bandelette de l'hippocampe, faisant suite à la voûte à trois piliers. — 10. corps godronné de l'hippocampe. — 11. portion de ventricule latéral. — 12. cavité digitale. — 13. ergot ou petit hippocampe.

Fig. 2. Coupe perpendiculaire et transversale du cerveau, faite au niveau des pédoncules cérébraux.

N° 1, 1. corps calleux. — 2. cloison transparente. — 3. voûte à trois piliers. — 4. troisième ventricule. — 5, 5. ventricules latéraux. — 6. plexus choroïde. — 7, 7. couche optique. — 8. tache rougeâtre au milieu de la couche optique. — 9, 9. pédoncule du cerveau coupé tout près de la protubérance annulaire 10. — 11, 11. grand hippocampe. On voit la situation respective des deux substances grise et blanche qui composent ce corps. — 12. plexus choroïde qui longe le grand hippocampe. — 13. corps strié montrant ses couches alternatives de substance grise et de substance blanche, et dont la partie la plus antérieure se présente en 14.

En outre, le besoin de respirer étant considéré comme une sensation, celle-ci exige la présence des nerfs et la liaison de ces nerfs avec leur centre d'émanation. En effet, si on coupe la huitième paire à une certaine distance de ce centre, les poumons restent isolés de la tête, et pourtant l'animal continue à respirer. Cette tête isolée fait de grands mouvemens pour aspirer l'air extérieur. Mais si l'on coupe la huitième paire à son point d'émergence de l'encéphale, la respiration cesse.

A elle seule l'origine de la huitième paire suffit donc pour la respiration? Cette conséquence serait rigoureuse, si le nerf en question avait pour destination exclusive l'organe pulmonaire. Mais il s'adresse autant à l'estomac, au cœur et au larynx qu'au poumon lui-même. Son influence sur l'accomplissement des actes digestif et circulatoire est immense et confirmée par des expériences nombreuses. Or, c'est pour n'avoir pas fait assez d'attention à la force rayonnante et coadjuvante émise par le cœur et par l'estomac dans l'acte respiratoire, qu'on a mal interprété la cause de la mort qui suit toujours plus ou moins prochainement la section de la huitième paire faite à son émergence. L'animal chez lequel on n'a coupé que les rameaux nerveux destinés aux poumons, puise dans l'innervation des autres organes une prolongation de l'acte respiratoire. Cette solidarité existe pour toutes les parties du corps à des degrés très-variés. Mais celle qui unit le cœur et les poumons est d'une intimité si grande, que la moindre lésion de l'un de ces organes est instantanément ressentie par l'autre. Il faut donc que la section du nerf de la huitième paire ait des effets plus ou moins promptement funestes, selon que cette section intercepte l'influx nerveux dans un seul organe ou dans plusieurs organes à la fois.

Du reste, l'acte respiratoire, avec les élé-

Fig. 1.

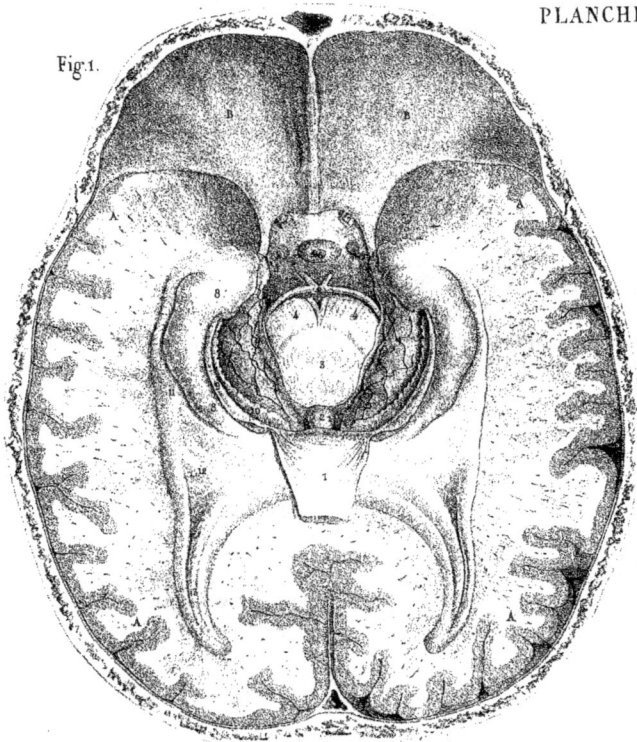

Fig. 2.

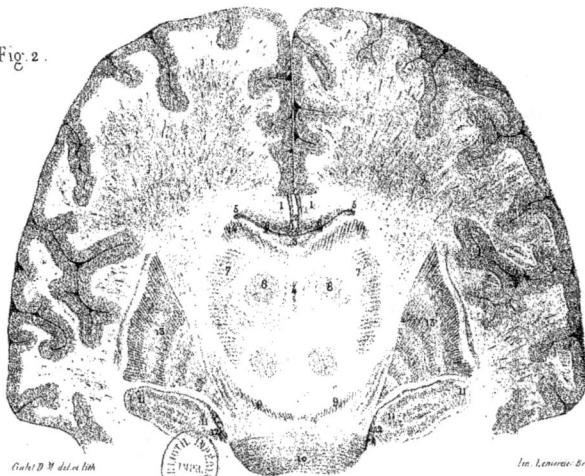

Gabet D.ᵉ del et lith.

Im. Lemercier Benard et C.

des ventricules qu'on en attribue toute la sécrétion.

Cette membrane passe sans discontinuité du ventricule moyen dans les ventricules latéraux à travers les deux trous ovalaires que nous avons signalés au niveau de la commissure antérieure du ventricule moyen. Elle passe sans discontinuité aussi, et à travers l'aqueduc de Sylvius, dans le quatrième ventricule. Mais rien n'indique qu'elle soit une prolongation, une jetée intérieure de la membrane séreuse générale du cerveau, l'arachnoïde.

Dans l'état normal du corps vivant, il existe une petite quantité de liquide séreux dans les ventricules. C'est ce liquide qui donne à la membrane ventriculaire son aspect si luisant. Or, comme les ventricules communiquent entr'eux malgré l'interposition des plexus choroïdes, et que le quatrième ventricule, à son tour, communique par une petite ouverture inférieure avec le canal rachidien, il s'ensuit que le liquide rachidien et le liquide ventriculaire constituent une seule et même colonne.

Pour compléter la description des parties intérieures du cerveau, il ne nous reste plus qu'à examiner un petit corps arrondi, grisâtre, du volume d'un pois auquel on a donné les noms de *conarium* et de *glande pinéale*, parce qu'il a la forme d'un cône ou celle d'une pomme de pin. Ce corps a été considéré par M. Magendie comme une sorte de bouchon interceptant toute correspondance entre le troisième et le quatrième ventricules. L'opinion de M. Magendie, tout aussi chimérique que celle des anciens

mens nombreux qui le constituent, a besoin du système nerveux tout entier. Comme acte *volontaire* et *involontaire* à la fois, il se trouve lié à l'encéphale en même temps qu'au nerf grand sympathique. Et puis, pour l'exercice des mouvemens du thorax, sans lesquels l'inspiration et l'expiration de l'air ne peuvent avoir lieu, il fallait qu'il y eût des communications nombreuses entre les poumons et la moelle épinière; et c'est ce qui a lieu.

Maintenant que nous avons fait ressortir la solidarité qui existe entre les diverses fonctions organiques, et l'influence qu'ont toutes les parties du système nerveux sur chacune de ces fonctions, il importe de produire la théorie des auteurs sur le mode d'action de ce système, afin de faire apprécier, d'une part, ce qu'il y a de vague, d'erroné, de stérile dans le morcellement auquel on a soumis l'activité nerveuse, et, de l'autre, combien est claire, profitable et judicieuse la généralisation que nous avons faite de cette même activité. Ce qui a frappé de tout temps les anatomo-physiologistes, et leur a bien vite inspiré des idées de spécialité de fonctions, c'est la différence de forme et de texture qu'ont entr'elles les trois parties du système nerveux, contenues respectivement dans le crâne, dans l'étui vertébral, et dans les cavités thoracique et abdominale. La rondeur du cerveau, l'allongement de la moelle épinière, l'aspect réticulaire du grand nerf trisplanchnique : puis la disposition en sens opposé qu'a la substance grise, par rapport à la blanche dans le cerveau et dans la moelle; tout cela avait donné l'idée que des attributions bien précises, bien arrêtées, *sui generis*, devaient se rattacher à chacune de ces fractions de l'appareil nerveux.

Une autre considération semblait justifier ce morcellement. C'était l'opposition bien manifeste entre les actes automatiques et les

philosophes qui faisaient de la glande pinéale un belvéder où l'âme avait sa résidence, a néanmoins cela d'utile, qu'elle fixe les rapports de position entre ce corps et les ventricules. Aussi pourrait-on presque se dispenser d'ajouter que le conarium est situé entre les couches optiques derrière la commissure postérieure du ventricule moyen et devant les tubercules quadrijumeaux antérieurs.

Ce sont des choses bien dignes de remarque que la structure de cette grêle production et les ténèbres qui enveloppent sa raison d'existence. Composée de matière grise très-molle, elle est entourée par deux cordons médullaires qui, tout en lui formant un couronnement, lui servent en même temps de pédoncules et la font communiquer avec les couches optiques. Elle est, en outre, presque toujours creusée par une cavité que remplit une liqueur visqueuse et translucide. Mais ce qui frappe plus encore, c'est l'existence assez constante de petites concrétions comme siliceuses qui apparaissent presque toujours dès la sixième ou la septième année de la vie. Ces concrétions sont blanchâtres chez les jeunes sujets et jaunes chez les vieillards. Une matière animale, du phosphate et du carbonate de chaux, tels sont les élémens qui les composent. Qu'il y a loin de ces notions à l'essence, à la causalité des œuvres intellectuelles et morales !!!.

3. *Du Cervelet*. Situé au-dessous de la moitié postérieure du cerveau, dans les fosses occipitales inférieures dont il emprunte toutes les dimensions, le cervelet est une masse de matière encé-

actes avec conscience. Nul doute que les uns et les autres n'eussent pour siége de leur manifestation des départemens distincts. Les premiers furent dévolus au trisplanchnique, les seconds au cerveau.

Jusques là rien de trop compromis dans l'appréciation de la nature animale. Même on pouvait accorder que la moelle épinière qui fournit ses rameaux au système musculaire, préside aux mouvemens avec conscience, et que le cerveau qui donne les siens aux organes des sens, sert de laboratoire aux idées. Dans sa faiblesse, notre intelligence se trouve bien de cette triple distinction, laquelle est, du reste, justifiée par des expériences bien faites et conscicieuses, par des observations très-exactes. Mais qu'il n'existe pas de lien et un lien très-intime, nécessaire, un lien de coopération entre chacune de ces catégories, voilà ce qu'on ne peut admettre. Ce qui répugne encore davantage, c'est de distraire et d'isoler les divers actes constitutifs de chaque catégorie, c'est d'assigner à chacun d'eux un siége matériel différent. Cette mutilation, quoique véritablement monstrueuse et tout-à-fait en dehors des lois de la nature, a été admise pourtant, et a servi de texte à la philosophie moderne. A ce titre elle est digne d'un examen très-attentif.

Bien que Willis eut déjà séparé le siége des mouvemens volontaires de celui des mouvemens involontaires, c'est à Winslow, à Reil et à Bichat qu'il faut rapporter la consécration de deux systèmes nerveux parfaitement distincts : le *système nerveux animal*, comprenant l'arbre cérébro-spinal et ses ramifications innombrables ; le *système nerveux organique* représenté par le nerf trisplanchnique. Pour ces anatomistes, il n'est point de communication apercevable entre ces groupes nerveux. L'un et l'autre diffèrent par la situation, la texture, le mode d'épanouissement et de distribution, et leurs effets

phalique, de forme ovoïde et d'un volume généralement six, sept et jusqu'à neuf fois moins considérable que celui du cerveau. Aplati dans le sens vertical, mais beaucoup moins au centre qu'à la circonférence, il ressemble on ne peut mieux à un cœur de carte à jouer ayant l'échancrure en arrière et le sommet tronqué en avant. Cette échancrure postérieure est la marque d'un sillon médian analogue, quoique ayant moins de profondeur, à celui du cerveau, et divisant conséquemment le cervelet en deux lobes ou hémisphères.

Une circonstance particulière c'est l'existence d'un lobe intermédiaire aux deux que nous venons d'indiquer. Celui-ci est beaucoup plus petit, et il sert de point d'union aux deux autres, comme le fait le corps calleux à l'égard des hémisphères cérébraux.

Le cervelet, sur toute l'étendue de sa surface, est surmonté d'un nombre considérable d'éminences étroites, longues et courbes, appelées *lames*, et creusé d'un égal nombre de sillons qui limitent toutes ces éminences. Ce sont là les *circonvolutions* et les *anfractuosités* du cervelet, bien différentes de celles du cerveau, ne serait-ce que pour leur multiplicité et pour la régularité de leur disposition.

Les anfractuosités du cervelet sont généralement aussi profondes que celles du cerveau, mais, sous ce rapport, elles offrent entr'elles la plus grande inégalité. D'après le professeur Cruveilhier, il faudrait distribuer ces anfractuosités en quatre ordres. Les premières, les plus profondes puisqu'elles arrivent jusqu'au noyau central, divisent le cervelet

n'ont aucune similitude, ceux du système animal étant volontaires et raisonnés, ceux du système organique étant involontaires et automatiques. Bien plus le groupe trisplanchnique se composant lui-même d'un certain nombre de ganglions ayant chacun ses irradiations nerveuses, ce groupe comprend un pareil nombre de systèmes nerveux distincts, ayant chacun son existence à part, et présidant à des fonctions organiques particulières.

La mutilation qu'a subie le grand nerf sympathique, l'axe céphalo-rachidien devait l'éprouver à son tour. Gall et Spurzheim ont été les continuateurs de Bichat. Dans ce bloc de matière pulpeuse que le crâne contient, ils ont vu tout un monde avec ses divisions géographiques, ses mœurs distinctes et ses passions sans nombre. Ils y ont découvert tout autant d'organes vivant d'une vie spéciale, qu'il y a de propensions diverses vers le vice ou vers la vertu; et ils y ont méconnu une force impulsive générale, un chef suprême, si l'on peut ainsi dire, tenant les rênes de son gouvernement, et intervenant dans les actes individuels, pour l'obtention complète, régulière, harmonique de l'acte général. Trop captivés par l'examen de la vie de détail, ils n'ont pas vu ou n'ont pas voulu voir le ressort principal qui met en jeu tous les rouages de l'organisme.

D'après Gall, la moelle épinière, loin d'être un cordon nerveux unique, est une série régulière, un véritable chapelet de ganglions nerveux dont le nombre est proportionné au volume de l'être vivant, ou plutôt au nombre de muscles qui doivent être mis en jeu dans chaque animal. La protubérance annulaire comprend à son tour un nombre de divisions assorti aux divers sens. Le cerveau enfin a ses départemens respectivement assignés aux diverses manifestations de l'esprit.

Gall divise donc l'appareil nerveux en quatre groupes dont chacun possède une exis-

en *segmens* : les secondes divisent les segmens en *segmens secondaires*; les troisièmes et les quatrièmes, successivement moins profondes, partagent les segmens secondaires en *lames* et en *lamelles*. Malgré la variété de leur nombre, ces divisions et subdivisions ont été dénombrées par quelques anatomistes. Chaussier reconnaissait seize segmens, cinq supérieurs, deux postérieurs et neuf inférieurs; il comptait soixante lames et six à sept cents lamelles.

Pour juger de la profondeur des sillons, il faut écarter les unes des autres les lames et les lamelles, car celles-ci sont appliquées les unes contre les autres à la façon des feuillets d'un livre, et toutes les anfractuosités, malgré le défaut de vide qui doit résulter pour elles de cet adossement des feuillets, sont encore remplies par un prolongement en cul-de-sac de la membrane pie-mère. C'est ce qui fait qu'à la simple vue de la surface du cervelet les sillons des lamelles ne se distinguent point. Mais on aperçoit très-bien ceux des lames et, à plus forte raison, ceux des segmens. On ne reconnaît pas moins de deux lignes d'épaisseur à chaque lame, bien qu'en général toutes les divisions primitives et secondaires de la circonférence, soient plus considérables, plus épaisses que celles du centre. Avec cette épaisseur les lames se montrent dessinées en relief entre les sillons, disposées d'une manière concentrique et décrivant des courbes à concavité en avant, et d'autant plus longues qu'elles sont plus près de la circonférence.

Le cervelet, à *sa face supérieure*, montre, sur la ligne médiane, une saillie

tence indépendante et isolée, et se compose de plusieurs systèmes, se rattachant à une même organisation et à un même ordre de phénomènes. Ces groupes sont : 1° le *nerf trisplanchnique* ou *grand sympathique*, dont les divisions sont les ganglions et les réseaux divers qui, s'adressant respectivement aux poumons, au cœur, au foie, aux reins, à l'estomac, au tube intestinal, régissent les fonctions automatiques de ces organes, et président en masse à la vie intérieure, organique et involontaire; 2° la *moelle épinière*, qui n'est pas un tout continu, un cordon d'une seule venue, comme l'ont cru les anatomistes avant Gall, mais une succession régulière de ganglions unis entr'eux par des branches nerveuses intermédiaires d'autant moins distinctes, c'est-à-dire d'autant mieux fondues avec les ganglions que l'animal est d'une organisation plus parfaite : ces ganglions servent de matrice et de point de départ aux innombrables filets nerveux qui se répandent dans les muscles et dans la peau : ils sont ainsi les dispensateurs des mouvemens volontaires et de la sensibilité tactile ou générale; 3° la *protubérance annulaire* (y compris le bulbe rachidien) dont tous les systèmes réunis en bloc dans un corps fort circonscrit, et au nombre de douze, servent d'origine à toutes les paires de nerfs que l'on voit s'échapper de la base de l'encéphale, et qui président à l'activité des sens spéciaux, la vue, l'ouïe, le goût et à la locomotion de la tête; 4° enfin le *cerveau* (y compris le cervelet) qui, pas plus que les trois groupes précédents, n'est une masse unique, homogène, mais qui se compose d'un nombre considérable de pièces ou de petits cerveaux juxta-posés, liés entr'eux, et dont chacun est destiné à des attributions particulières de l'esprit, à telle ou telle modification affective ou intellectuelle.

La multiplicité des systèmes nerveux est

longitudinale, arrondie, découpée en tranches par des sillons transversaux, et portant nom d'*éminence vermiculaire supérieure*; sur les côtés deux surfaces planes inclinées en dehors, et recouvertes par la tente du cervelet qui les sépare des lobes postérieurs du cerveau.

A la *face inférieure*, il y a, au milieu, une dépression profonde antéro-postérieure dans laquelle sont logés le bulbe rachidien et une éminence pyramidale ayant nom d'*éminence vermiculaire inférieure*. Cette saillie allongée d'avant en arrière, plus longue que la précédente et sillonnée comme elle, constitue le lobe intermédiaire que nous signalions tout à l'heure. Dans la série des animaux ce lobe moyen est toujours développé en raison inverse des masses latérales, ce qui fait que chez certains d'entr'eux, on le voit constituer à lui seul tout le cervelet.

Les côtés de la face inférieure n'ont rien qui mérite attention. Ils sont lisses, convexes et moulés dans les fosses occipitales postérieures.

La *circonférence* du cervelet dessinée en forme de cœur de carte à jouer, comme nous l'avons dit, est échancrée en avant et en arrière pour recevoir dans le premier sens la protubérance annulaire, ainsi que la base du bulbe rachidien, et dans le second la faux du cervelet.

Dans l'intérieur du cervelet nous n'avons à considérer, pour l'instant, qu'une simple cavité, le *quatrième ventricule*, les autres particularités propres à cet organe se rattachant à sa structure.

donc la base fondamentale de la doctrine du docteur Gall. Chaque animal a son appareil nerveux, composé d'un nombre spécial de départemens, de systèmes, et ces systèmes ont un cachet d'individualité, c'est-à-dire que dans chaque animal, ils varient pour le développement, le degré et le mode d'activité.

Ce n'est pas que tous ces systèmes et les quatre groupes nerveux qui les résument, n'aient entr'eux quelques communications instituées par des filets nerveux même. L'aggrégation de l'immense majorité de ces pièces est un fait matériel qui se sert de preuve à lui-même : et puis l'individualité de l'être vivant est trop frappante, pour qu'on puisse jamais la méconnaître. Mais les idées de Gall sont si absolues, ses divisions de la masse nerveuse tout entière et de l'encéphale en particulier si précises, et les limites assignées à chaque faculté, si nettement tracées et arrêtées, qu'en vérité il reste peu à faire à la généralité de l'organisme, pour l'accomplissement d'un phénomène que la nature a dévolu à l'activité propre de tel ou tel organe.

Bornons-nous ici à ce simple aperçu du système de Gall dont il nous suffisait de posséder les bases fondamentales pour avoir en regard, dans toute leur simplicité, les deux systèmes les plus contradictoires : l'*unité* de l'action nerveuse et son *morcellement*.

Nous reprendrons plus loin les idées du physiologiste Badois, et nous y joindrons celles de quelques autres célèbres localisateurs. Pour le moment nous avons hâte de renouer le fil de nos recherches sur les rapports de l'action nerveuse avec les phénomènes de la vie. Les fonctions organiques les plus saillantes viennent d'être passées en revue : c'est maintenant le tour des fonctions de la vie animale. Mais avant disons quelque chose d'un certain ordre de phénomènes dont la cause organique est un profond mystère, mais dont l'étude est de la plus haute impor-

Le *quatrième ventricule* ou *ventricule du cervelet* est une cavité oblongue, creusée en partie sur la ligne médiane du cervelet, et en partie sur la ligne médiane et postérieure du bulbe rachidien ; ou plutôt c'est l'écartement en forme de V des corps restiformes qui fait concourir le bulbe rachidien à la formation du 4° ventricule.

Une membrane dense et comme fibreuse tapisse cette cavité, laquelle communique pourtant par son angle supérieur avec le troisième ventricule. C'est au moyen d'un petit conduit creusé à la face supérieure de la protubérance annulaire sous les tubercules quadrijumeaux et appelé *aqueduc de Sylvius*, que cette communication est établie. Mais il y a aussi une petite solution de

---

PLANCHE CXLI.

Structure de l'encéphale.

Coupe verticale et antéro-postérieure des hémisphères du cerveau et du cervelet, faisant voir la pénétration des fibres du bulbe rachidien à travers la protubérance annulaire et leur épanouissement dans toutes les directions du cerveau et du cervelet.

N. 1, 1. Faisceaux pyramidaux à leur entrée dans la protubérance annulaire 2. — 3, 3. faisceaux pyramidaux sortant de l'intérieur de la protubérance et constituant le pédoncule cérébral. — 4, 4. épanouissement des fibres du pédoncule dans le cerveau. — 5, 5. épanouissement d'un certain nombre d'autres fibres du pédoncule dans le cervelet. — 6, 6. fibres transversales de la protubérance considérées par Gall comme les commissures du cervelet. — 7, 7. fibres nerveuses du pédoncule sortant en rayonnant de la couche optique, pour entrer dans le corps strié. — 8. faisceau nerveux transversal fixant, d'après Gall, le gros faisceau nerveux rayonnant. — 9. autre faisceau transversal, situé au bord supérieur du corps strié.

tance pour asseoir les idées de l'unité vitale ou du *consensus* des latins. Nous voulons parler des *sympathies* ou des modifications qui surviennent dans un ou plusieurs points de l'organisme à l'occasion d'une modification survenue dans un autre point éloigné.

Les *sympathies* peuvent se diviser en *particulières* et *générales*. On appelle sympathies particulières, le rapport qui existe entre deux organes, et qui est tel, que ces deux organes s'associent dans leurs modifications soit normales, soit maladives. Les exemples de ces sympathies sont très-multipliés. Ainsi on voit des personnes qui ne peuvent pas se curer l'oreille sans exciter dans la trachée-artère un picotement qui provoque la toux. Il en est d'autres dont le poumon est dévoré par un ulcère, mais dont le larynx est très-sain, et que l'on dirait atteintes de phthisie laryngée, tant elles sont enrouées. L'on sait que le simple contact d'un aliment sur la luette excite quelquefois des nausées et des vomissemens, et que le pincement d'une portion de l'intestin dans le cas de hernie étranglée décide le hoquet et aussi des vomissemens.

C'est surtout par les relations de souffrances organiques que se font reconnaître les rapports de sympathie. Tantôt la réaction que reçoit un organe est réciproque, tantôt elle ne l'est pas. Tantôt un organe agit sur un autre, et cet autre n'agit pas sur le premier ; ou bien l'effet pathologique est beaucoup moins marqué sur l'organe qui est le vrai siége du mal que sur celui qni ne fait que sympathiser avec lui, comme cela se voit dans cette espèce de choléra, dans ces vomissemens continuels et si douloureux occasionnés par la présence d'un calcul dans les reins, qui ne sont eux-mêmes le siége d'aucune douleur.

On présume bien que, pour expliquer de si étonnans phénomènes, les auteurs n'ont

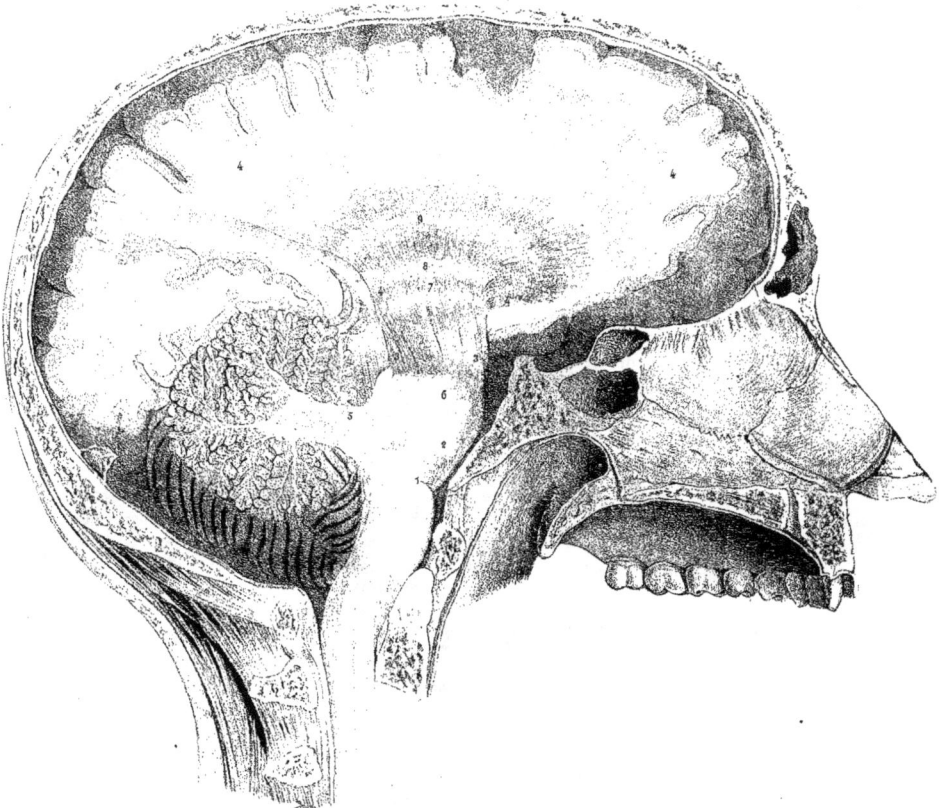

Galet D.M.del.et lith.   Im Lemercier,Benard.et C.

continuité au bas de la lame fibreuse qui tapisse le ventricule en question. Cette ouverture fait communiquer la cavité ventriculaire avec le tissu cellulaire sous-arachnoïdien de la moelle , ce qui explique pourquoi si l'on injecte un liquide coloré dans les ventricules latéraux , on retrouve ce liquide jusques dans les cellules sous-arachnoïdiennes et réciproquement.

Structure de l'Encéphale.

Lorsqu'on entame un point quelconque de la masse encéphalique , on s'aperçoit que deux substances molles , pulpeuses, l'une *grise* et l'autre *blanche*, composent, presque à elles seules, cette espèce d'ampoule de la moelle épinière. C'est la répétition des substances grise et blanche que nous avons déjà trouvées dans la moelle ; mais il y a cette différence que , dans l'encéphale , la substance grise, au lieu d'être centrale, est extérieure , *corticale*, et que la blanche ou *médullaire* forme le noyau. Du reste, ces deux substances ne conservent point dans toute l'étendue de la masse encéphalique ni la situation respective , ni l'uniformité de disposition et de quantité qu'on remarque lorsqu'on divise , par exemple , une circonvolution cérébrale. En une infinité de points elles se mêlent dans des proportions très-diverses , elles s'isolent , s'unissent de nouveau et forment plusieurs dessins que nous signalerons à mesure que nous exposerons la structure spéciale de chacune des parties qui composent l'encéphale.

point ménagé les hypothèses. L'analogie entre la structure et entre les fonctions de deux parties , la continuité des membranes , la communication des vaisseaux , l'épanouissement du système nerveux , la continuité du tissu cellulaire , telles sont les diverses causes auxquelles Haller rapportait toutes les sympathies. Il se présente néanmoins dans la pratique médicale une foule de faits tellement singuliers , qu'on s'arrête indécis devant le choix d'une cause anatomique et qu'on avoue l'impuissance où l'on est d'expliquer le phénomène. Ainsi , il est des sympathies particulières que des circonstances semblables développent presque chez tout le monde ; mais il en est d'autres si bizarres qu'elles ne se remarquent que sur un seul sujet. Voici ce que nous racontait M. Lordat dans ses leçons orales de physiologie :

J'ai été consulté à Rhodez par un homme atteint de dysurie. Toutes les fois qu'il voulait uriner , il était obligé de se mettre debout sur ses pieds , d'écarter les jambes , et de faire des efforts extraordinaires. Eh bien , quand le sphincter commençait à se contracter il lui survenait à la plante des pieds une douleur intolérable qui diminuait à mesure que l'urine s'évacuait.

Ce professeur a vu aussi un homme atteint d'hémiplégie , lequel avait une insensibilité presque complète des parties génitales. Il ne sentait ni l'exportation de l'urine , ni même l'érection de sa verge. Et comment en était-il averti ? par un sentiment comme de crampe légère du gros orteil. Quant il sentait une raideur incommode au muscle extenseur du gros orteil , il regardait sa verge et la voyait en érection.

Pechlin donne un exemple d'une sympathie bien singulière entre l'oreille et l'estomac : c'est celui d'un officier qui avait le conduit auditif si sensible , que la plus légère irritation , même le simple frottement

Cependant il est aisé de reconnaître
que la substance blanche forme la ma-

PLANCHE CXLII.

Structure de l'encéphale.

Fig. 1. Coupe transversale de la face inférieure
d'un seul hémisphère, faisant voir l'épanouissement
des fibres nerveuses de la moelle dans les pédoncules
du cerveau, dans les trois lobes de l'hémisphère et
dans le nerf optique.

N. 1. Section du pédoncule du cerveau, au point
où il émerge de la protubérance annulaire. — 2.
faisceau de fibres constituant ce pédoncule et gagnant
l'hémisphère qui lui correspond. — 3. fibres postérieures de ce pédoncule constituant une partie
du nerf optique. — 4. autres fibres postérieures
du pédoncule allant constituer les lobes moyen et
postérieur du cerveau. — 5. autres fibres du pédoncule se réfléchissant vers le corps calleux. — 6.
entrecroisement de ces fibres. — 7, 7. faisceau
détaché du corps calleux, se portant en forme
d'éventail vers la corne d'Ammon et le lobe postérieur.

Fig. 2. Mode de jonction des fibres du corps calleux avec celles du pédoncule cérébral.

N. 1, 1. Coupe des fibres rayonnantes du pédoncule cérébral. — 2. celles de ces fibres qui se
portent vers le lobe supérieur. — 3. celles qui
se jettent dans le lobe inférieur. — 4. jonction
de quelques-unes de ces fibres avec celles du corps
calleux. — 5. faisceau de fibres du corps calleux
s'épanouissant dans la corne d'Ammon. — 6. autres
fibres du corps calleux se portant dans le lobe antérieur. — 7. fibres moyennes du corps calleux
s'unissant à des fibres rayonnantes du pédoncule.

Fig. 3. Même objet que celui de la planche précédente, mais l'hémisphère est vu ici par sa face
externe.

N. 1. Lobe antérieur du cerveau. — 2, 2, 2.
coupe de fibres rayonnantes du pédoncule cérébral.
— 3. union de ces fibres avec celles du corps
calleux. — 4, 4. fibres du bourrelet antérieur du
corps calleux se portant dans le lobe antérieur.
— 5, 5. fibres ascendantes fournies par le corps
calleux et par le pédoncule cérébral ; elles forment le
lobe moyen. — 6, 6. fibres arciformes provenant
du corps calleux, entourant la partie postérieure
du pédoncule cérébral épanoui, et se répandant
au sein des lobes moyen et postérieur.

avec le doigt, lui occasionnait des vomissemens considérables.

On trouve dans les Éphémérides des
Curieux de la Nature, l'histoire d'un homme
que toute musique faisait vomir, et celle de
quelques personnes à qui certains instrumens donnaient un besoin pressant d'uriner.

Porta, dans une dissertation sur l'éter-
nuement, cite l'exemple d'une femme qui
était très-peu sensible à l'effet des sternuta-
toires ; mais qui, dès qu'elle avait avalé
la plus petite quantité de vin d'Espagne, éter-
nuait vingt ou trente fois.

Nous pourrions accumuler ici les faits de
ce genre, tous rares, individuels, surpre-
nans et n'avouant aucun rapport anatomique.
Mais c'est assez de ceux que nous venons
d'offrir, pour ne pas nous laisser trop faci-
lement entraîner vers cette voix qui crie de
toutes parts : *Le système nerveux est l'agent
exclusif de toute sympathie.*

Sans doute il est beaucoup de circonstances
sensibles qui sont les liens réels des rapports
sympathiques.

1. Des organes qui tirent d'une même
source leurs nerfs et leurs vaisseaux sympathisent fréquemment entr'eux. Ainsi la
couche musculeuse du cœur se contracte
aussitôt que la membrane interne de cet
organe a reçu le contact du sang, et elle
se contracte plus vite et plus énergiquement
que si elle recevait une irritation directe.

2. Des organes de même nature appartenant à un même grand système, se communiquent souvent leurs impressions. L'irritation d'une glande lymphatique peut réagir
sur une autre glande, et souvent on voit
une légère excoriation du coude-pied faire
éclater sur un ganglion de l'aine correspondante une tumeur inflammatoire.

3. Une autre circonstance sensible servant
de lien sympathique est celle qui unit deux
organes situés d'une manière homologue

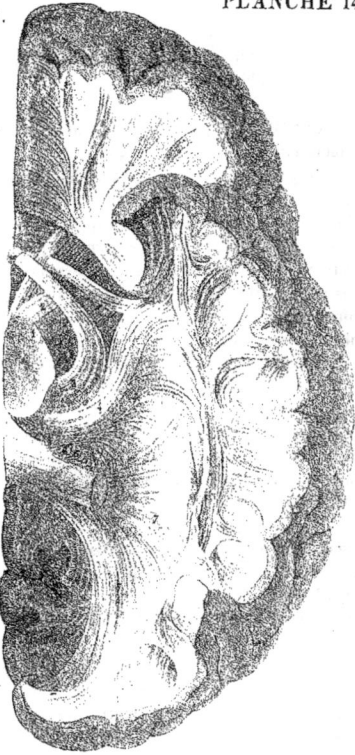

Fig. 1.

PLANCHE 142.

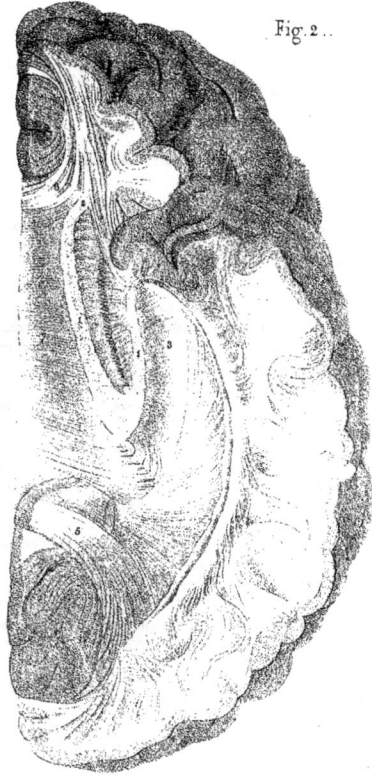

Fig. 2.

Fig. 3.

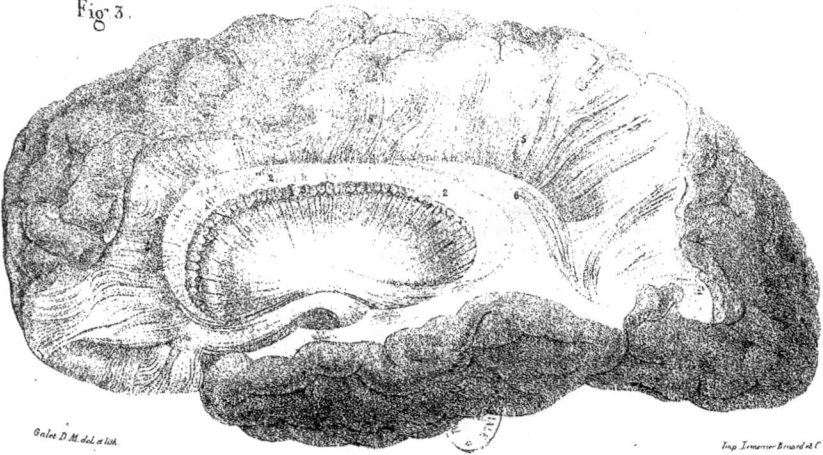

Gales D.M. del et lith.

Imp. Lemercier Bénard et C.

jeure partie de l'organe. Elle est plus résistante que la matière grise et traversée par un nombre considérable de vaisseaux sanguins extrêmement déliés. Sa composition reste complètement ignorée.

Nous ne sommes pas plus instruits sur la composition de la substance grise. Celle-ci est plus vasculaire que l'autre, ce qui lui donne sa plus grande mollesse et peut-être aussi sa coloration plus foncée. C'est sans doute aussi cette vascularité si prononcée qui l'avait faite considérer comme une matrice dans laquelle serait engendrée la substance blanche. On sait avec quelle complaisance le docteur Gall avait caressé cette idée. Tiedemann a soutenu au contraire que la priorité d'existence était due à la substance médullaire. Mais l'opinion de Tiedemann comme celle de Gall sont de pures hypothèses. La vérité est que ces deux substances sont créées en place et en même temps, et que, dès l'origine, elles n'ont point la couleur tranchée qui les caractérise plus tard.

Protubérance annulaire. Au premier aspect, la disposition respective de ces deux substances paraît être pour la protubérance ce que nous l'avons vue être pour le bulbe rachidien, car son écorce est blanche. Mais en dedans il y a un mélange des deux substances, au lieu que dans le bulbe chaque olive est un noyau de matière grise qui se dessine nettement sur tout le reste de l'organe qui est médullaire. Au surplus, la protubérance est beaucoup plus ferme que le bulbe, et consé-

dans les deux parties opposées du corps. On a beaucoup parlé, à ce sujet, d'une observation rapportée par Barthez, d'après Theden. C'est celle d'un individu auquel on appliqua sur un bras paralysé un vésicatoire qui n'agit que sur la partie correspondante du bras opposé : ce bras-ci s'étant paralysé à son tour, un vésicatoire qu'on y appliqua n'agit aussi que sur le point correspondant du premier bras.

4. Une autre circonstance encore c'est le voisinage des organes. Quand deux organes sont placés l'un près de l'autre, ils sympathisent, lors même qu'il n'y a point entr'eux des liens anatomiques manifestes. La membrane pituitaire, par exemple, n'est pas en grande relation avec le cerveau ni matériellement, ni fonctionnellement : une mince cloison les sépare, et malgré cela une irritation de la membrane pituitaire se propage jusqu'au cerveau. On sait qu'en excitant par une poudre stimulante la membrane des cavités nasales, on ranime les facultés intellectuelles et même l'action de tout le système nerveux. Si cependant cette stimulation était poussée trop loin, au lieu d'une sensation agréable et bienfaisante, ce seraient des vertiges, des convulsions, la syncope et même la mort qu'elle amènerait.

5. Les sympathies sont singulièrement favorisées lorsque plusieurs organes sont attachés au service d'un organe essentiel. Ainsi l'on peut être sûr que lorsqu'un organe principal est malade, ses accessoires souffrent aussi. Prenons l'œil pour exemple. La rétine, qui est un organe essentiel, a à son service les paupières, la conjonctive, etc. Eh bien! entre cet organe essentiel et ses accessoires, il existe, et par droit de voisinage et par droit de concours de fonctions, un rapport sympathique tel que le premier, quand il est affecté, assujettit à ses souffrances tous les autres.

quemment elle l'emporte en consistance sur toutes les autres parties de l'encéphale.

Cerveau. Ici les deux substances sont parfaitement distinctes, très-régulièrement disposées, et elles conservent entr'elles des proportions exactes. La *grise* forme une véritable écorce à toute la masse cérébrale, excepté à certains points de la base, savoir la tige pituitaire, le tubercule cendré et les éminences mamillaires. Partout ailleurs elle recouvre les circonvolutions, leur forme une couche d'une demi-ligne jusqu'à une ligne et demie d'épaisseur, les suit dans toutes leurs anfractuosités, et forme corps avec la substance médullaire sous-jacente, dont elle ne se distingue que par sa couleur et par un moindre degré de consistance.

La substance *blanche* que nous avons vue formant noyau dans les hémisphères, sous le nom de *centre ovale de Vieussens*, s'irradie par faisceaux vers la circonférence, comme pour engendrer les circonvolutions, de telle sorte que si, par la pensée, on distrait la couche corticale, le centre ovale se présente comme un corps ovoïde très-sensiblement bosselé sur un nombre considérable de points de sa périphérie. Il suit de là que les bosselures ou circonvolutions cérébrales sont continues, et que, malgré les flexuosités qu'elles présentent lorsque la couche corticale existe, elles ne sont que des rayons d'un corps central comme seraient des clous dont une boule serait hérissée.

Ces bosselures, distantes les unes des

Du reste un organe accessoire s'associe pareillement l'organe principal. Voici un fait que Valsalva rapporte et dans lequel cette correspondance est bien marquée. Un homme étant à la chasse reçut un grain de plomb réfléchi sur l'œil. Il en résulta une légère inflammation à la conjonctive; et bien qu'il n'y eût dans l'intérieur de l'œil aucune lésion apparente, le malade fut privé pendant quelque temps de la vue de cet œil.

Dans les hernies ce genre de sympathie est encore bien manifeste. C'est tantôt un organe essentiel, un intestin qui sort de l'abdomen, tantôt c'est l'épiploon, ou une appendice graisseuse, organes accessoires de l'intestin. Eh bien! lorsque l'étranglement de la hernie survient, on a des phénomènes d'inflammation tout aussi nombreux, tout aussi graves, que ce soit l'épiploon seul ou l'intestin lui-même qui se trouve affecté. Ainsi, dans les deux cas, douleurs atroces, vomissemens, rétraction de la face, gangrène et mort.

Dans toutes ces circonstances que nous venons d'énumérer, l'esprit suit en quelque sorte la marche que l'impression primitivement faite sur un point du corps, parcourt pour se reproduire sur un point éloigné. Le système nerveux que nous connaissons si favorablement disposé pour cheviller tous les organes, paraît être dans ces divers cas la condition organique principale des rapports sympathiques. On peut presque affirmer que sans lui ces actes sympathiques n'auraient point lieu ou seraient excessivement affaiblis. Et il est évident que plus ce système est perfectionné, plus ces rapports sympathiques sont délicats et prompts à se développer.

Mais quand on voit les irradiations sympathiques particulières à la succession des âges; quand on voit des organes n'entrer

autres de la double épaisseur de la couche corticale, sont aussi variables pour le nombre que pour la forme, et ne se ressemblent jamais sur deux individus. L'unique uniformité qui les atteint, c'est d'être plus saillantes, plus longues en dehors et en arrière du centre ovale, qu'en dedans et en avant.

Pour l'intérieur du cerveau quelques modifications se présentent dans les rapports respectifs des deux substances constitutives. Ainsi, les *corps striés*, quoique gris à l'extérieur, n'ont point la contexture d'une circonvolution. Ils ne sont qu'un amas de substance grise, traversée par une infinité de rayons de matière blanche.

Les *couches des nerfs optiques* ont au contraire une écorce de matière blanche, et leur intérieur est un mélange informe des deux substances. Les *cornes d'Ammon* blanches aussi à l'extérieur, sont grises intérieurement. Enfin le corps calleux, la cloison transparente, la voûte à trois piliers et les commissures sont entièrement formés par la substance blanche.

Cervelet. Tout comme dans les hémisphères du cerveau, la substance blanche forme ici le noyau, et la grise l'écorce. Mais nulle part la matière grise n'offre autant de mollesse, ni autant de variété et de régularité dans sa disposition autour de la matière blanche. Sa proportion, à l'égard de cette dernière est aussi bien notable : elle forme environ les deux tiers de l'organe.

La disposition de la substance grise

en action qu'à une époque déterminée de la vie et encore sous la condition expresse de l'acte préalable d'un autre organe, à savoir le réveil des glandes mammaires qui viennent fabriquer du lait à l'occasion d'un accouchement ; quand on voit certain état morbide, l'affection vénérienne, par exemple, se réfléchir de la verge à la membrane muqueuse du larynx, sans jamais atteindre d'autres muqueuses intermédiaires qui ont des relations nerveuses avec l'organe primitivement affecté, tandis que la muqueuse du larynx n'a aucune de ces relations, alors, de bonne foi, peut-on attribuer les manifestations sympathiques à l'influence d'une action nerveuse ? Ce qu'il faut dire, quand on veut ne point forcer la signification des faits, c'est qu'il y a ici une *force vitale*, la même qui produit sans système nerveux, mais qui perfectionne avec ce système la nutrition, la calorification, la circulation, toutes les œuvres organiques en un mot, une *force vitale* qui s'identifie avec l'organisation de manière à ne pouvoir exister sans elle, pas plus que l'attraction n'existerait sans corps bruts, la cohésion sans molécules, une *force vitale* qui n'est sans doute pour chaque sujet qu'elle anime qu'un rayon de cette force générale qui régit harmonieusement l'univers, et qui s'attachant à un corps organisé excite dans ce corps une série de phénomènes proportionnée à la complication de sa structure.

A part la citation que nous faisions tout à l'heure des sympathies propres aux vicissitudes des âges, nous n'avons parlé jusqu'à présent que des rapports sympathiques établis entre deux organes. L'espèce d'intérêt que l'économie tout entière semble prendre à l'état d'un seul organe constitue les *sympathies générales*. Plus que les précédentes, celles-ci paraissent méconnaître une cause

tinées à recevoir les racines des dents.
La forme de ces cavités est assujettie à
celle de l'espèce de dents qui les pénètrent; elles sont simples ou divisées en
deux ou plusieurs loges, selon que la
racine des dents est unique ou multiple.

2. Le *malaire* pair, à peu près quadrilatère et placé en dehors du précédent,
occupe la partie latérale de la face sur
son plan postérieur; il concourt, en
haut, à la formation de l'orbite, dans
tout le reste de son étendue à celle de la
fosse temporale. Le plan antérieur,
percé de quelques trous pour le passage de nerfs et de vaisseaux, donne
attache aux muscles zygomatiques. De
ses angles, les deux postérieurs s'arti-
culent l'un avec le frontal et le sphénoïde, l'autre avec l'apophyse zygomatique; les deux antérieurs reposent sur
l'apophyse malaire.

3. Le *nasal*, très-petit, pair et
quadrilatère, compose la partie supérieure du nez. Sa face interne concave
fait partie des fosses nasales; l'externe
convexe donne attache au muscle pyramidal. Son bord supérieur très-épais
s'articule avec le frontal et forme la
racine du nez, l'inférieur plus large et
plus mince s'unit au cartilage du nez;
l'externe longe l'apophyse montante du
maxillaire, l'interne le nasal du côté
opposé.

4. L'*unguis*, plus mince et plus petit
encore que le précédent, pair et à peu
près quadrilatère, est situé à la partie
interne et antérieure de l'orbite. Il s'unit
en haut à l'os frontal, en bas au cornet
inférieur, en avant à l'apophyse montante du maxillaire, en arrière à l'eth-

venait s'opposer à cette grande profondeur
de la cavité de réception; de tous les os
larges du corps, l'iliaque étant le plus épais,
pouvait supporter sur un point déterminé
de sa surface une immense déperdition de
substance.

La nature paraît évidemment se plaire à
ces contrastes de la pauvreté des moyens
et de la richesse des résultats; car, en formant les membres abdominaux sur le modèle
des membres thoraciques, non-seulement elle
établit l'identité dans la généralité de la forme,
mais elle l'introduit jusques dans les plus
petits détails. Elle donne aux uns beaucoup
plus de longueur pour l'avantage du déplace-
ment du corps, mais elle les brise dans leur
milieu, et les termine par un épanouissement
très-mobile; bien plus, elle suit servilement
dans le nombre des pièces la progression
arithmétique que nous avons déjà fait remarquer, de telle sorte que la cuisse, la jambe
et le pied correspondent très-exactement au
bras, à l'avant-bras et à la main. Chez les
animaux quadrupèdes, cette unité de composition était requise par l'identité des attributions. Mais la reproduire chez l'homme,
malgré la différence des usages, voilà ce qui
excite l'étonnement. Voyons, toutefois, s'il
se rattacherait à cette quasi-similitude de
conditions physiques une raison de nécessité qu'il fut possible de saisir.

Les membres abdominaux sont appelés à
déplacer le corps, à le transporter d'un lieu
dans un autre. Que serait-il arrivé s'ils n'a-
vaient point été brisés dans leur longueur? Évidemment ils auraient eu moins de solidité, car
on sait que de deux colonnes ayant même
diamètre et des hauteurs différentes, la plus
courte est celle qui supporte les poids les
plus considérables. En second lieu, comme
ils auraient agi à la manière du compas, que
chacune des branches aurait alternativement
décrit un arc de cercle d'une grande étendue,

moïde. Sa face externe déprimée concourt à former la gouttière lacrymale ; l'interne rugueuse, irrégulière, recouvre les cellules antérieures de l'ethmoïde.

5. Le *palatin* est profondément situé derrière la face, au-dessous de la partie moyenne de la base du crâne. Pair, allongé de haut en bas, excessivement irrégulier, il fait suite à la partie postérieure du maxillaire supérieur dont il paraît n'être qu'une tranche détachée ; par conséquent, sa face interne se divise, comme celle du maxillaire, en deux parties : l'une supérieure continuant la paroi externe des fosses nasales, l'autre inférieure concourant à former le palais. Une apophyse horizontale sépare, comme sur le maxillaire, ces deux divisions. Cette apophyse qui porte aussi le nom de *palatine*, constitue en arrière, en s'articulant avec son analogue, une petite crête dite *épine nasale postérieure*.

La face externe du palatin est très-rugueuse. Elle s'articule presque tout entière avec le maxillaire, et laisse dans sa partie centrale un vide vertical pour former le conduit palatin postérieur.

La face antérieure n'offre rien de notable, si ce n'est qu'elle ferme l'orifice du sinus maxillaire.

La face postérieure très-mince en haut, s'élargit en bas où elle représente une éminence pyramidale dite *tubérosité palatine*. Cette éminence remplit l'espace que laissent entr'elles les deux ailes de l'apophyse ptérygoïde, elle fait partie de la voûte palatine, et se trouve percée de trous qui communiquent avec le canal palatin postérieur, et labourée par ce canal lui-même.

la progression aurait été très-lente, embarrassée, laborieuse et dépourvue de grâce. Deux pièces allongées, susceptibles de se fléchir et de s'étendre l'une sur l'autre pouvaient seules exécuter d'une manière convenable tous les déplacemens du corps. L'existence distincte du fémur et du tibia était donc aussi nécessaire que celle de l'humérus et du cubitus, et, à part quelques modifications très-importantes, il est vrai, portant principalement sur le volume des os et sur les surfaces articulaires, chaque couple de ces pièces osseuses devait se ressembler.

Peut-être eût-il été bien plus facile encore de découvrir les conditions premières des extrémités abdominales que celles des membres thoraciques. Avec quelques notions de mécanique, on aurait posé ces colonnes à la distance où elles se trouvent l'une de l'autre, à l'effet d'agrandir jusqu'à de certaines limites la base de sustentation et d'obvier ainsi à la chute du corps ; une brisure aurait été faite à la partie moyenne pour donner à la progression le plus de liberté et de facilité possible, une autre près du bout inférieur, pour que le pied, à l'instar de la main, pût jouir de mouvemens indépendans de la tige qui le soutient. Mais jamais on n'aurait accidenté ces colonnes de la même manière que l'a fait la nature. Qui aurait, en effet, arqué le fémur et deviné le trochanter ? et le genou qui eut pu l'inventer avec cette rondeur aisée, avec ce glissement si doux et si facile des condyles bombés du fémur sur les condyles superficiellement concaves du tibia, avec cette rotule qui, véritable plastron mobile, remplace si avantageusement l'olécrâne? A combien de tâtonnemens n'aurait-il pas fallu se livrer pour composer un pied, lequel, après de grands efforts d'imagination, n'aurait été sans doute qu'un support aussi imparfait que grossier ?

cervelet , et ils se confondent de la manière la plus intime avec le noyau médullaire de l'hémisphère cérébelleux correspondant. Quant à la part que ces pédoncules prennent à la formation

---

PLANCHE CXLIII.

Structure de l'Encéphale.

Fig. 1. Coupe du cerveau faisant voir l'épanouissement des fibres de la moelle épinière dans la partie centrale du cerveau.

N. 1, 1. Fibres verticales de la protubérance annulaire faisant suite aux faisceaux fibreux de la moelle épinière. — 2, 2. pédoncules du cerveau. — 3, 3. pédoncules du cervelet. — 4, 4. fibres transverses ou circulaires bridant les fibres verticales. — 5. tubercules quadrijumeaux. — 6. commissure postérieure.— 7. couche optique. Ces trois dernières parties ne sont en vue que sur un seul côté. — 8. troisième ventricule. — 9, 9. voûte à trois piliers coupée. — 10, 10. corps striés. — 11. trainée de fibres se portant de la couche optique au corps strié correspondant. — 12. corps calleux. — 13, 13. passage des fibres du corps strié au corps calleux. — 14. bourrelet antérieur du corps calleux.

Fig. 2. Coupe horizontale de la protubérance annulaire et du cervelet faisant voir le 4e ventricule et la disposition des fibres médullaires.

N. 1, 1, 1. Protubérance annulaire avec ses fibres transversales et ses diverses couches de substance grise. — 2. quatrième ventricule. — 3, 3. hémisphères du cervelet. — 4, 4. substance médullaire. — 5, 5. substance grise. — 6. portion de l'arbre de vie. — 7. portion de l'éminence vermiculaire inférieure.

Fig. 3. Coupe transversale et perpendiculaire de la protubérance et du cervelet.

N. 1, 1, 1. Protubérance annulaire. — 2, 2. section des faisceaux provenant des éminences olivaires. — 3, 3. section des faisceaux fournis par les pyramides antérieures. — 4, 4. quatrième ventricule. — 5, 5. arbre de vie du lobe médian. — 6, 6. couche médullaire représentant comme un centre ovale cérébelleux analogue au centre ovale de Vieussens. — 7. éminence vermiculaire inférieure.

courtisane qu'à l'effroi dont celle-ci avait été saisie.

Pour ce qui concerne les empoisonnemens , il suffit de citer les accidens funestes et instantanés que déterminent les poisons végétaux et animaux. Les phénomènes développés par le virus de la rage , par le venin de certains animaux , ceux que produisent les émanations putrides engendrées par certaines maladies , ces phénomènes sont d'un ordre tout particulier ; ils proclament plutôt l'impression des forces vitales que l'altération des tissus. Car la morsure du serpent à sonnettes tue subitement, et on ne trouve dans le corps aucune altération sensible. Un chien fut mordu au haut de l'épaule par un serpent à sonnettes, mais si légèrement qu'on eut beaucoup de peine à découvrir la blessure qui n'était qu'une petite piqûre d'un bleu verdâtre ; dans l'instant même il eut les yeux fixes , la langue tirée et serrée entre les dents , et les babines si fortement contractées par le spasme que l'on voyait les dents et les gencives ; il mourut en moins d'une demi-minute. (Compte rendu à la Société royale de médecine des expériences du chirurgien Kidwell.)

Les observations faites sur l'action de l'acide hydrocyanique, sur celle du suc et même des seules exhalaisons du mancenillier , cet arbre si vénéneux de l'Amérique , nous présentent des effets aussi prompts.

Ces poisons portent à juste titre le nom d'*anti-vitaux*, car nous ne saurions trop le redire, ils n'impriment point de cachet sur la texture des organes ; la seule trace qu'ils laissent après eux c'est la mort. Ils s'attaquent à cette même force qui, chez les animaux inférieurs , met en jeu les rouages de la nutrition sans l'assistance des nerfs, à cette force qui, sans tissu nerval, produit la chaleur vitale , les sécrétions , les excrétions et les diverses œuvres organiques. Or ,

Fig. 1.

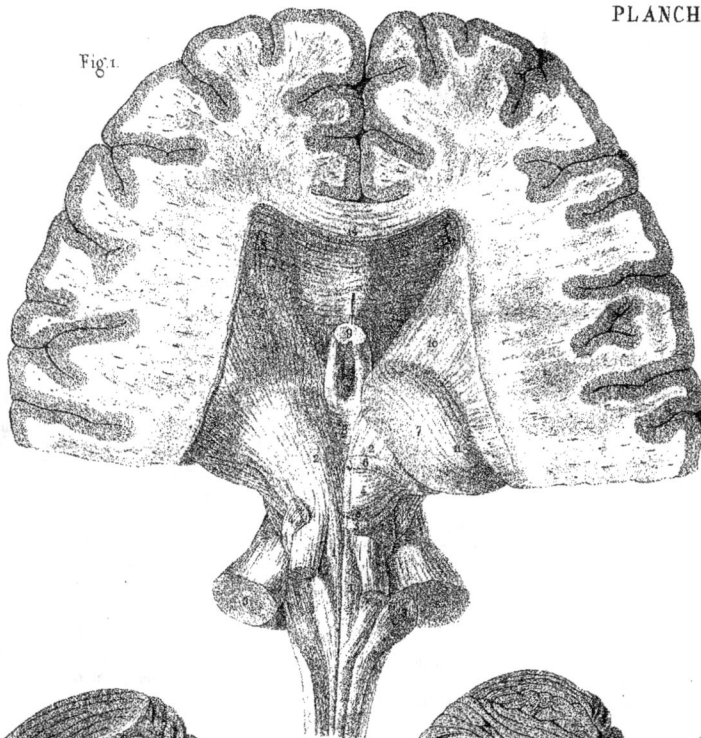

Fig. 2.

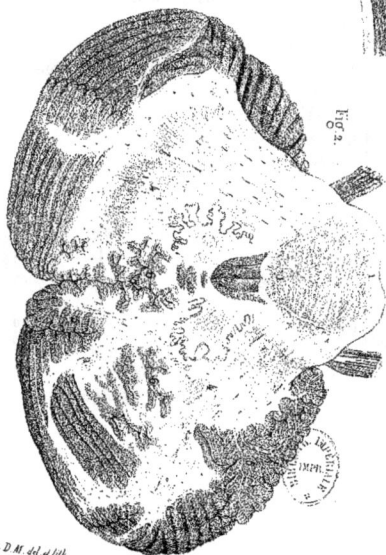

Fig. 3.

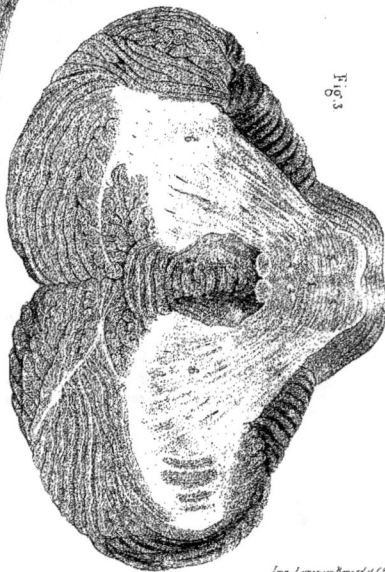

Galet D.M. del et lith.

Imp. Lemercier Benard et Cie

du noyau central , c'est ce qu'il est difficile de préciser , bien qu'il paraisse que la majeure partie des lames cérébelleuses a les plus grands rapports avec les pédoncules moyens.

C'est peu pour la connaissance exacte de l'organisation de l'encéphale que de savoir la forme, la couleur et la disposition réciproque des deux substances fondamentales des viscères. Une chose plus importante encore est la connexion établie entre la moelle , le cerveau et le cervelet , et ce qui donne cette connexion c'est l'état fibrillaire de la matière encéphalique , car il est possible de suivre, à travers les masses hémisphériques du cerveau et du cervelet , les faisceaux de fibres que nous avons vu plus haut constituer la moelle épinière, et traverser la protubérance annulaire.

Entre tous les anatomistes Gall est le premier qui ait accompagné par une dissection délicate et presque ingénieuse, les fibres de la moelle à travers les méandres nombreux et jusques aux limites les plus reculées de la masse cérébrale. C'est donc lui que nous allons prendre pour guide dans cette incursion difficile.

Les faisceaux fibrillaires du bulbe rachidien qui perforent la protubérance annulaire et qui se montrent ensuite en dehors et au devant de cette protubérance sous la désignation de *pédoncules du cerveau*, ces faisceaux fibrillaires sont, d'après Gall, les faisceaux primitifs de la masse cérébrale. Si les pédoncules sont beaucoup plus volumineux que les faisceaux primitifs pyramidaux du

s'écrier avec Broussais : point de sympathies sans nerfs , ou bien avec Adelon : le système nerveux est l'agent exclusif, l'unique instrument des sympathies , c'est enfermer la vie dans un cercle trop rétréci, c'est méconnaître la signification de bon nombre de ses phénomènes ; c'est ignorer aussi une brillante expérience de MM. Magendie et Délille , de laquelle résulte, sinon un nouvel appui à l'opinion que nous venons de formuler , du moins une preuve palpable que les tubes veineux pourraient à aussi juste titre que les nerfs s'arroger le droit d'établir les liens sympathiques (1).

D'ailleurs , si les sympathies dépendent exclusivement comme le veulent tant de physiologistes modernes , de l'organisation nerveuse, n'est-il point vrai que tout le monde aurait les mêmes sympathies ? N'est-il point vrai aussi que des organes insensibles dans l'état normal , ne cesseraient point de l'être en état de maladie, par la raison que , dans un cas comme dans l'autre , il y aurait toujours les mêmes nerfs ? Il est des gens qui trouvent dans le nombre ou la grosseur des nerfs , la raison suffisante des sympathies générales. Mais alors l'amputation d'un bras ou d'une cuisse devrait être plus grave qu'une simple lésion de l'utérus ou de la vessie. Cependant c'est le contraire qu'on observe.

Il en est d'autres qui rapportent cette raison à la source diverse des nerfs. Les organes qui reçoivent leurs nerfs des ganglions exercent, dit-on, des sympathies plus grandes que ceux qui les reçoivent de la moelle épinière. Cela est vrai et paraît expliquer le danger qui s'attache aux altérations viscérales comparativement à la mutilation des membres. Mais comparons aussi l'estomac

(1) Magendie, Précis élément. de physiologie, T. II, p. 465.

bulbe, c'est que ceux-ci ont trouvé à
s'accroître en s'appropriant dans la protubérance annulaire une certaine quantité de matière grise. Aussi la protubérance annulaire est un ganglion de
renforcement des faisceaux primitifs,
et la matière grise est l'aliment, le
germe de la matière blanche. Chaque
pédoncule se porte vers l'hémisphère cérébral qui lui correspond, et, par son
épanouissement, va former ce même
hémisphère. A cet effet les fibres de la
pyramide antérieure du bulbe s'étendent en éventail dans le pédoncule et
vont former les circonvolutions anté-

PLANCHE CXLIV.

Structure de l'Encéphale.

Fig. 1. Hémisphère du cerveau vu par sa face
interne et disséqué dans la direction de ses fibres.
N. 1. Lobe antérieur. — 2. nerf olfactif. — 3.
section du pédoncule cérébral. — 4, 4, 4. épanouissement en éventail des fibres de ce pédoncule.
— 5. corps calleux. — 6. son bourrelet antérieur.
— 7. son bourrelet postérieur. — 8, 8. jonction
des fibres du corps calleux avec celles du pédoncule cérébral. — 9. faisceau de fibres de la partie
inférieure du pédoncule, se portant vers le lobe
postérieur. — 10. faisceau émané du bourrelet antérieur du corps calleux et se portant dans le lobe
antérieur. — 11. fibres ascendantes pour le lobe
moyen. — 12. faisceaux émanés du bourrelet postérieur du corps calleux, destinés au lobe postérieur.
Fig. 2. Coupe perpendiculaire et transversale du
cervelet propre à faire voir dans toute son étendue le
4e ventricule.
N. 1, 1. Section de la protubérance annulaire.
— 2. bulbe rachidien. — 3. calamus scriptorius.
— 4. sillon faisant communiquer le calamus scriptorius avec l'aqueduc de Sylvius. — 5, 5, 5, 5.
quatrième ventricule largement ouvert. — 6, 6.
noyau rhomboïdal. — 7, 7. arbre de vie. — 8, 8,
8, 8. lames des hémisphères du cervelet.

avec les poumons. Ces deux puissans
instrumens de la vie tirent leurs nerfs des
mêmes sources, du pneumo-gastrique et
du grand sympathique. Et pourtant combien
sont différentes les sympathies que l'un ou
l'autre exerce à l'égard du système entier!
Un simple ébranlement, une lésion légère
de la poche gastrique vont jeter partout le désordre et écraser la vie quand des altérations
très-étendues et très-profondes du tissu pulmonaire non-seulement laisseront la vie sauve,
mais se feront même à peine sentir. Ce n'est
donc point de l'espèce des nerfs que dépendent les sympathies, puisque deux organes d'un ordre très-élevé, recevant d'une
même origine leur ramure nerveuse,
impressionnent si différemment l'organisme. Ce qu'il faut dire, c'est que les
sympathies d'un organe sont d'autant plus
marquées que cet organe a une influence
plus grande sur le système entier : ses
relations se trouvent subordonnées à l'importance de son rôle. Mais, objectera-t-on,
l'organe pulmonaire a des fonctions plus
importantes que l'estomac : il sert à la respiration, à la circulation du sang, actes
majeurs sans lesquels le corps ne s'ali-
mentant plus doit cesser promptement de
vivre, tandis que les fonctions de l'estomac
peuvent demeurer suspendues six jours,
dix jours et plus encore sans le moindre
préjudice pour l'organisme. A ce compte
il semblerait que les sympathies émises par
l'estomac doivent avoir moins de retentissement, moins d'importance que celles
produites par les poumons. Une simple
analyse des faits rétablira la vérité de leur
signification. Comment la poche gastrique
accomplit-elle son travail ? Elle ne l'exécute
pas dans un cercle plus ou moins limité,
dans le grand ou dans le petit cul-de-sac,
près du pylore ou près du cardia, mais
bien dans toute l'étendue de sa cavité, de

Fig. 1.

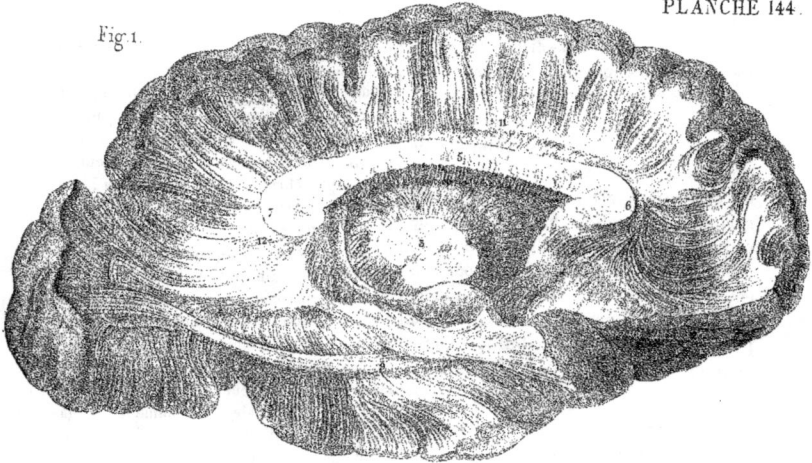

Fig. 2.

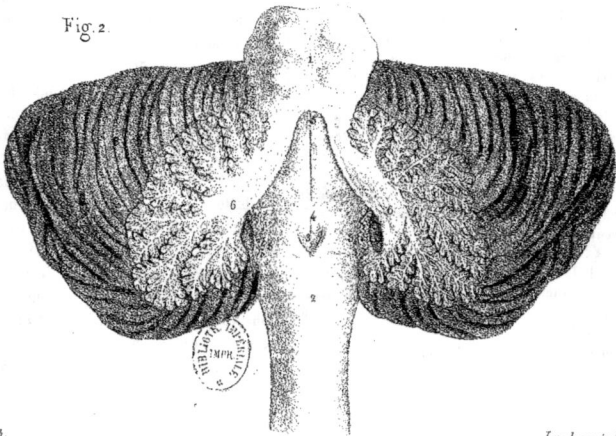

Gulai D.M. del. et lith.

Imp. Lemercier Benard et C.

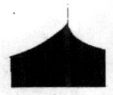

rieures, externes et inférieures des lobes antérieur et moyen du cerveau. Les fibres des cordons olivaires qui occupent la partie postérieure du pédoncule, à l'opposite des précédens, pénètrent, en s'étalant, dans la couche optique, puis dans le corps strié, y acquièrent plus de volume, ces deux corps étant aussi des ganglions de renforcement, et vont fournir dans leur irradiation à toutes les circonvolutions postérieures et supérieures de chaque hémisphère du cerveau. Ainsi, d'après Gall, tous les faisceaux divergeant en manière de flammes, après être sortis du dernier appareil de renforcement ou amas de matière grise destiné à fournir de nouvelles fibres médullaires, s'épanouissent en couches et forment des circonvolutions. D'où il suit que les gros faisceaux fibreux des deux hémisphères et ensuite les circonvolutions sont une continuation et un perfectionnement successifs des faisceaux primitifs pyramidaux, et il y a toujours proportion de volume entre les circonvolutions cérébrales et les parties qui engendrent ces circonvolutions, car les pyramides, la protubérance annulaire et les gros faisceaux fibreux sont beaucoup plus petits chez les mammifères privés ou presque privés de circonvolutions.

Quant aux parties intérieures du cerveau, Gall en explique la formation au moyen d'un autre ordre de fibres, fibres *rentrantes* ou *convergentes*. Celles-ci commencent juste où les autres finissent, à la calotte, à la substance grise des circonvolutions ; elles se

manière que lorsqu'un de ses points est malade, la lésion de ce point produit dans le système le même effet que si l'estomac tout entier était lésé. Le poumon, au contraire, étant considéré comme une véritable éponge, agit par ses lobes et par ses cellules comme il agit par son ensemble, chaque point de sa masse respire indépendamment des autres, de façon qu'une partie de cet organe étant lésée peut cesser d'exercer ses fonctions sans que sa voisine s'arrête. Et voilà ce qui explique bien mieux que le foyer des irradiations nerveuses les nuances des rapports sympathiques.

Vie animale proprement dite. Il est un caractère merveilleux qui distingue les corps organisés supérieurs de tous les êtres placés au-dessous d'eux, c'est la conscience de leur existence, on pourrait dire aussi la conscience des mouvemens qui s'opèrent dans leur intérieur. Tant que les phénomènes appelés organiques se passent régulièrement, ne sortent point de leur état normal, tant que l'inspiration et l'expiration alternent d'une manière égale, que les pulsations du cœur s'exécutent uniformément et les contractions organiques et intestinales avec ce calme et cette ondulation harmonique qui président à une bonne digestion, alors nous ne sentons à peu près rien de ces mouvemens ; ils s'exécutent sans retentissement sur le centre physique commun : c'est là ce qui avait fait prêter aux fonctions internes ou nutritives un système nerveux particulier, le *nerf grand sympathique.* Mais du moment que ces fonctions se troublent, que la respiration et la circulation perdent l'uniformité de leur intermittence, que l'estomac s'ébranle convulsivement, alors nous avons conscience du dérangement organique survenu, et c'est là pour nous une

portent vers l'intérieur et se réunissent sur la ligne médiane avec leurs analogues du côté opposé pour y former des *appareils de réunion*, des *commissures*, savoir : le *corps calleux*, la *voûte à trois piliers*, la *commissure antérieure* et la *commissure postérieure*. Le corps calleux unit les circonvolutions supérieures des hémisphères ; la voûte à trois piliers unit les circonvolutions postérieures du lobe moyen dont les circonvolutions antérieures sont liées par les commissures antérieure et postérieure. Ici encore, toujours d'après Gall, il y a proportion de volume entre les commissures et les circonvolutions que ces commissures réunissent.

Les *appareils de formation* et les *appareils de réunion* résument conséquemment tous les élémens constitutifs du cerveau. Les uns procèdent des pyramides du bulbe rachidien, et divergeant comme les rayons d'un éventail aboutissent aux circonvolutions cérébrales ; les autres naissent des circonvolutions et convergent vers le centre de l'organe pour unir les parties congénères des deux hémisphères.

La théorie de Gall sur la composition du cervelet et sur les connexions de cet organe avec les autres parties de l'axe cérébro-spinal, repose sur les mêmes idées. Ici comme dans le cerveau il y a des faisceaux fibreux *divergens* et des faisceaux fibreux *convergens*. Les premiers représentés par les pédoncules du cervelet, sont une continuation, un épanouissement des corps restiformes. En rencontrant le corps rhomboïdal, ganglion de renforcement, le pédoncule

preuve de plus de la fusion entre toutes les parties nerveuses.

C'est peu néanmoins pour caractériser la vie animale que la conscience des dérangemens organiques. Ce qui lui donne sa physionomie propre, c'est l'emploi extérieur que nous faisons de notre vitalité, ce sont les rapports qui nous lient, et nous mettent en communication de peine et de plaisir avec les êtres ambians. Ces rapports se multiplient et se diversifient tellement que la vie humaine est un véritable tissu de vicissitudes entrelacées d'une manière indéfinie et portant une variété de couleurs incalculable.

Rien n'est beau comme les moyens que la nature nous a donné pour communiquer avec les objets extérieurs. Ces moyens sont les élémens de la vie animale. Ils consistent d'abord en cinq appareils différens appelés *sens*, lesquels s'épanouissent à la surface de notre être. Ces appareils, malgré la complication de structure de la plupart d'entr'eux, sont presque tout nerveux. Ils peuvent être considérés comme bouches absorbantes des qualités des corps extérieurs.

Il y a, en second lieu, un appareil musculaire, dont une partie préside à l'action de chaque sens, et l'autre au mouvement de tout le corps.

Il y a enfin un appareil collecteur des impressions extérieures, ou mieux encore un appareil qui élabore toutes les sensations reçues par l'économie. Deux exemples vont expliquer cette dernière pensée. 1° De tous les animaux supérieurs l'homme est celui dont les appareils nerveux sont le moins considérables, dont les sens sont le plus imparfaits, et pourtant il est celui qui tire le plus de fruit de ses sensations. Un aveugle est presque réduit au simple sens du toucher : eh bien ! le tact donnera à l'aveugle des sensations peut-être plus parfaites que n'en

cérébelleux se perfectionne, car il s'ad-
joint de nouvelles fibres qui accroissent
son volume. Et de là poursuivant son
épanouissement vers toute la périphérie
de l'organe, il va former, par des faisceaux distincts, le lobe moyen d'une
part et de l'autre les lobes latéraux.

Les faisceaux *convergens* émanent,
comme ceux du cerveau, de l'écorce
grise qui revêt les circonvolutions cérébelleuses. Ils rentrent vers la ligne
médiane pour s'unir à ceux qui dérivent
de l'hémisphère opposé, justifiant ainsi
la dénomination d'appareil de réunion
et constituant les commissures du cervelet, savoir : les pédoncules cérébelleux moyens et la protubérance annulaire, laquelle est, pour le cervelet,
l'analogue du corps calleux dans le
cerveau.

Cette théorie de Gall sur la texture
et les connexions de l'encéphale, a dû
s'offrir sous des formes bien séduisantes,
pour que, sur la foi du maître, nombre
d'anatomistes l'aient adoptée, les uns
dans sa pureté, d'autres en la soumet-
tant à d'insignifiantes modifications.
Il faut pourtant nous hâter de le dire
ces fibres matrices, ces fibres convergentes, ces appareils de renforcement
n'ont été que dans l'imagination de
l'auteur et jamais sous le scalpel de
l'anatomiste. Ce qu'il y a de réel c'est
l'état fibrillaire de la substance encéphalique. Ce qui est faux c'est la génération successive des diverses parties
de l'encéphale. Il n'est point vrai que
la matière grise soit la matrice où se
forme la blanche : ces deux substances
ne sont l'une à l'égard de l'autre ni

Tom. IV.

aurait donné l'action combinée du tact et
de la vue. Car voyez ce qui se passe généralement quand on veut prendre très-exactement connaissance d'un corps solide par
le canal de l'organe tactile. On fait cesser
toute communication des corps extérieurs
avec les autres sens : la vue surtout et
l'ouïe, on les ferme à l'accès de la moindre
impression. Pourquoi cet examen si exclusif?
C'est afin que le sens intime ne soit point
distrait de son *attention*; c'est afin qu'il
ne perde rien de ce que le sens du toucher
lui apporte. 2° Il n'est pas un objet extérieur
qui exerce isolément un seul de nos appareils
des sens. Nos relations avec chaque objet
sont toujours composées d'autant d'impressions simples qu'il y a, dans cet objet,
des qualités que nous avons pu connaître.
Ainsi que vous veuillez prononcer un mot,
la couleur du corps que ce mot représente
et que l'œil vous a préalablement fait sentir,
la forme, l'étendue de ce corps que le
toucher vous a transmis, le son particulier
du mot que l'ouïe a pu retenir, tout cela,
avec la rapidité de l'éclair, se rapproche,
se joint et se combine pour produire l'acte
voulu. Or cette combinaison atteste qu'il
y a un rendez-vous commun à toutes les
sensations : ce rendez-vous est l'encéphale,
et les combinaisons qui s'y produisent sont
les actes intellectuels.

Nous distinguons par conséquent dans la
vie animale deux choses principales : les
sensations servies par les appareils nerveux
simples, et les *actes intellectuels* servis
par les appareils de réunion. Cette distinction est extrêmement importante : elle
ne nuit en rien à l'unité de la force vitale,
et elle nous fait en quelque sorte assister
à l'édification pièce par pièce des phénomènes
merveilleux de l'intelligence.

cause ni effet : elles sont formées simultanément dans la vie intra-utérine, et ce n'est qu'après la naissance qu'elles acquièrent leur caractère distinctif.

Il n'est point vrai que les faisceaux fibreux du bulbe rachidien engendrent, par leur épanouissement, la masse encéphalique : l'acte général de la production n'a pas plus de tendance à procéder de la moelle vers le cerveau que du cerveau vers la moelle ; les fibres de l'un et de l'autre organe ne sont point soumises à une marche, elles sont créées en place et simultanément.

Il n'est point vrai qu'il y ait dans l'encéphale des corps procréateurs de nouvelles fibres médullaires : la protubérance annulaire, les couches optiques, les corps striés, le corps rhomboïdal ne sont point des ganglions ; personne n'a jamais vu les milliers de fibres médullaires qui se forment dans ces matrices de nouvelle espèce.

Il n'est point vrai enfin que la couche de substance grise qui revêt la périphérie de l'encéphale, renvoie au centre de l'organe les fibres qu'elle en a reçues. Tout en rendant justice à l'habileté de dissection de Gall, laquelle lui a permis de déplisser le cerveau et de l'étendre comme un ruban, on ne saurait admettre que ce physiologiste ait eu seul le privilége de distinguer ces fibres de retour dont personne n'a jamais aperçu le plus léger indice.

Voici ce qu'il y a de bien reconnaissable dans la structure de l'encéphale, et ce que tout anatomiste qui disséquera soigneusement cet organe avec le

Des Sensations.

Ici se présente une question préjudicielle dont la solution fera jaillir la plus vive lumière sur l'analyse de la vie animale. *Tout est-il réaction dans l'économie animale ?* Nous avons dit plus haut, dans les notions préliminaires, que le corps de l'homme grandit uniformément, lentement et comme par saccades, sans qu'il y soit sollicité par l'influence des saisons, par aucune force extérieure, par aucune cause productrice de réaction. Il fallait en conclure qu'il y a en nous, dans la trame de nos organes, une force active qui provoque ces mouvemens d'une manière spontanée. Or, à côté de cette force qui est vitale, organique, sans conscience, en est une autre qui lui est analogue pour son indépendance d'être, pour sa spontanéité, mais qui lui est tout-à-fait opposée quant à sa nature, attendu que l'être qui en est doué a conscience de cette force. C'est là ce qui constitue le moral de l'homme, moral qui a sa physionomie propre dans chaque individu et que l'on ne peut bien connaître que lorsqu'on a rempli toutes les cases du programme suivant :

Quel est le degré d'aptitude que l'homme dont on étudie individuellement le moral apporte à apercevoir ce qui l'avoisine ? Qu'elle est la manière dont il se laisse affecter par les objets extérieurs ? Ces objets produisent-ils en lui une peine ou un plaisir, ou bien lui sont-ils indifférens ? Quelles sont les manières dont il témoigne ses affections ? Les fait-il paraître bien ouvertement, ou bien les tient-ils concentrées ? Qu'elle est sa manière de se vêtir, de se nourrir, d'agir soit au dedans soit au dehors ? Quelles sont, en un mot, mille petites habitudes qui constituent sa vie domestique ? Quelles sont ses relations d'amitié, de

manche du scalpel en procédant de la moelle au cerveau, pourra découvrir par lui-même.

Trois plans de fibres verticales forment l'épaisseur du bulbe rachidien. Deux de ces plans émanés des pyramides antérieures et des olives s'adressent au cerveau, l'autre qui fait suite aux pyramides postérieures appartient au cervelet.

Les *fibres du premier plan* se croisent, comme nous l'avons vu plus haut, celles d'une pyramide passent dans la pyramide opposée; elles traversent la protubérance annulaire, les pédoncules du cerveau, les couches optiques et les corps striés en s'épanouissant et se multipliant de plus en plus, et aboutissent aux parties antérieure, supérieure et latérale des lobes antérieur et moyen du cerveau.

Les *fibres du second plan* ne s'entre-croisent pas dans le bulbe comme les précédentes. Du sommet des olives d'où elles émergent, elles montent en formant deux faisceaux séparés, à travers la protubérance annulaire, les pédoncules du cerveau, les couches optiques et les corps striés pour s'épanouir à la face supérieure des hémisphères, et plus particulièrement encore dans les lobes postérieurs du cerveau.

Les *fibres du troisième plan* fournies par les pyramides postérieures du bulbe, et en partie aussi par la protubérance annulaire, traversent ou plutôt constituent sans entrecroisement préalable les pédoncules du cervelet, et cette masse ovoïde de matière blanche placée au centre de chaque lobe cérébelleux.

parenté, de coterie? Comment influe-t-il sur les autres, comment les autres influent-ils sur lui? Quels sont ses goûts par rapport aux choses extérieures, quel intérêt prend-il aux affaires publiques, et comment est-il affecté par les événemens généraux? S'intéresse-t-il aux sciences, aux arts, à la littérature, n'a-t-il du goût que pour les armes, ou ne s'occupe-t-il que des finances? Quel est le degré d'influence que la puissance temporelle exerce sur lui, et jusqu'à quel point se laisse-t-il gouverner par la spirituelle?

Ce programme une fois rempli, on peut se flatter de connaître le moral de l'homme qu'on examine, et on peut se convaincre qu'une infinité de phénomènes moraux qui se passent en lui sont tout-à-fait spontanés et nullement provoqués par une excitation extérieure.

Du reste, pour bien éclaircir la question, réunissons un certain nombre de faits et analysons-les dans toute leur profondeur, car il ne s'agit ici de rien moins que de miner à leur base deux édifices imposans, celui de *Condillac* qui déduisait de l'impression faite sur les sens externes toutes nos sensations, toutes nos connaissances, et celui de *Cabanis* qui rattachait presque tout le moral de l'homme à l'état matériel des viscères de l'abdomen.

Quand on assiste aux premiers mouvemens qu'exécutent, à leur naissance, les différentes classes d'animaux, on ne sait ce qu'il faut le plus admirer de la diversité de ces actes, ou de la soudaineté de leur apparition et de leur précision. Chez presque toutes les espèces, le premier acte a pour objet la recherche de ce qui doit pourvoir à l'entretien de l'organisme. Certes il n'y a point ici d'éducation préalable. Le petit poulet n'a pas encore appris à se servir de ses muscles ni de ses yeux, il n'a jamais

Leurs irradiations terminales donnent lieu à toutes les lames et lamelles par lesquelles sont représentées les circonvolutions du cervelet.

Quant au mode ultérieur de terminaison de toutes ces fibres nerveuses, il est encore tenu dans l'ombre. Il est pourtant une supposition que l'on peut regarder comme ayant force de vérité : c'est que les filets déjà fort déliés qui forment, à leur sortie des corps optiques et striés, un évantail ou, comme le disait Reil, une *couronne rayonnante*, se divisent encore un grand nombre de fois avant d'arriver à la périphérie de l'organe, et que la mutation de couleur que ces fibres éprouvent en passant du noyau central à la couche corticale tient exclusivement au nombre

---

PLANCHE CXLV.

Fig. 1. Dure-mère vue par sa face externe. Le crâne a été scié et enlevé, et l'artère méningée moyenne injectée.

N° 1. Hémisphère gauche. — 2. portion de l'hémisphère droit. — 3, 3, 3. circonvolutions cérébrales et 4, 4, 4. anfractuosités se dessinant au-dessus de la dure-mère. — 5, 5. sinus longitudinal supérieur. — 6, 6. glandules dites de Pacchioni. — 7, 7. éraillemens normaux de la dure-mère. — 8. artère méningée à son entrée dans le crâne par le trou petit rond du sphénoïde. — 9, 9, 10, 10, 11, 11, 11. ses ramifications successives sur la dure-mère.

Fig. 2 et 3. Portions de dure-mère un peu grossies au microscope pour mettre bien en vue la texture fibreuse de cette membrane.

Fig. 4. Dure-mère d'un fœtus de 8 mois, d'après une préparation de Ruysch.

N° 1, 1, 1. Sinus longitudinal supérieur. — 2, 2. portion de dure-mère recouvrant les lobes antérieurs du cerveau. — 3, 3. portion de dure-mère qui répondait avant l'enlèvement de la calotte du crâne, à la fontanelle antérieure. — 4, 4. artère méningée vue des deux côtés et ramifiée sur la dure-mère.

encore mesuré les distances, et pourtant, à peine a-t-il rompu sa coque qu'il court après le grain et il ne le manque jamais. Les petits mammifères se précipitent sur la mamelle de leur mère, et afin d'extraire le suc nourricier contenu dans ce réservoir, ils imitent de leur bouche le mécanisme compliqué d'une pompe aspirante avec une justesse qui tient véritablement du prodige. On a vu de ces animaux tout le train de derrière encore engagé dans le vagin de leur mère, allonger leur petit cou pour se saisir de la mamelle, et y exercer la succion. Cabanis trouve la cause de ces déterminations dans des impressions intérieures. C'est une hypothèse sans fondement. Comment concevoir en effet d'où peuvent naître ni de quelle façon peuvent naître intérieurement les impressions qui portent dès les premiers instans de leur vie les divers animaux aux habitudes respectives qui les caractérisent, la taupe à fouir la terre, le castor à se construire une demeure, l'abeille à vivre avec ses semblables en république pour exercer une véritable industrie, le chevreau à frapper de sa tête les corps qui l'environnent avant même qu'il ne possède les cornes qui doivent plus tard le servir si bien dans ce penchant ?

On pourrait presque concevoir une impression intérieure produite par l'usure des molécules organiques, et on saisit réellement quelque rapport entre le sentiment de la faim celui de la soif et certaines déterminations de l'économie animale. On voit aussi la dépendance où se trouve le moral et l'intelligence à l'égard de certaines conditions, de certains états particuliers des viscères du ventre. Mais rattacher tous les penchants des animaux, leurs déterminations si complexes, si variées, si précices et si constantes dans les mêmes espèces d'être, leurs mouvemens si réguliers dès l'instant même de leur naissance, mouvemens qui ont presque toujours

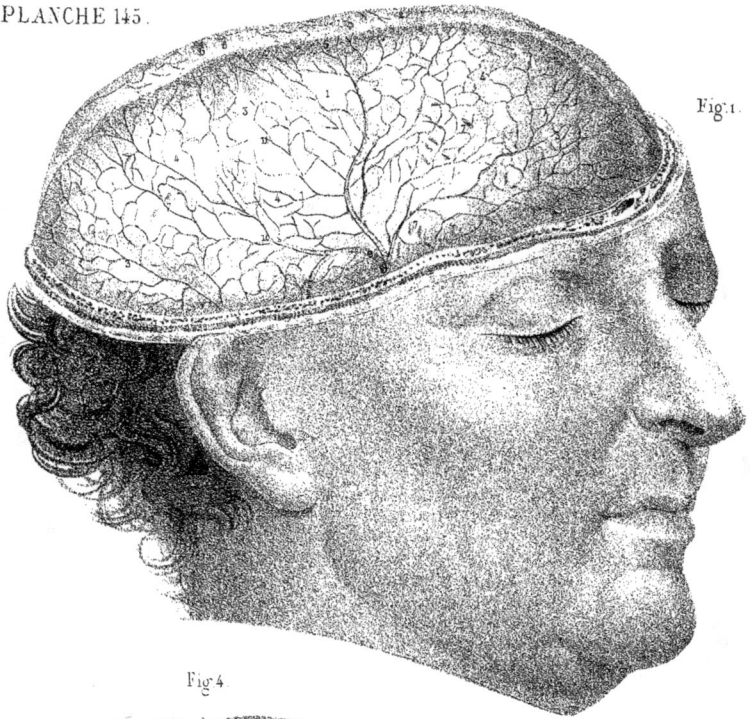

Fig. 1.

Fig. 4.

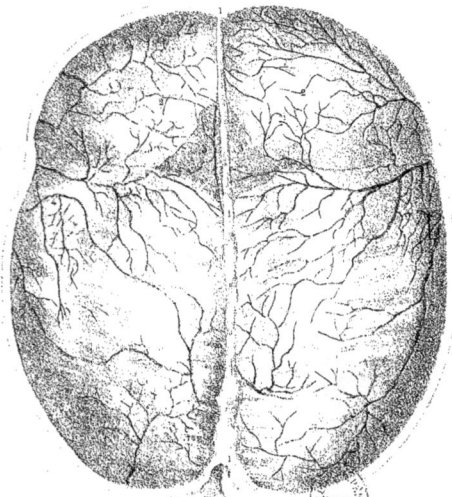

Fig. 2.

Fig. 3.

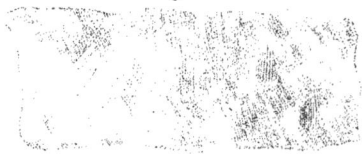

Calct D. M. del lith

Imp. Lemercier Bénard et C.

et à la disposition respectifs des tubes sanguins capillaires.

Rien n'indique, nous en avons déjà fait la remarque, l'existence de fibres de retour. Seulement au voisinage des parties centrales, des fibres se détachent des corps striés et des couches optiques ; elles abandonnent les rayons qui s'élancent à la périphérie pour se réfléchir vers le corps calleux où celles d'un côté s'unissent à celles du côté opposé sans entrecroisement et d'une manière directe.

Voici comment M. Foville, qui s'est occupé avec bonheur de la structure de l'encéphale, explique le parcours des irradiations. Il divise aussi en trois plans les fibres nerveuses qui émergent des corps striés et des couches optiques.

« Le *premier plan* ou *plan supérieur*, se réfléchit de bas en haut, en décrivant une courbe dont la convexité est en dehors, et se porte horizontalement en dedans pour constituer le corps calleux, puis se réunit avec celui du côté opposé.

» Le *deuxième plan* ou *plan moyen*, plan de l'hémisphère, monte d'abord parallèlement au corps calleux, qu'il abandonne au moment où celui-ci se réfléchit de dehors en dedans, continue à suivre une direction à peu près verticale, puis gagne la substance grise.

» Le *troisième plan* ou *plan inférieur*, beaucoup moins étendu que le précédent, est extrêmement mince, et suit une direction toute différente : immédiatement après son émergence du lieu commun d'origine, il descend en dehors du corps strié qu'il contourne en bas, et, se rapprochant de la ligne un but d'utilité, rattacher toutes ces choses à des impressions intérieures, ne nous semble pas plus raisonnable que de les rapporter avec Condillac à un raisonnement, à de l'expérience. Aucune sorte de réaction organique ne nous apparaît en tout cela. Ce qui doit présider, selon notre opinion, à tant de phénomènes, c'est une force intérieure développée par une loi primordiale de l'organisation, une force qui coexiste avec l'arrangement moléculaire des organes, qui modifie cet arrangement comme elle en est à son tour modifiée, une force qui n'est qu'une attraction perfectionnée, une fraction en un mot de cette force active, générale et première qui gouverne tous les phénomènes de l'univers.

La sensation n'est donc point, comme le disait Gall, la *perception d'une irritation quelconque*. Il est bien vrai qu'une irritation quelconque peut produire une sensation, mais celle-ci n'est pas, de nécessité, une réaction. Elle est aussi *spontanée*, c'est-à-dire que les phénomènes qui la caractérisent peuvent être produits par l'activité propre de cette force intérieure dont nous parlions à l'instant même et à laquelle on donne généralement le nom d'*âme*. C'est là le moi moral ou de conscience, le for intérieur, dont tous les philosophes s'occupent. Assez souvent on dit, en parlant de l'âme, qu'elle possède plusieurs sens, tels que la vue, l'ouïe, le goût, etc., qu'elle réside au milieu de ces sens comme dans un domaine, et qu'elle est avertie par le compte que lui rendent ces serviteurs, des rapports qu'elle a avec les objets externes. Cette figure est l'expression exacte de la vérité, mais elle a le défaut de n'offrir qu'un seul revers de la médaille dont l'autre côté représente la faculté qu'a l'âme de se mettre en action sans sollicitation extérieure.

Nous croyons avoir suffisamment fait ressortir tous les doutes qui s'élèvent autour

médiane, remonte juxta-posé au plan correspondant de l'autre côté dans la partie médiane des ventricules, où ces deux plans constituent, par leur réunion, la cloison transparente (1). »

Nous ne pousserons pas plus loin l'examen de la texture de l'encéphale, parce que toutes les découvertes que l'on dit avoir faites sur la figure, le volume et sur la composition élémentaire des fibres nerveuses ne sont rien moins que positives et profitables à la science. Ce qu'il nous importait de connaître, c'était la continuité du système nerveux, laquelle est rendue évidente par la texture fibrillaire qu'il est donné à tout le monde de pouvoir constater.

Hâtons-nous d'aborder les membranes qui maintiennent l'axe cérébro-spinal dans la cavité crânienne et dans le canal rachidien.

Ces membranes, a-t-il été dit plus haut, sont au nombre de trois : la *dure-mère*, l'*arachnoïde* et la *pie-mère*.

(1) Cruveilhier, Anat. descrip.

PLANCHE CXLVI.

Faux du Cerveau et tente du Cervelet.

N. 1. Corps calleux coupé longitudinalement. — 2. son extrémité antérieure. — 3. section de la protubérance annulaire. — 4. section des nerfs optiques. — 5. portion de la dure-mère qui tapissait la face interne des os pariétaux et temporaux. — 6. faux du cerveau implantée en 7 à l'apophyse crista-galli et en 8 à la protubérance occipitale interne. Cet espace mesure le sinus longitudinal supérieur. — 9. sinus longitudinal inférieur. — 10. sinus droit. — 11. sinus latéral. — 12. tente du cervelet. — 13. ligne moyenne de la tente du cervelet sur laquelle s'implante la faux du cerveau.

du système nerveux considéré comme cause exclusive des phénomènes de la vie. Il n'en est pas moins vrai que dans les animaux supérieurs ce système jouit d'une si puissante influence qu'on doit le considérer comme le mobile majeur de toutes les fonctions. La sensation exquise et perfectionnée comme elle l'est chez les mammifères, a pour condition capitale sa présence et son intégrité. L'authenticité de cette loi remonte jusqu'à Galien qui l'avait établie sur ses expériences propres. Galien liait sur des cochons le nerf récurrent destiné, comme on sait, à l'animation du larynx, et à l'instant il leur ôtait la faculté de crier qu'il leur rendait en détachant la ligature. On ne pouvait rendre plus manifestes les rapports de l'action nerveuse avec les fonctions organiques. Depuis Galien les expériences sur le système nerveux ont été multipliés à l'infini. On en a fait sur tous les nerfs et sur toutes les parties de l'encéphale, et on a trouvé assez de constance dans les résultats généraux; mais on ne saurait croire tout ce qu'il y a eu de variations dans les phénomènes de détail, ce qui a tenu peut-être moins à la différence des circonstances rattachées à l'expérimentation, qu'à ce qu'on n'a pas tenu assez de compte de l'unité d'action dont nous avons exposé avec tant de soin les témoignages irrécusables.

On a coupé, lié, stupéfié avec l'opium différens troncs nerveux, et on a détruit la sensibilité et la faculté de se mouvoir volontairement dans les parties où ces troncs allaient se répandre. Il n'y restait que des mouvemens vagues d'irritabilité, lesquels finissaient bientôt eux-mêmes par s'éteindre.

On a coupé, lié la moelle épinière sur tous les points de son étendue, et les parties recevant leurs nerfs de la portion de moelle séparée de celle qui tenait à l'encéphale ont été paralysées. Et lorsqu'on portait la section sur la partie la plus élevée de la moelle,

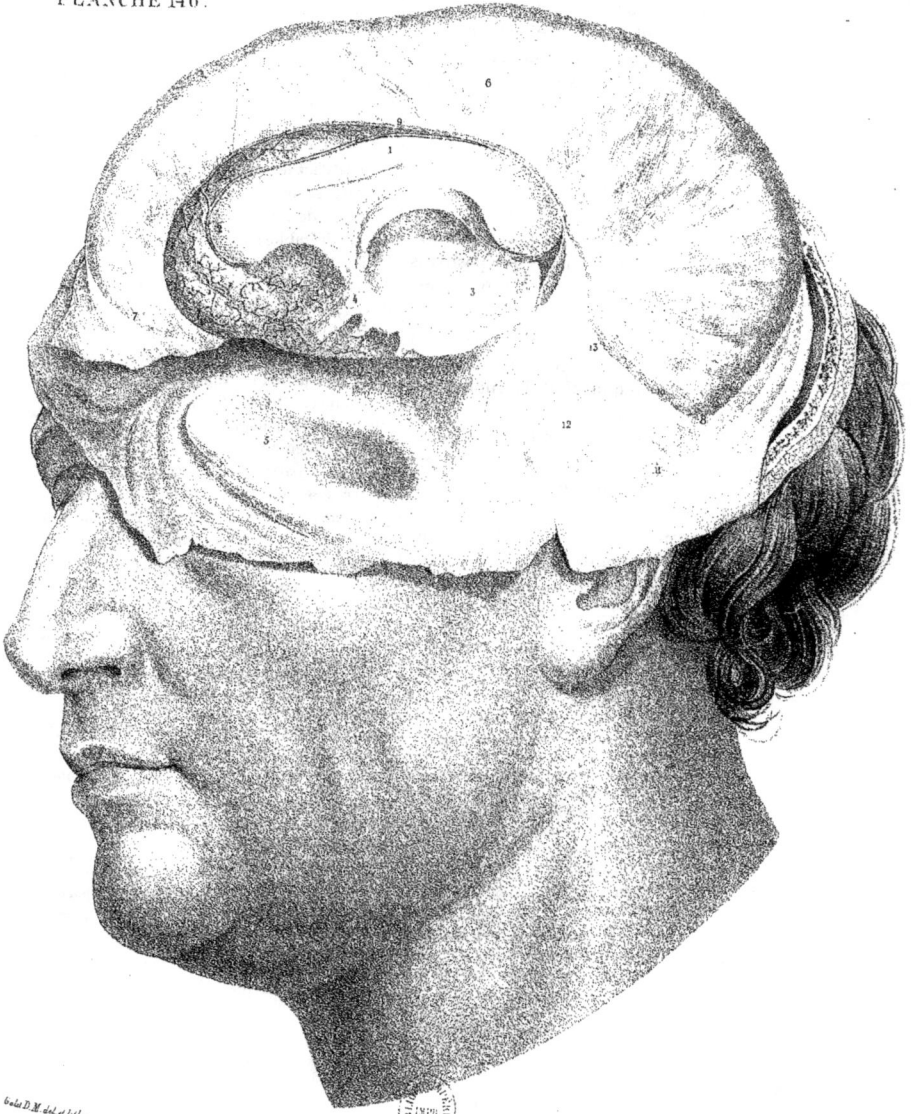

PLANCHE 146.

Imp. Lemercier Bénard et C.

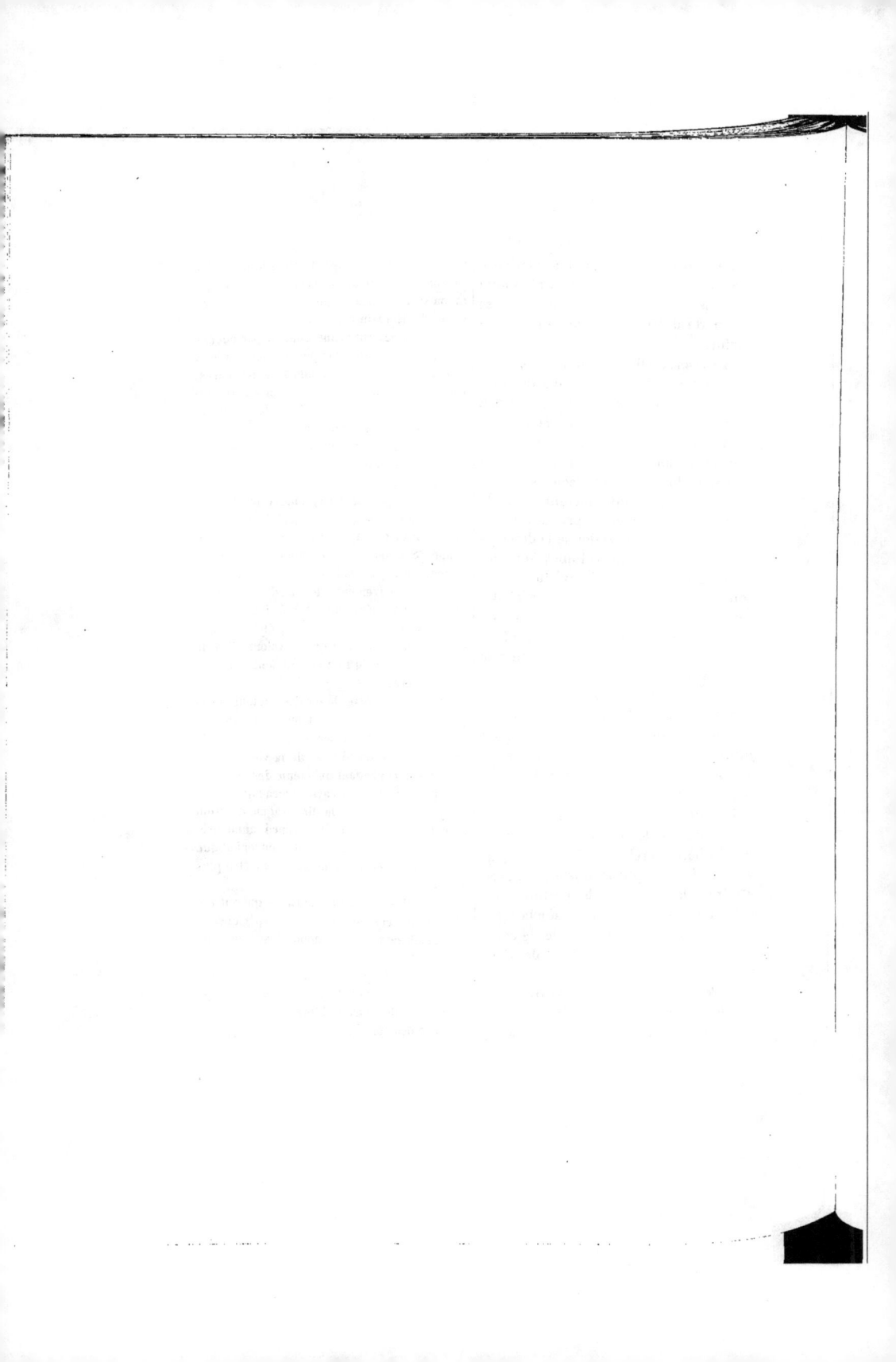

Dure-mère. Elle est la plus extérieure des trois. Très-épaisse et très-résistante à cause de sa nature fibreuse, elle se comporte différemment au crâne et au rachis.

Au crâne, elle est appliquée par sa face externe contre les parois osseuses auxquelles des prolongemens fibreux et vasculaires la font adhérer intimement, et par sa face interne elle est unie plus intimement encore à l'arachnoïde à laquelle elle emprunte son aspect si luisant. Ce que cette membrane a de plus de remarquable, après les divers sinus dont nous avons donné la description dans le second volume, sont les prolongemens ou replis qu'elle envoie soit dans toutes les fentes de l'encéphale, soit aux perforations diverses de la base du crâne. Les premiers de ces prolongemens destinés à isoler, comme le feraient des cloisons, chacune des parties de l'encéphale, sont la *faux du cerveau*, la *tente du cervelet*, et la *faux du cervelet*; les seconds qui accompagnent jusqu'à une certaine distance les vaisseaux et les nerfs qui sortent du crâne portent le nom de *gaînes*.

La *faux du cerveau* tombe verticalement dans la fente qui sépare les deux hémisphères cérébraux. Fixée en avant autour de l'apophyse crista-galli, en arrière elle embrasse la protubérance occipitale interne et forme sur la ligne médiane de la tente du cervelet le canal veineux connu sous le nom de *sinus droit*.

La *tente du cervelet*, cloison transversale fortement tendue entre le cerveau et le cervelet, offre deux circonférences,

tout près du trou occipital, alors la mort s'en suivait, parce que les nerfs servant à la respiration se trouvaient compris dans le tronçon de moelle isolé du cerveau.

On a coupé, supprimé couche par couche le cervelet, et on a rompu la coordination, l'harmonie des mouvemens musculaires. Cependant il ne part du cervelet aucun nerf qui aille se répandre dans les organes locomoteurs. Il est vrai qu'ainsi mutilé l'animal conservait ses mouvemens, mais il était dans l'impossibilié de les maîtriser, de les coordonner.

On a coupé, déchiré, enlevé les hémisphères du cerveau, et on a jeté l'animal dans la stupidité: on en a fait un simple automate animé. Ses fonctions organiques, digestion, respiration, circulation etc., s'exécutaient bien, ses mouvemens de translation étaient même coordonnés, mais il était indifférent à tout: sa sensation, sans être éteinte, était très-affaiblie aussi bien que sa volonté. En un mot il avait perdu tout ce qui tient à l'intelligence pure.

Enfin on a porté le fer destructeur sur la protubérance annulaire et on a suspendu la respiration: c'est assez dire qu'on a, du même coup, tranché le fil de la vie. Il est à remarquer cependant qu'aucun des nerfs qui se répandent dans la cavité thoracique, dans les poumons ou dans le diaphragme ne tirent leur origine de la protubérance annulaire. Les rapports de cette portion encéphalique sur l'acte respiratoire ne sauraient être plus évidens.

Or quelles sont les conclusions qui ont été déduites de ces intéressantes expériences? Ces conclusions tout le monde les entrevoit, c'est que:

1° La *moelle épinière* est l'organe primordial du sentiment et du mouvement, le siége particulier de l'excitabilité (propriété de produire des contractions musculaires).

l'une externe, l'autre interne. La première adhère aux bords de la gouttière
latérale de l'occipital et au bord supérieur
du rocher, mesurant ainsi l'espace compris entre la protubérance occipitale
interne et l'apophyse clinoïde postérieure de l'occipital.

La seconde, mince et beaucoup plus
courte, est une ouverture en forme de
croissant dans laquelle sont contenues
l'éminence vermiculaire supérieure du
cervelet et la protubérance cérébrale, et
dont les pointes qui s'entrecroisent vont
se fixer aux apophyses clinoïdes de l'os
sphénoïdal.

La *faux du cervelet*, placée au-dessous
de la tente et sur la ligne médiane,
tombe verticalement entre les deux
hémisphères latéraux du cervelet. Elle
est attachée, d'une part, à la protubérance occipitale interne, d'une autre
au bord du trou occipital, d'une autre
encore sur la ligne médiane de la face
inférieure de la tente.

Quant aux prolongemens ou gaînes
qui enveloppent les nerfs et les vaisseaux de la base du crâne, nous n'avons
point de description à en faire. Il suffit
de dire que ces prolongemens ne s'étendent pas très-loin, et que, pour la plupart, ils se continuent et se confondent
au dehors du crâne avec le périoste.

Dans le canal rachidien, la dure-mère
est beaucoup plus lâche que dans le
crâne. Elle forme là un véritable étui qui
n'adhère ni aux os du canal en dehors ni
à la moelle épinière en dedans. Sa face
interne est cependant unie à l'arachnoïde
et luisante comme dans le crâne. Ce qui
remplit le vide laissé entre sa face externe

2° Le *cervelet* est le régulateur des mouvemens de locomotion.

3° Le *cerveau* (hémisphères cérébraux)
est l'organe primordial de l'intelligence.

4° La *protubérance annulaire* ou *moelle
allongée* est le nœud vital du système
nerveux, la clef de l'édifice vivant, l'organe
de la respiration.

Que si l'on rapproche de ces expériences
quelques observations d'anatomie comparée,
on voit se confirmer les déductions que nous
venons d'offrir. Ainsi chez les poissons dont la
respiration est si importante, si prononcée, si
laborieuse, à cause de la faible quantité d'air
contenue dans le milieu où ces animaux vivent,
on trouve la partie supérieure de la moelle
épinière très-développée; ou, pour mieux
dire, on voit deux ganglions soit simples,
soit multiples surajoutés à cette extrémité
de la moelle et servant d'origine aux nerfs
branchiaux. Ces ganglions pourraient être
considérés comme les analogues de la protubérance annulaire, car ils sont placés juste
au-dessous du quatrième ventricule, et leur
influence dans la respiration est très-considérable.

Chez les oiseaux c'est au contraire le
cervelet qui se trouve proportionnellement
plus volumineux : la raison de cette différence
est dans le peu de résistance de l'air, ce
qui nécessite pour le mouvement du vol,
le déploiement d'une action énergique et bien
précise.

Et voyez, d'autre part, les reptiles dont
l'encéphale est cependant plus régulier que
celui des poissons : de tous les vertébrés
ils sont ceux dont le cervelet est le plus
petit et le plus imparfait, car dans la gre-
nouille, le crapaud, la salamandre terrestre
et autres, il est une simple lamelle transversalement située dans le quatrième ventricule. Voyez aussi la lenteur et la simplicité de leurs mouvemens

et les parois du canal rachidien, c'est un tissu cellulaire ou graisseux, rougeâtre, fluide et entremêlé de nombreuses ramifications veineuses. Des deux côtés de la dure-mère vertébrale part une rangée de gaînes destinées à protéger l'origine des nerfs spinaux. Ces gaînes se comportent comme celles du crâne, et sont en nombre égal à celui des nerfs qui traversent les trous intervertébraux. En bas un dernier prolongement fixe la dure-mère vertébrale à la partie la plus déclive du canal rachidien.

Les anciens avaient attribué une nature musculeuse à la dure-mère. Depuis longtemps on sait qu'elle appartient à la classe des membranes fibreuses. Sa couleur blanche et nacrée, sa consistance et son inextensibilité ne permettent pas le plus léger doute à cet égard. Deux plans de fibres lui donnent son épaisseur qui est considérable. L'un de ces plans adhère au périoste interne du crâne, l'autre à l'arachnoïde et ils sont entr'eux intimement unis. Les fibres qui les composent s'entrecroisent dans divers sens et laissent sur quelques points de petits intervalles, des éraillements que l'on prendrait pour des vermoulures de la membrane.

Arachnoïde. Sous-jacente à la dure-mère et d'une excessive finesse, l'arachnoïde est une membrane séreuse représentant, à l'instar du péritoine et de la plèvre, un sac sans ouverture qui tapisse à la fois le plan interne de la dure-mère et le plan externe de la pie-mère, et qui contient dans son intérieur une quantité de liquide qu'elle sécrète elle-même. Elle règne aussi dans le crâne et dans le

Les hémisphères cérébraux, à leur tour, ont si peu de développement dans les poissons dont l'intelligence est si obtuse, qu'on en est encore, pour un grand nombre de ces animaux, à se poser cette question : de tous les lobes qui constituent l'encéphale des poissons, quels sont ceux qui représentent les hémisphères cérébraux proprement dits ? Dans les mammifères c'est différent. Les lobes cérébraux ont acquis sur eux un développement relatif très-considérable, mais ici encore il y a des degrés divers selon les espèces et selon les individus de chaque espèce, et l'intelligence suit toujours les degrés de ce développement.

Ainsi tout en nous en tenant aux limites précédemment tracées autour du système nerveux, il nous faut reconnaître qu'au sein de ce système réside ce que la vie a de plus délicat, de plus beau, de plus noble, la perfectibilité de l'être animal.

Il existe un enchaînement manifeste entre les phénomènes généraux de la sensibilité et l'ensemble du système nerveux, entre le développement d'une partie donnée de ce système, et tel ordre de phénomènes sensoriaux et intellectuels. A mesure que s'étend, s'accroît et se complique le système nerveux, les phénomènes de la vie acquièrent plus d'intensité, plus de nombre, en même temps qu'ils se distinguent mieux, se groupent, et, pour ainsi dire, se particularisent. Dans les mollusques dont le système nerveux est si simple, tous les phénomènes de la vie sont confondus. Un même ganglion préside à l'accomplissement de la digestion, de la respiration, de la circulation et de la sensation du toucher. Ceux de ces animaux qui ont deux ganglions, l'un *céphalique* et l'autre *viscéral*, n'en sont guère mieux partagés pour cela : ces ganglions ont le même genre d'effets. Lorsqu'on les pique on obtient à la fois le

canal rachidien. Au crâne elle se déploie sur toute la surface de l'encéphale en passant d'une circonvolution à l'autre, à la manière d'un pont, c'est-à-dire sans pénétrer dans les anfractuosités. Elle fournit aux vaisseaux qui entrent dans le crâne et aux nerfs qui en sortent des prolongemens qui se réfléchissent à des distances plus ou moins considérables sur la gaîne donnée par la dure-mère. C'est ainsi, par exemple, que la portion d'arachnoïde particulière aux nerfs optiques ne rebrousse chemin que lorsqu'elle est arrivée dans la cavité orbitaire, tandis que celle des nerfs olfactifs ne dépasse pas la lame criblée de l'ethmoïde. Cette réflexion de l'arachnoïde encéphalique sur la dure-mère indique qu'il y a là, aux endroits où la dure-mère fournit ses prolongemens, un cul-de-sac qui est le point de départ du second feuillet arachnoïdien destiné à tapisser la face interne de la dure-mère.

Dans le canal rachidien, l'arachnoïde s'étale tout autour de la moelle, mais d'une manière plus lâche que dans le crâne. Elle n'adhère point à la moelle, ou si elle tient par quelques points à l'enveloppe propre de cette tige, c'est au moyen de quelques filamens auxquels on a donné le nom de tissu cellulaire sous-arachnoïdien. Un liquide séreux, faisant suite à celui que nous avons trouvé dans les ventricules de l'encéphale, occupe l'espace laissé entre la moelle et l'arachnoïde spinale. Cette arachnoïde spinale donne à chaque paire de nerfs spinaux, et à chacun des nerfs de la queue de cheval une gaîne qui, au niveau des trous de conjugaison et des

double phénomène de contractilité et de sensibilité. Pareille chose arrive dans les articulés, chez les insectes dont les diverses parties du système nerveux se ressemblent, ce qui fait que ces animaux coupés en morceaux vivent dans chacune de leurs divisions d'une vie semblable à celle du tout : car de part et d'autre existent les mêmes conditions matérielles. Dans les animaux vertébrés tout est différent. Ici l'on peut, en piquant telle ou telle partie de l'encéphale, déterminer tel ou tel ordre de phénomènes : les expériences de M. Flourens, celles de M. Magendie et de bien d'autres en font foi. M. Bell est allé plus loin : il a pu, lui, en piquant certains points de l'économie, provoquer ou la contractilité, la motilité musculaire, ou bien la sensibilité selon qu'il s'adressait aux filets nerveux provenant des racines antérieures de la moelle épinière, ou aux filets nerveux des racines postérieures.

C'est donc une loi qu'il faut reconnaître, la loi de multiplicité des fonctions nerveuses, laquelle n'exclut point la loi d'unité qui relie ce qui a été divisé et fait participer chaque partie de la couleur, de l'énergie de l'ensemble. En se perfectionnant le système nerveux se multiplie, s'analyse, et sa puissance générale équivaut à la somme de toutes ses actions partielles. C'est là ce qui fait sa centralisation.

Mais cette action du système nerveux en quoi consiste-t-elle ? quel est son mécanisme, son principe ? et ce principe fût-il connu, quel serait son mode de transport ? Une impression est faite sur une partie du corps, le cerveau perçoit cette impression, il l'élabore si l'on peut ainsi dire, la change en sensation, et s'il adopte une volonté, il transmet celle-ci au système musculaire, l'exécuteur de ses ordres. Quel est l'agent de ces modifications successives ? quelles

trous sacrés, se réfléchit, comme au crâne, pour tapisser toute la face interne de la dure-mère spinale.

Pie-mère. Cette troisième enveloppe, qui adhère immédiatement à l'axe céphalo-rachidien, est un réseau d'une excessive finesse composé des ramifications veineuses qui sortent de l'organe, des divisions artérielles qui vont y pénétrer et puis d'un tissu cellulaire interposé entre les mailles vasculaires. Bien que la pie-mère serve à la protection de la substance céphalo-rachidienne, son objet principal est l'alimentation de cette même substance. Au crâne elle adhère intimement à l'encéphale, pénètre dans les anfractuosités, et envoie dans les ventricules moyen et latéraux des prolongemens connus sous les noms de toile choroïdienne et de plexus choroïdes. Dans le canal vertébral elle a plus de consistance et, par cela même, elle y remplit plus efficacement qu'à la tête le rôle de toile protectrice. C'est elle qui constitue la membrane propre, le *névrilème de la moelle.* Le tissu fibreux a remplacé en elle le tissu celluleux, et ce tissu fibreux n'est point interposé entre les mailles vasculaires, mais il forme une toile distincte doublée et traversée par les vaisseaux artériels et veineux. Le névrilème de la moelle tire sa densité de cette texture. Il adhère fortement à l'organe, il plonge dans ses sillons antérieur et postérieur et fournit à l'extrémité inférieure du canal vertébral, un prolongement remarquable, un vrai cordon fibreux qui fixe la moelle à la base du coccyx.

voies a-t-il parcourues? Disons de suite que les ténèbres les plus sombres entourent et envelopperont long-temps, sans doute, ces deux importantes questions.

Les anciens s'étaient figuré que les nerfs étaient creux. Ils fesaient circuler dans ces tubes les esprits animaux, le fluide nerveux qu'ils disaient sécrétés par le cerveau; cette opinion remonte jusqu'à Hippocrate. Galien la développa avec la supériorité de son talent, et lui fit traverser, sans contradiction, un grand nombre de siècles. Harvey, Vieussens et Willis la soutinrent aussi à leur tour. Enfin des anatomistes modernes, de vrais expérimentateurs ont regardé les nerfs comme des tubes destinés à conduire le fluide nerveux.

Que les anciens se soient trompés, rien en cela de surprenant, attendu qu'ils ne pratiquaient point les études anatomiques. Quant à l'erreur des modernes on peut tout aussi aisément l'expliquer. Un nerf n'est autre chose qu'un faisceau de petits filets pulpeux entourés de névrilème : une injection poussée dans son intérieur pénètre dans l'espace compris entre le névrilème et les filets, et avec d'autant plus de facilité que le nerf a subi plus long-temps l'effet de la macération, car alors la pulpe nerveuse se trouve plus liquéfiée. Le liquide pénètre donc réellement dans l'épaisseur des nerfs; mais est-ce à dire que par lui-même le nerf soit injectable? Il est un composé de filets pleins entourés de névrilème et non un corps creusé à la façon d'un tube. C'est toujours en dehors de la pulpe nerveuse que coule le liquide et non point dans un canal creusé au préjudice de cette pulpe.

L'erreur des anciens une fois admise, on trouvait toute simple l'explication des phénomènes nerveux. Voici comment Tissot s'exprime sur cet objet : « L'impression des corps étrangers sur les nerfs agit sur le

ARTICLE TROISIÈME.

Des Nerfs.

Les nerfs sont des cordons blanchâtres qui naissent de l'encéphale et de la moelle épinière et qui vont se répandre, en se divisant et se subdivisant à l'infini, dans toutes les parties du corps. A vrai dire, ces cordons ne sont que des faisceaux de filets de substance nerveuse; car si on en prend un au hazard et que l'on le coupe en tra-

---

PLANCHE CXLVII.

Nerfs encéphaliques sur la face interne de la base du crâne (d'après Arnold).

L'encéphale a été enlevé.

A. Fosse du crâne antérieure ou orbitaire. — B. fosse moyenne ou temporale. — C. fosse postérieure ou occipitale. — D. globe de l'œil mis à découvert par l'ablation de la paroi supérieure de l'orbite. — E. muscle releveur de la paupière supérieure. — F. muscle droit supérieur du globe de l'œil. — G. muscle oblique supérieur. — H. cavité du tympan. — I. marteau. — K. enclume. — L. muscle interne du marteau. — M. vestibule. — N. canal demi-circulaire supérieur. — O. glande pituitaire.

N. 1. Nerf olfactif (Iʳᵉ paire). — 2. nerf optique (IIᵉ paire). — 3. nerf moteur oculaire commun (IIIᵉ paire). — 4. nerf pathétique ou moteur oculaire interne (IVᵉ paire). — 5. nerf trijumeau (Vᵉ paire) : *a.* ganglion semi-lunaire ou de Gasser ; *b.* première branche du trijumeau, nerf ophtalmique ; *c.* seconde branche, nerf maxillaire supérieur ; *d.* troisième branche, nerf maxillaire inférieur ; *e.* nerf frontal ; *f.* nerf lacrymal ; *g.* nerf ethmoïdal. — 6. nerf moteur oculaire externe (VIᵉ paire). — 7. nerf facial (VIIᵉ paire, portion dure). — 8. nerf auditif (VIIᵉ paire, portion molle). — 9. nerf pneumo-gastrique (VIIIᵉ paire). — 10. nerf glosso-pharyngien (VIIIᵉ paire). — 11. nerf spinal ou accessoire de Willis (VIIIᵉ paire). — 12. nerf grand hypoglosse (IXᵉ paire). *Voyez planche CXXXV.*

---

liquide nerveux; le sensorium commun en est altéré, et la nature de ce changement donne à l'âme l'idée de l'action du corps externe. A son tour l'âme agit sur le sensorium commun (le cerveau) et les esprits animaux différemment mus et portés en différens lieux, agissent sur différentes parties et opèrent différens mouvemens. » Tissot va même jusqu'à admettre deux ordres de nerfs bien distincts, les nerfs qui portent les esprits animaux du cerveau aux parties et ceux qui les rapportent des parties au cerveau : les premiers il les nomme *artères nerveuses,* les seconds *veines nerveuses.*

Une autre opinion presque aussi ancienne et non moins chaudement soutenue, car elle a compté, dans son règne, pour principal fauteur, l'école de Staahl, considérait les nerfs comme des fibres solides et élastiques, dont l'action s'opérait par des vibrations comme celles des cordes d'instrumens de musique.

Il y a eu aussi des physiologistes qui, tout en appliquant aux nerfs ce que les physiciens démontrent touchant le mouvement des cordes, établissaient en même temps l'existence des esprits animaux. Le mouvement de vibration des nerfs ne servait qu'à donner aux esprits animaux un mouvement d'ondulation qui opérait la sensation.

Il serait superflu de chercher à prouver la fausseté et le ridicule de ces systèmes. Les belles découvertes récemment faites sur l'électricité, sur le fluide galvanique, refoulent loin derrière nous déjà, les nerfs creux et les cordes tendues, les esprits animaux et les vibrations. Par tout ce que nous connaissons sur les phénomènes nerveux et sur les phénomènes électriques, il est bien démontré que le plus grand rapprochement existe entre l'agent des uns et celui des autres. Non pas qu'à la manière

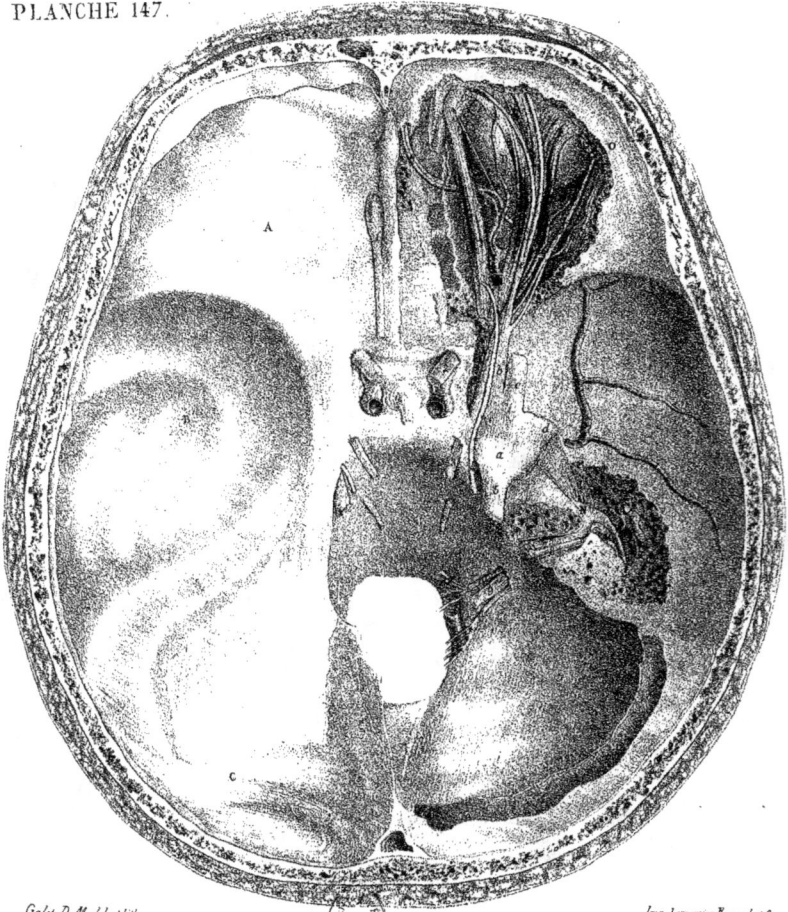

PLANCHE 147.

vers, on voit qu'il est enfermé dans un névrilème et qu'il se compose d'un nombre de filets capillaires, pulpeux comme la substance cérébrale elle-même, mais unis entr'eux et empruntant leur résistance à une gaîne propre bien distincte du névrilème et à l'enveloppe commune ou au névrilème lui-même.

A leur origine, les nerfs ont une distribution analogue à celle de plusieurs plantes : ils se détachent par paires du centre nerveux un de chaque côté, vis-à-vis l'un de l'autre, et cette symétrie s'explique par la dualité même de l'axe céphalo-rachidien. Ils se distinguent en nerfs *encéphaliques* ou qui naissent au-dessus du collet du bulbe rachidien et qui sortent par les trous de la base du crâne, et en nerfs *spinaux* qui naissent au-dessous du bulbe rachidien sur toute la longueur de la moelle épinière, et qui sortent par les trous de conjugaison de la colonne vertébrale. Les premiers sont au nombre de 9 paires, les seconds au nombre de 41.

La première paire encéphalique (*nerfs olfactifs*), celle que l'on remarque sur la région la plus antérieure du cerveau, se distribue dans le nez et y engendre l'odorat.

La deuxième paire (*nerfs optiques*) va au globe de l'œil et constitue la vision.

La troisième et la quatrième paires (*nerfs moteurs oculaires communs et nerfs pathétiques*) entrent, comme la précédente, dans l'orbite, mais elles s'adressent aux muscles de l'œil et président ainsi aux mouvemens de cet organe.

de Rollando nous considérions l'appareil nerveux comme une pile de Volta, ni que nous admettions avec Wilson Philip, qu'en toute circonstance le fluide galvanique peut suppléer le fluide nerveux. L'analogie est un peu moins intime. Mais peut-être ne serait-on pas bien loin de la vérité en admettant que si le fluide électrique est un perfectionnement du calorique, la lumière à un plus haut degré de subtilité, le fluide nerveux est aussi un perfectionnement, la quintessence si l'on veut du fluide électrique. Or, un fluide aussi subtil peut bien certainement se passer et de canaux et de cordes tendues.

Malgré notre impuissance de distinguer, de palper, de décrire la cause matérielle de nos actes de relations, nous pouvons cependant établir comme des vérités : 1° l'existence d'une action propre, indépendante, spontanée du système nerveux; 2° l'aptitude qu'ont toutes les expansions nerveuses à se laisser impressionner par les corps extérieurs; 3° l'aptitude qu'a le centre nerveux à percevoir ces impressions externes et en même temps la faculté de réagir sur elles, de les élaborer et de manifester par des signes sensibles les effets de sa réaction.

On donne généralement le nom de *sensation* à la modification qui s'opère quand le centre nerveux reçoit l'impression d'un agent extérieur : c'est là l'idée vulgaire du mot sensation. Nous savons, nous, que la sensation peut se former d'une toute autre manière, et que la préexistence d'une cause externe ne lui est pas indispensable. Il n'en est pas moins vrai que presque tous les matériaux de nos connaissances sont placés en dehors de nous, que sans l'impression faite sur nos organes par l'univers nous ne saurions être instruits ni de la présence ni des qualités de cet univers, et que c'est par toute la superficie de notre

La cinquième paire (*nerf trijumeau*) d'un volume considérable, se fait par-

PLANCHE CXLVIII.

Nerfs de l'œil et de l'oreille (d'après Arnold).

L'encéphale et les voûtes orbitaires ont été enlevés. A. Os frontal. — B. os occipital. — C, C. os temporaux. — D. muscle releveur de la paupière supérieure. — E. muscle droit supérieur de l'œil. — F. muscle inférieur. — G. muscle interne. — H. muscle externe. — I. face interne du muscle temporal, l'os de même nom ayant été enlevé. — K. muscle ptérygoïdien externe. — L. globe de l'œil droit : celui de l'œil gauche est privé d'une grande partie de la sclérotique *l*. — M. membrane choroïde. — N. veines de la choroïde, dites *vasa vorticosa*. — O. conjonctive. — P. glande lacrymale. — Q. conduit auditif externe. — R. cavité du tympan. — S. marteau. — T. enclume. — U. limaçon. — V. canaux demi-circulaires. — X. glande pituitaire.

N. II. (IIe paire) nerf optique.

III. Nerf moteur oculaire commun. — *a*. branche terminale supérieure destinée aux muscles droit supérieur de l'œil et releveur de la paupière supérieure. — *b*. branche terminale inférieure destinée aux muscles droit interne et droit inférieur de l'œil. — *c*. filet *gros* et *court* pour le ganglion ophtalmique.

V. Nerf trijumeau. — *d*. ganglion semi-lunaire. — *e*. première branche ou nerf ophtalmique de Willis. — *f*. rameau lacrymal. — *g*. rameau frontal coupé. — *h*. ganglion ophtalmique. — *i*, *i*. nerfs ciliaires, leur trajet entre la sclérotique et la choroïde. — *k*. deuxième branche du trijumeau, ou nerf maxillaire supérieur. — *l*. rameau malaire. — m , *m*. rameaux alvéolo-dentaires postérieurs. — *n*. nerf sous-orbitaire. — *o*. troisième branche du trijumeau ou nerf maxillaire inférieur. — *p*. rameaux temporaux profonds. — *q*. rameau buccal. — *r*. rameau massétérin. — *s*. rameau auriculo-temporal.

VI. Nerf moteur oculaire externe dont les rameaux se répandent dans le muscle droit externe de l'œil.

VII. Nerf facial (portion dure). — *t*. corde du tympan.

VII. Nerf auditif (portion molle). — *u*. nerf du limaçon.

VIII. Nerf glosso-pharyngien.

être que les impressions extérieures s'introduisent dans le centre nerveux : les voies de transport sont les ramifications nerveuses.

La surface externe du corps se divise en un certain nombre de départemens, qui chacun recueillent, pour les transmettre au centre nerveux, des élémens de sensations spéciales. Ces départemens représentent des appareils plus ou moins compliqués, dont la structure a des conditions convenables au genre d'impression qu'ils doivent recueillir. Ils portent le nom de *sens* et ils sont au nombre de cinq chez l'homme : le *toucher*, la *vue*, l'*ouïe*, le *goût* et l'*odorat*.

L'enveloppe générale du corps, la peau proprement dite, est l'instrument du premier de ces sens. Mise en contact avec les êtres extérieurs, elle reçoit des impressions particulières qui passent à la demeure commune des idées et qui nous donnent les sensations *tactiles* ou les notions des qualités générales de ces êtres. Le siége des autres sens est beaucoup plus restreint. La vision est tout entière limitée dans le globe de l'œil, l'ouïe dans l'oreille interne, l'odorat dans la muqueuse qui tapisse les fosses nasales, le goût dans celle qui recouvre la face supérieure de la langue.

Nous allons étudier successivement ces cinq sens, en mélangeant l'examen anatomique de l'organe avec les considérations physiologiques qui s'y rattachent. Pour des sujets aussi délicats une intelligence plus nette ne peut que résulter de cette fusion.

1. Du *toucher*. On a appelé le toucher le *sens par excellence*, le *géomètre de l'esprit*, parce que, à la rigueur, tous les autres sens dérivent de lui et que souvent il rectifie leurs erreurs.

La peau est l'instrument de cette fonction, mais la peau de la main seulement, car il faut distinguer entre le *tact* et le *toucher*.

PLANCHE 148.

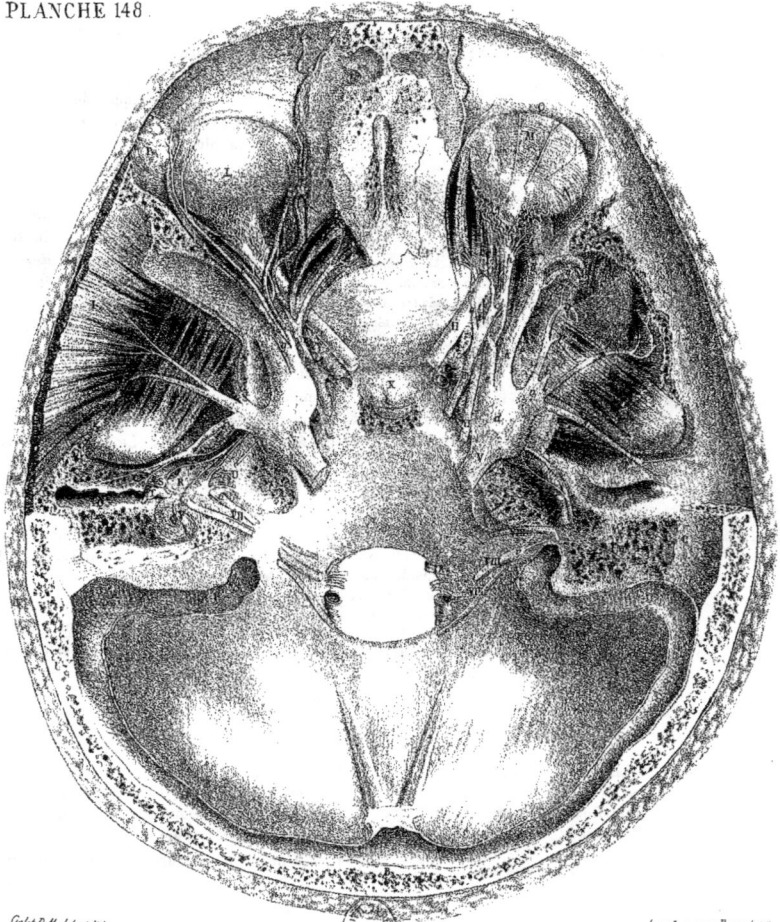

ticulièrement remarquer par sa vaste distribution. Il se répand dans toutes les parties de la tête et fournit des rameaux à tous les organes des sens.

La sixième paire (*nerf moteur oculaire externe*) est affecté au muscle droit externe de l'œil.

La septième paire, composée de deux parties, l'une dure, l'autre molle, préside à la fonction de l'ouïe. Sa portion molle (*nerf auditif*) pénètre dans l'intérieur de l'oreille, et c'est elle qui remplit le rôle de l'audition. La portion dure (*nerf facial*) se porte à l'extérieur et avive les muscles du pavillon de l'oreille.

La huitième paire est de toutes la plus importante sous le rapport de son étendue, de la richesse de ses divisions et de son influence sur la vie. Elle est formée de trois parties : 1° le *pneumogastrique* qui s'adresse à la fois au larynx, aux poumons, au cœur et à l'estomac, qui a conséquemment sous sa direction toute la vie organique, et qui, par ses correspondances avec les différentes parties du corps, détermine la majeure partie des phénomènes appelés sympathiques ; 2° le *glosso-pharyngien* se portant à la base de la langue et au pharynx ; 3° le *spinal* ou *accessoire de Willis* se distribuant dans certains muscles du cou.

La neuvième paire enfin (*nerf grand hypoglosse*), se répand dans la langue où elle constitue le goût.

VIII. Nerf pneumo-gastrique. — v. son ganglion. — x. rameau auriculaire.
VIII. Nerf accessoire de Willis ou spinal.
IX. Nerf grand hypoglosse.

Qui dit *tact* dit *sensibilité* : ces deux modifications de l'organisme vivant sont identiques. Le tact siége donc dans presque toutes les parties du corps, puisque toutes les parties du corps à peu près sont sensibles à une impression quelconque. Au lieu que le toucher est circonscrit dans la seule étendue de la main. Il n'est lui-même que le tact, mais le tact infiniment plus délicat, servi par un compas multiple d'une rare mobilité, pouvant se mouler sur un corps pour l'appréciation des formes, servi aussi par des nerfs très-volumineux et très-favolablement disposés pour recueillir les plus légères impressions.

La peau, enveloppe externe du corps, s'est déjà offerte à notre examen comme organe d'absorption et d'excrétion. C'était alors sa structure vasculaire qui attirait notre attention : c'est maintenant sa texture nerveuse qui doit nous intéresser d'avantage.

Trois tissus principaux entrent dans la composition de cet organe : 1° le *derme* ou *chorion* ; 2° le *tissu papillaire* ; 3° l'*épiderme*. Il y a aussi des parties accessoires, les glandes *sébacées*, les *ongles* et les *poils*, mais ces productions sont de peu d'importance pour la fonction qui nous occupe : nous nous dispenserons de les décrire.

Le *derme* est la partie fondamentale de la peau. C'est lui qui constitue l'épaisseur de l'organe, sa souplesse, sa résistance : c'est lui qui protège réellement l'édifice animal. Sa nature est toute fibreuse. Entrecroisées à la manière d'un feutre, ses fibres se serrent de plus en plus à mesure qu'elles se rapprochent de la surface externe. A la face interne les faisceaux sont assez écartés pour laisser des espaces alvéolaires que remplit un tissu cellulaire et graisseux, lequel, conjointement avec des prolongemens fibreux, établit l'adhérence du derme avec les muscles ou autres corps subjacens.

Les trente-une paires de nerfs spinaux sont partagés en quatre classes, d'après la région du rachis par laquelle elles sortent du canal vertébral. Il y a les nerfs *cervicaux* au nombre de 8 ; les *dorsaux* au nombre de 12 ; les *lombaires* au nombre de 5 et les *sacrés* au nombre de 6.

Les quatre premières paires cervicales se distribuent particulièrement dans les muscles du cou ; les quatre autres forment le plexus brachial et donnent le mouvement au bras.

Les paires dorsales sont destinées au tronc, les lombaires et les sacrées aux cuisses et aux jambes.

Un vif intérêt se rattache à l'appréciation de la manière générale dont les nerfs se comportent envers la substance nerveuse de l'axe cérébro-spinal. Nous allons donc, avant d'entamer l'étude graphique de chaque paire en particulier, fixer un instant notre attention sur ce qu'on appelle communément *origine des nerfs.*

Le centre nerveux céphalo-rachidien n'est autre chose qu'un faisceau de fibres nerveuses qui se continuent, sans interruption, de la moelle épinière dans l'encéphale, ou de l'encéphale dans la moelle épinière, de telle sorte qu'on ne peut dire qu'une de ces parties est le produit de l'autre. Les nerfs sont, à leur tour, composés de fibres juxta-posées et fortement serrées les unes contre les autres. Ces fibres, d'une excessive finesse et qui se réduiraient en des filamens plus fins encore si nous avions des moyens de division plus parfaits, se continuent par leur extrémité centrale

C'est à travers des milliers de trous capillaires dont le derme est percé, que passent les vaisseaux de tout genre et les nerfs dont l'épanouissement, par subdivisions successives, à la superficie du derme donne lieu à diverses couches qu'on a décrites comme tissus particuliers : tels sont le *corps papillaire*, le *corps muqueux* et le *pigmentum.*

Le *corps papillaire* représente une extrémité du système nerveux comme l'axe cérébro spinal représente l'autre extrémité. Il est un assemblage de petites éminences, auxquelles on donne le nom de *papilles*, à cause de leur ressemblance avec les papilles de la langue et des intestins. Formées par un tissu spongieux érectile, ces papilles reçoivent les extrémités des vaisseaux sanguins et particulièrement les extrémités des filets nerveux. Quelques anatomistes prétendent avoir vu ces extrémités nerveuses groupées en pinceaux dans les papilles. Cette disposition n'est rien moins qu'avérée. Ce qui est plus certain c'est que les papilles sont plus nombreuses, plus serrées aux endroits où le tact est le plus délicat.

Le docteur Gall qui, contrairement à toutes les opinions admises, faisait naître les nerfs dans les organes, signalait entre le derme et l'épiderme sur toute la surface du corps une pulpe grisâtre, laquelle, disait-il, servait de matrice aux nerfs. Cette matière existe là réellement, mais elle est autre chose qu'une pulpe matrice des nerfs. Il n'est point vrai que les nerfs aillent des parties au centre céphalo-rachidien, car lorsqu'on coupe un nerf c'est le bout inférieur qui perd toute son excitabilité et non le bout supérieur. Ce bout inférieur ne tire donc pas sa vie, son excitabilité de la matière muqueuse grise, placée entre le derme et l'épiderme. Qu'est-elle donc cette matière, quelle est sa nature, quelle est sa raison d'existence ?

avec la substance céphalo-rachidienne. Mais les fibres des nerfs sont-elles les mêmes que les fibres de l'encéphale et de la moelle ? C'est ce que n'ont pu affirmer encore d'une manière absolue les recherches de la plus fine anatomie. Voici pourtant ce qui pourrait jeter un très-grand jour sur cette importante question.

On sait que chez la plupart des animaux vertébrés, les nerfs optiques peuvent être suivis dans l'épaisseur de l'encéphale, à travers les couches optiques et jusques dans les tubercules quadrijumeaux antérieurs. Chez les diverses espèces les tubercules et les couches optiques fournissent à ces nerfs chacun en plus ou en moins leur contingent de fibres. Or, si l'on considère qu'un faisceau de fibres du bulbe rachidien, traversant la protubérance annulaire, constitue les pédoncules cérébraux, lesquels plongent à leur tour dans les couches optiques, on peut raisonnablement inférer que les nerfs optiques, les couches optiques, les pédoncules cérébraux, les tubercules *nates* eux-mêmes et le bulbe rachidien appartiennent à un même faisceau de fibres.

Les nerfs de l'encéphale naissent généralement par un seul ordre de filets, mais ceux de la moelle épinière ont deux ordres de racines, les unes *antérieures*, les autres *postérieures*. Ces racines ne restent distinctes que dans le trajet parcouru dans l'intérieur de la vertèbre au sortir de laquelle un ganglion les réunit et les confond en un même cordon. Cette double origine de nerfs spinaux a pris en anatomie et en phy-

Toм. IV.

C'est une membrane que quelques anatomistes appellent *pigmentum* et d'autres corps *muqueux*. C'est un second épiderme qui, lorsque l'épiderme externe primitif a été enlevé, devient lui-même épiderme externe. C'est une matière qui donne à la peau sa coloration si différente chez les divers sujets et surtout chez les divers peuples.

Lorsqu'on veut isoler cette membrane, la préparer pour l'étude, il faut un degré particulier de macération afin de la maintenir intacte, car pour peu que la macération soit mal conduite, elle tombe en déliquium.

M. Brechet, qui a fait des recherches fort minutieuses sur la structure et les fonctions de la peau, établit qu'il existe à la surface externe du derme un petit appareil pour la sécrétion du *pigmentum*. Il prétend que la face extérieure du derme est surmontée d'un nombre de tubes excréteurs très-courts, qui aboutissent au fond des sillons, au-dessous des lignes saillantes des corps papillaires, et y versent la matière colorante. La structure de cet organe sécréteur lui a paru être aréolaire, spongieuse ; son parenchyme propre et ses canaux excréteurs sont parfois d'un rouge très-marqué, parce qu'ils sont essentiellement vasculaires. Mais là se trouve la limite du système artériel.

M. Brechet a aussi porté son examen sur les papilles, et il a vu que les filets nerveux, qui entrent dans la composition de chacune d'elles, ne se terminent pas en formant des pinceaux dans lesquels chaque fibrille serait libre et isolée, mais bien par des ramuscules tournés en anses, en arcades. Les papilles seraient enveloppées d'une membrane propre ainsi que d'une couche de substance épidermique, et dans leur intérieur pénétreraient des vaisseaux sanguins bien inférieurs au volume des filets nerveux.

Quant à ce qui concerne l'*épiderme*, cette

10

siologie surtout une haute importance depuis que Charles Bell renchérissant sur Reil et sur Bichat dans l'établissement de la pluralité des espèces de nerfs, a attribué le sentiment aux racines postérieures et le mouvement aux racines antérieures.

Galien, ce génie si profond et si subtil, avait déjà trouvé cette distinction. Le premier entre tous les anatomistes, il avait établi que tous les nerfs dérivent du cerveau et de la moelle épinière. Il proclama que le sentiment et le mouvement ne viennent que des nerfs. Mais il dit aussi qu'il y a des nerfs pour le sentiment et des nerfs pour le mouvement ; que les nerfs *durs* ou spinaux sont moteurs, et les nerfs *mous* ou cérébraux sensitifs. Seulement Galien s'était trompé en rapportant le mouvement aux nerfs postérieurs et le sentiment aux nerfs antérieurs, puisque c'est tout le contraire que la plupart des expériences démontrent. Mais cette erreur est bien excusable pour l'époque où il vivait, et l'on doit plutôt s'étonner qu'il ait pu, sans expériences, et seulement par son instinct, aller si près du but où l'on est arrivé aujourd'hui.

M. Bell, par suite de plusieurs expériences et de celle-ci entr'autres : que si l'on coupe sur un animal vivant les racines antérieures des nerfs spinaux on détruit dans les muscles qui reçoivent ces nerfs la faculté de se contracter, mais non point la sensibilité ; que si, au contraire, on détruit les racines postérieures on enlève la sensibilité, mais on laisse le pouvoir d'obéir aux ordres de contraction que la volonté

toile si mince, cet enduit concrété qui s'étend sur l'extrême superficie du corps, M. Brechet le considère comme la partie la plus superficielle d'un autre appareil particulier composé d'un organe de sécrétion et d'un produit disposé en fibres d'abord perpendiculaires au derme et qui deviennent ensuite horizontales. Ces fibres résultent d'une superposition de petites écailles, et l'épiderme, proprement dit, n'est que la partie de ces tiges la plus éloignée du derme. C'est dans cette substance épidermique formée de tiges écailleuses que s'amoncèlent et se terminent les canaux absorbans de la peau et les papilles nerveuses. L'appareil de coloration dont nous parlions tout à l'heure en est parfaitement distinct et lui est sous-jacent.

Il est bien évident que des diverses parties constituantes de la peau, il n'en est que deux qui servent à l'exercice du tact. Le *pigmentum* ne peut lui être d'aucune utilité. Le *corps papillaire* au contraire est l'instrument essentiel de la fonction ; sur lui réside toute la faculté tactile ; c'est sur les papilles nerveuses que se fait l'impression ; c'est à travers les nerfs, dont le corps papillaire est l'extrémité périphérique, que doit se transmettre l'impression au cerveau. Le *derme* offre un point d'appui à l'impression, et, sous ce rapport, son utilité est grande : il permet une analyse plus exacte, plus forte, plus prolongée des qualités du corps que l'on veut apprécier. Quant à l'*épiderme*, son rôle se réduit à émousser l'action trop vive que produirait sur les papilles le contact immédiat des corps extérieurs.

La couche papillaire, si essentielle dans la formation du tact, d'où provient-elle ? Est-ce véritablement, comme l'a proclamé Ch. Bell, des racines postérieures des nerfs spinaux, les racines antérieures étant toutes destinées aux muscles ? Nous avons déjà fait

commande, M. Bell a distribué les nerfs en trois classes : 1° les nerfs à deux racines, une antérieure et une postérieure (nerfs à la fois moteurs et sensitifs); 2° les nerfs à une seule racine , soit antérieure soit postérieure (moteurs ou sensitifs); 3° les nerfs à une seule racine aussi, mais latérale (expressifs ou respiratoires).

Cette division fondée sur des expériences et même sur des faits d'anatomie pathologique, est aussi séduisante qu'ingénieuse. Mais il s'en faut qu'elle ait reçu une sanction générale, par la triple raison que les expériences n'ont point été faites sur tous les nerfs ; qu'on ne peut distinguer sur la moelle épinière la colonne latérale de filets nerveux intermédiaire aux rameaux antérieurs et postérieurs ; qu'enfin bien des auteurs qui ont répété les expériences de M. Bell, n'ont pu obtenir les mêmes résultats que lui.

Peut-être des travaux ultérieurs, mieux entendus ou plus ingénieux encore, amèneront à des découvertes nouvelles ou à la confirmation du classement de Bell. Mais pour l'époque actuelle, tout ce que l'on peut dire c'est que 1° l'encéphale, la moelle épinière et les nerfs se composent d'une multitude de filets pulpeux excessivement ténus ; 2° ces filets ne montrent ni origine, ni terminaison, attendu que le faisceau fibroso-nerveux constituant la moelle épinière près du trou occipital, se continue, dans un sens, avec l'encéphale, et, dans l'autre, avec les nerfs spinaux ; 3° bien que les nerfs spinaux résultent de deux ordres de fibres , les unes postérieures plus

entrevoir , en anatomie , ce qu'il fallait penser de cette distinction , de cette double origine des nerfs. C'est ici le lieu d'achever la revue de la théorie de Bell.

D'après cette théorie célèbre , les nerfs sont distribués en trois classes, avons-nous dit : 1° Les nerfs à deux racines comprenant tous ceux qui viennent de la moelle épinière , et un seul , celui de la 5e paire , issu de l'encéphale.

2° Les nerfs à une seule racine , émanant tous de l'encéphale, la 1re paire , la 2e , la 3e , la 4e , la 6e , la portion molle de la 7e et la 9e , et servant la 1re paire , la 2e et la portion molle de la 8e au seul sentiment , parce qu'elles ont leur racine en arrière , et la 3e , la 4e , la 6e et la 9e au seul mouvement , parce que leur racine est en avant.

3° Les nerfs à une seule racine aussi mais latérale , et voués à la respiration , tels que la portion dure de la 7e paire et les trois branches de la 8e.

Ce classement ingénieux de l'ensemble des cordons nerveux n'est bien franchement adopté que par Ch. Bell , qui l'a déduit de ses expériences d'anatomie comparée , et par M. Magendie qui l'étaye par ses observations d'anatomie pathologique. Il faut voir si nos deux célèbres physiologistes n'ont pas été emportés hors des limites de la vérité , et s'ils n'ont pas souvent suppléé par la subtilité de leur esprit au manque de données expérimentales et positives.

Prenons d'abord le nerf de la 7e paire ou *facial,* celui qui a servi à Bell de point de départ pour l'établissement de sa théorie. La face reçoit ses innombrables nerfs de deux paires encéphaliques, le facial et le trijumeau. Or, Ch. Bell ayant coupé sur un âne les branches du facial qui se distribuent aux narines , détruisit dans ces organes la faculté de dilatation, laquelle est précisément

nombreuses, les autres antérieures, ces nerfs sont parfaitement homogènes.

PLANCHE CXLIX.

Coupe médiane, verticale et antéro-postérieure de la tête. — Terminaison du nerf olfactif dans la membrane pituitaire. — 8e et 9e paires encéphaliques. — Ganglion cervical supérieur. — Nerfs cervicaux supérieurs.

A. Os frontal. — B. occipital. — C. temporal. — D. pariétal. — E. sphénoïde. — F. lame criblée de l'ethmoïde. — G. nasal. — H. maxillaire supérieur. — I. maxillaire inférieur. — K. hyoïde. — L.... L. les six premières vertèbres cervicales. — M. ouverture postérieure des fosses nasales. — N. orifice antérieur de la trompe d'Eustache. — O. voile du palais. — P. pharynx. — Q. œsophage. — R. larynx. — S. langue. — T. glande thyroïde. — U. artère carotide.

N° I (1re paire). Nerf olfactif. — a. a. rameaux olfactifs répandus sur la membrane pituitaire.

II. Nerf optique.

III. Nerf moteur oculaire commun.

IV. Pathétique.

V. Trijumeau. — b. nerf ethmoïdal de la première branche du trijumeau. — c. nerf naso-palatin. — d. nerf pharyngien.

VI. Moteur oculaire externe.

VII. Facial (portion dure).

VIII. Auditif (portion molle).

IX. Glosso-pharyngien. — e. ganglion pétreux. — f. sa jonction avec le pneumo-gastrique. — g. rameau lingual. — h rameau pharyngien.

X. Pneumo-gastrique. — i. son ganglion. — k. son plexus gangliforme. — l. nerf pharyngien supérieur venant du plexus carotidien. — m. nerf pharyngien inférieur venant de la 8e paire. — n. nerf laryngé supérieur. — o. tronc du nerf de la 8e paire à la région cervicale.

XI. Accessoire de Willis ou spinal.

XII. Grand hypoglosse.

XIII.... XIII. Les six nerfs cervicaux supérieurs. — p. p. racines antérieures. — q. q. racines postérieures. — r. r. r. ganglions spinaux. — s. s. rameaux antérieurs des nerfs cervicaux. — t. plexus cervical.

N° 1. Ganglion cervical supérieur. — 2. nerf carotidien. — 3. plexus caverneux. — 4. ramuscules com-

la source du mouvement respiratoire de la face, mais il leur laissa toute leur sensibilité, aussi bien que leurs mouvemens de mastication. Lorsqu'au contraire, sur un autre âne, il coupa le rameau maxillaire supérieur de la 5e paire, l'animal ne cessa point de respirer par les narines, mais il ne donna plus aucun signe de sensibilité dans la peau de la face et il ne mangea plus : ses mâchoires furent paralysées. La conclusion rigoureuse de ces phénomènes, c'est que le nerf facial est complètement étranger à la sensibilité de la face et qu'il est exclusivement voué aux mouvemens de respiration et d'expression. Eh bien! des expérimentateurs distingués et fort dignes de foi, entre autres M. Flourens, ont agi sur le nerf de la 7e paire de la même façon que M. Bell et ils ont toujours pu se convaincre que ce nerf est aussi bien chargé de la sensibilité que de l'expression de la face. De plus, si le mouvement respiratoire de la face se trouvait limité dans la dilatation des narines, il faudrait qu'à elle seule cette dilatation servît tous les modes de respiration. Cependant il arrive que dans les mouvemens difficiles de respiration, ce jeu des narines est insuffisant; il s'associe alors au bâillement ou un jeu particulier des mâchoires auquel président les nerfs de la 5e paire.

Que si nous parcourons les autres nerfs encéphaliques, nous trouverons partout la même incertitude, partout des exceptions à opposer à la règle sévère de Ch. Bell. Ainsi un nerf, qui a pour rôle exclusif le sentiment, est l'*olfactif*. Il a une sensibilité spéciale et il est exactement étranger à la motilité. Est-ce à dire que ce nerf olfactif doit avoir une origine postérieure? Seul entre tous les nerfs il mérite la qualification d'*encéphalique*, car malgré les efforts des anatomistes, on n'a pu poursuivre son origine en arrière de la ligne la plus reculée du lobe

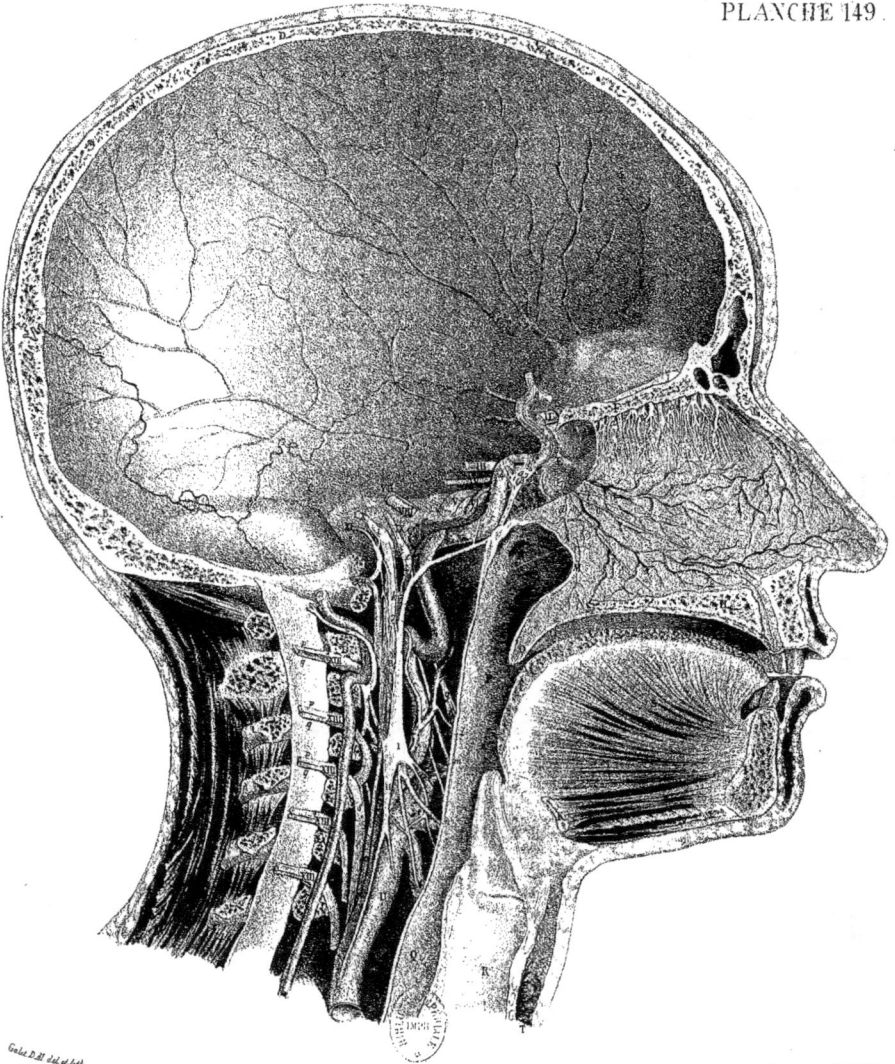

Toutes leurs fibres se ressemblent : rien dans la disposition, dans la texture, la couleur, ne distingue les antérieures des postérieures : préalablement réunies dans la moelle épinière qu'elles constituaient avant d'être nerfs spinaux, elles se trouvaient confondues dans une seule masse d'une parfaite homogénéité.

Nerfs encéphaliques.

Nerfs olfactifs, (1re paire.) Galien avait considéré ces nerfs comme des canaux conducteurs de mucosités sécrétées par le cerveau. Mais depuis longtemps on n'a plus aucun doute sur la nature nerveuse de ces cordons que l'on remarque sous la face inférieure des lobes antérieurs du cerveau, près de la scissure de Sylvius, et qui s'étendent de la circonvolution la plus reculée du lobe antérieur jusqu'à la lame criblée de l'ethmoïde. Leur origine a lieu par trois racines, une moyenne grise, les deux autres latérales et blanches. La racine latérale externe, provenant de la jonction du lobe antérieur et du lobe moyen du cerveau, reste cachée dans la scissure de Sylvius ; la moyenne, placée dans l'angle de bifurcation des deux externes, forme une véritable arête grise sur la face supérieure du antérieur du cerveau. Les racines du nerf olfactif sont donc plutôt antérieures que postérieures, et pourtant ce nerf est exclusivement sensorial.

Le nerf *optique* est dans un cas plus remarquable encore. Il gagne directement le globe de l'œil où il s'épanouit pour former la rétine. Il jouit d'une sensibilité particulière, et il a véritablement une origine postérieure qu'il est facile de distinguer. Cependant, si l'on pique sur un animal vivant le nerf optique on détermine la contraction de l'iris. Et ce rapport entre la contraction de l'iris et la lésion du nerf optique, en quelque point qu'elle se fasse, est constant : c'est là un véritable mouvement. Le nerf optique, bien que placé par Bell dans la catégorie des nerfs à sentiment seul, se trouve donc tout à la fois doué de sentiment et de mouvement.

Il serait difficile de prouver que beaucoup d'autres nerfs dont la destination à la locomotilité est bien manifeste, et que Ch. Bell rattache exclusivement à cette fonction, sont tout-à-fait privés de sensibilité. Au surplus, quelques expérimentateurs ont fait voir qu'en piquant directement à leur point d'émergence les racines antérieures de la moelle, on provoque de la douleur, tout comme lorsqu'on pique les postérieures. Il est vrai que tout récemment on a dit : Les racines antérieures ne manifestent de la sensibilité que lorsque les postérieures existent : on n'a qu'à couper préalablement les racines postérieures et stimuler ensuite les antérieures, celles-ci ne donneront plus signe de douleur. Cette expérience récente, qui ne date que de quelques mois, exige au moins des travaux plus nombreux qui viennent augmenter son poids dans la balance scientifique. Pour le moment elle n'est qu'une preuve de plus de la solidarité du système nerveux, dont toutes les parties concourent.

muniquant avec la 6e paire. — 5. autres ramuscules communiquant avec le nerf ophtalmique, 1re branche de la 5e paire. — 6. ramuscules accompagnant l'artère ophtalmique et les artères cérébrales. — 7. anastomose du ganglion cervical supérieur avec le nerf glosso-pharyngien, 8 avec le pneumo-gastrique, 9 avec l'hypoglosse et le 1er cervical, 10 avec les nerfs cervicaux supérieurs. — 11. Tronc du nerf grand sympathique.

nerf : cette arête porte le nom de *ren-flement*, ou *bulbe d'origine* des nerfs olfactifs.

Ainsi formé, le nerf olfactif se resserre, s'effile, se porte en avant, logé dans un sillon que l'on remarque à côté de la grande fente cérébrale, et, arrivé sur la lame criblée de l'ethmoïde, à la base de l'apophyse *crista-galli*, il se boursouffle et prend l'aspect d'un ganglion analogue au bulbe d'origine. C'est alors que tous les filamens, dont le nerf se compose, s'échappent de la face inférieure de ce renflement, s'enveloppent de gaînes fibreuses fournies par la dure-mère, et, ainsi protégées, plongent, par les trous nombreux de la lame de l'ethmoïde, dans les fosses nasales pour se répandre et se perdre sur la face externe de la membrane pituitaire, mais sans atteindre ni les cornets inférieurs, ni les sinus maxillaires et sphénoïdaux, ni même la moitié inférieure de la cloison.

Nerfs optiques, (2° paire.) Longtemps on a considéré les couches optiques comme l'origine exclusive des nerfs optiques... Il est pourtant facile de distinguer une petite lame qui sort des tubercules quadrijumeaux antérieurs (nates) et qui vient se joindre à une bandelette plus large fournie par les couches optiques. A eux deux ces rubans nerveux excessivement minces sont l'origine du nerf, lequel se contourne sur le pédoncule cérébral en lui adhérant par son bord externe, se porte obliquement en avant et en dedans en s'arrondissant et prenant de la densité jusques dans la fosse pituitaire,

chacune à sa manière, à la génération de tous les phénomènes de la vie.

Les nerfs de la moitié antérieure de la moelle, comme ceux de la moitié postérieure appartiennent à un même cordon, à un même organe, la moelle épinière, laquelle est partout identique. Tous ces nerfs se ressemblent pour la texture et la disposition. Tel cordon, après avoir traversé et fourni de filets une masse charnue, se continue dans l'enveloppe cutanée et s'y termine par des expansions infinies. Il jouit donc à la fois de la faculté locomotrice et de la faculté sensoriale. Il est dans le cas du nerf pneumo-gastrique, par exemple, qui préside simultanément à des fonctions si différentes par suite de la diversité des organes dans lesquels il se ramifie.

Tous les nerfs céphalo-rachidiens servent donc à l'exercice du tact, mais à des degrés d'intensité qui semblent principalement relatifs à leurs points d'émergence de la tige centrale. Quant au mécanisme de la fonction, il offre la plus grande simplicité. Il suffit qu'un corps extérieur soit mis en contact avec la peau pour que l'âme acquière instantanément une idée de cette impression. La peau sur les diverses régions de son étendue est différemment favorable à cette impression, ce qui dépend de la manière dont elle est configurée. Très-obtuse à la plante des pieds, au talon dont la peau est épaisse et dure, la sensation tactile est exquise à la main où la mobilité des pièces composantes, la finesse, la multiplicité des expansions nerveuses, en un mot toutes les conditions organiques les plus avantageuses se trouvent réunies pour faire de cette région du corps l'instrument propre du toucher.

On ne se fait pas généralement une idée bien juste du degré d'impressionabilité dont jouit la peau de la main, celle surtout de l'extrémité des doigts, ni du nombre d'ac-

et s'unit là avec son semblable du côté opposé, partie par simple adossement, par décussation, comme l'on dit, partie par véritable entrecroisement des fibres. Cette union, cette commissure des deux nerfs optiques, dite *chiasma*, se voit en devant du tubercule cendré et de la tige pituitaire. A partir de là les deux nerfs optiques prennent une direction différente ; ils se dirigent obliquement en dehors pour gagner chacun le globe oculaire correspondant. Ils entrent dans l'orbite par le trou optique, à travers un anneau fibreux, formé par les insertions postérieures des muscles de l'œil. Jusque-là et à partir du chiasma, deux membranes leur servent d'enveloppe, le névrilème et un prolongement de la dure-mère. Ils ont même cette particularité remarquable, qu'au lieu d'être un faisceau de filets nerveux, comme tous les autres nerfs, ils sont une collection de canaux formés par des sortes de cloisons du névrilème, accolés les uns aux autres et remplis de substance médullaire. L'intérieur des rotangs donne une idée parfaite de cette texture singulière des nerfs optiques.

En atteignant le globe de l'œil, le nerf optique se dépouille de sa double enveloppe, laquelle paraît se confondre avec la sclérotique. Il perce alors la sclérotique et la choroïde par la partie postérieure, inférieure et interne du globe oculaire, et va s'épanouir dans la rétine comme les extrémités du nerf olfactif se confondent dans la membrane pituitaire.

Nerfs moteurs oculaires communs, (3ᵉ paire.) Beaucoup d'anatomistes bornent quisitions qu'à la faveur de l'habitude et d'un exercice bien réfléchi, ce sens peut transmettre à l'esprit touchant la nature des êtres extérieurs. On ne saurait mieux faire pour apprécier toute la puissance des papilles des doigts que de se transporter dans une réunion d'aveugles et d'observer tout ce que ces infortunés ont appris à faire pour suppléer le canal introducteur par excellence de matériaux sensitifs, l'organe de la vue.

Les aveugles jouent à des jeux divers. Il en est qui vont jusqu'à distinguer la couleur des objets et les nuances même de cette couleur. Il faut dire que les aveugles sont dans les conditions les plus avantageuses pour cultiver leur sens du toucher : ils ont d'abord le plus grand intérêt à former cette éducation, et puis ils ne sont jamais distraits par les impressions si faciles, si vives et si fréquentes de l'instrument visuel. L'encéphale d'un aveugle ne perd véritablement rien de ce que le toucher lui apporte.

Du reste, reconnaissons que c'est à l'esprit seul qu'est dû tout le mérite de ces acquisitions, à l'esprit qui commande l'attention des sens, en même temps qu'il s'attentionne lui-même à bien saisir tout le produit de l'examen. Or, c'est ici le lieu d'établir ce qu'il faut entendre par *activité* et *passivité* d'un sens quelconque.

Dans aucune langue il n'existe de synonymie entre les expressions *voir* et *regarder*, *entendre* et *écouter*, *toucher* et *palper*. Personne n'ignore que pour regarder, écouter et palper il faut que l'esprit soit dans des conditions toutes particulières, il faut qu'il ait la volonté de recevoir des impressions, qu'il aille ensuite, pour ainsi dire, à la recherche des qualités des corps, qu'il mette dans un état de tension fixe l'organe de la vue, ou celui de l'ouïe ou celui du toucher; lesquels organes doivent livrer passage à la

l'origine de ce nerf à la partie interne et postérieure des pédoncules du cerveau. On suit néanmoins ses filets d'une extrême finesse dans l'angle de réunion de ces pédoncules, et même jusqu'au centre de la protubérance annulaire. En convergeant sur le côté interne des pédoncules, les filamens d'origine du moteur commun constituent un cordon aplati qui passe entre l'artère cérébrale postérieure et la cérébelleuse supérieure, s'arrondit ensuite, s'avance vers l'apophyse clinoïde postérieure, au-dessous et en dehors de laquelle il s'engage dans un canal formé par la paroi externe du sinus caverneux, de manière à ne point baigner dans le sang, et finit, après avoir reçu plusieurs filets du plexus caverneux et un autre de l'ophtalmique, par s'introduire dans l'orbite à travers la fente sphénoïdale et entre les deux attaches du muscle droit externe de l'œil. Mais pendant qu'il effectue ce passage, il se divise en deux branches terminales, l'une *supérieure*, l'autre *inférieure*. La branche supérieure, beaucoup moins grosse que l'autre, se place au-dessous du muscle droit supérieur, et lui donne à peu près tous les rameaux en lesquels elle se divise. La branche inférieure s'avance entre le nerf optique et le nerf moteur externe, et se divise presque de suite en trois rameaux, dont l'un *interne* se distribue dans le muscle droit interne, un autre *moyen* dans le muscle droit inférieur, un autre *externe*, beaucoup plus long que les deux précédens, envoie d'abord un *filet gros et court*

série des idées dont le corps extérieur provoquera la formation. Or, il y a loin de cet état de l'encéphale et des sens de la vue, de l'ouïe et du toucher agissant pour s'approprier les qualités des corps externes, il y a loin de cet état à celui où se trouvent ces mêmes organes quand un corps extérieur dépourvu d'intérêt, indifférent en soi, vient inopinément les atteindre. Il n'y a ici aucune volonté, aucune attention préalable. L'œil voit l'objet, parce que sans un effort particulier des paupières, il ne dépend pas de lui de ne pas le voir; il en est modifié passivement par cela seul qu'il est en sa présence, sans avoir cherché l'impression, sans y avoir rien mis du sien. Ainsi cette impression est tellement incomplète et superficielle qu'elle s'efface presque aussitôt son apparition.

Lorsque nous voulons acquérir l'idée précise d'un corps extérieur, il semble que toutes les forces de notre entendement se dirigent et se concentrent sur l'extrémité de nos doigts, afin de donner le plus de vivacité possible à l'établissement du contact. Toute notre intention, toute notre volonté sont là. Nous saisissons l'objet, nous le tournons et le retournons dans la main pour en parcourir toute la surface, nous promenons la pulpe de nos doigts sur toutes ses saillies, ses dépressions et ses aspérités, afin qu'aucune de ses qualités ne nous échappe, et ce jeu n'est interrompu que lorsque les impressions, se reproduisant les mêmes, ne peuvent plus rien ajouter aux idées acquises. On voit par là ce que c'est que l'activité d'un sens. On voit aussi que la lenteur, la réflexion sont des conditions essentielles de l'exercice du toucher.

Parmi les organes des sens, il n'en est point qui demeure plus long-temps en rapport avec l'objet exploré que celui du toucher, mais, par compensation, il est aussi celui qui

au ganglion ophtalmique et va s'épanouir dans le muscle petit oblique.

Nerfs pathétiques, (4ᵉ paire.) Ils naissent par deux ou trois racines du bord externe de la valvule de Vieussens, au-dessous des tubercules quadrijumeaux postérieurs. Ils se contournent sur la protubérance annulaire et sur les pédoncules cérébraux, se placent entre les nerfs moteur oculaire commun et facial, pénètrent dans l'épaisseur de la paroi externe des sinus caverneux et gagnent ainsi l'orbite où ils pénètrent par la partie la plus large de la fente sphénoïdale. Dans ce trajet, les pathétiques adressent un certain nombre de filets anastomotiques à la branche ophtalmique de la 5ᵉ paire. Ils envoient aussi à la tente du cervelet un ramuscule que l'on voit se détacher au niveau du sinus caverneux, se diriger en arrière dans l'épaisseur de la tente du cervelet et se perdre vers le sinus latéral. Dans l'orbite ils s'avancent obliquement en dedans, croisent la partie postérieure des muscles releveur de la paupière supérieure et droit supérieur de l'œil, et atteignent le muscle grand oblique auquel ils sont exclusivement destinés.

Nerfs trijumeaux ou trifaciaux, (5ᵉ paire.) Cette paire, la plus considérable de toutes, est ainsi appelée à cause des trois branches importantes qui la composent et qui se distribuent à la face. Les anciens lui avaient assigné pour points d'origine les parties latérales de la protubérance annulaire, la jonction de cette éminence avec le pédoncule cérébelleux, en un mot le lieu d'émer-

Tom. IV.

apporte le plus de justesse, le plus de précision dans les résultats de ses œuvres. Sa lenteur n'est que de la circonspection. Aussi les idées qu'il transmet à notre sens intime ont une fidélité autrement prononcée que celle qui est propre aux idées venues par l'entremise de la vue, de l'ouïe, du goût ou de l'odorat.

Les notions que nous fait acquérir le *toucher* portent spécialement sur les qualités générales des corps, la consistance, la figure, les dimensions, etc., et par dessus toutes choses, la température extérieure. Dès l'instant où notre main se pose sur la surface d'un corps, un échange de calorique s'établit. Le corps étranger a-t-il une température supérieure à la nôtre? nous éprouvons une sensation de chaleur. Nous avons, au contraire, la sensation du froid quand nos organes sont plus chauds que le corps extérieur.

Il suit de là que la température que nous reconnaissons à un objet dans un instant donné, n'est pas une qualité fixe, permanente de cet objet, une qualité essentielle qui nous le fasse reconnaître une autre fois. La température du dehors est toujours relative à celle de l'être vivant et réciproquement, par la raison que la puissance d'équilibre est sans cesse occupée à partager entre nous et le corps étranger la somme réunie des deux températures partielles. Or, dans nos climats, le calorique extérieur ne varie guère, pour les saisons tempérées, que de 15 à 25 degrés, tandis que celui de notre corps est de 32 degrés. Comment se fait-il donc que nous n'ayons pas toujours froid, obligés que nous sommes de toujours descendre à l'égalité de température? C'est parce que nous avons recours à l'emploi varié de nos vêtemens et quelquefois au feu de nos cheminées; c'est aussi parce que l'économie animale élabore sans relâche une

11

gence. Il était réservé à Gall de fixer d'une manière précise cette origine en suivant un faisceau de filets , à travers le noyau de la protubérance cérébrale , jusques dans la rainure qui sépare les corps restiformes des olivaires. Ce faisceau de filets constitue la grosse racine du trifacial. Il y a ensuite la petite racine, qui semble limitée à la surface de la protubérance et qui s'accole à la grosse racine au point d'émergence du nerf. Ainsi réunies ces deux racines forment un faisceau commun aplati qui passe sur le bord supérieur du rocher , s'y élargit, s'y renfle en plexus gangliforme appelé *ganglion de Gasser* ou *semi-lunaire* , et finit par se diviser en trois branches, le nerf *ophtalmique de Willis*, le *maxillaire supérieur* et le *maxillaire inférieur*.

1. *L'ophtalmique*, né de la partie antérieure et supérieure du ganglion, s'avance dans l'épaisseur de la paroi externe du sinus caverneux, et, parvenu à l'entrée de la fente sphénoïdale, se divise en trois rameaux, le *frontal*, le *nasal* et le *lacrymal*.

Le rameau *frontal*, le plus considérable des trois, se porte horizontalement en avant entre la paroi supérieure de l'orbite et le muscle releveur de la paupière supérieure. Il donne dans ce trajet quelques filets au périoste et au releveur, mais bientôt il se bifurque et une de ses divisions, l'*interne*, sort de l'orbite au-dessus de la poulie cartilagineuse du muscle grand oblique pour monter se perdre dans la partie moyenne de la peau du front, tandis que l'autre, l'*externe*, traverse le trou sus-orbitaire après avoir fourni de filets la paupière

somme de calorique propre à faire les frais de la perte que fait éprouver l'abaissement de la température ambiante.

2. De *la vue*. Selon Newton, la lumière émane du soleil, et les corps de la nature ne sont *visibles* que parce qu'ils projettent dans l'œil une partie des rayons lumineux qu'ils ont reçus. Cette opinion est la seule vraie et aujourd'hui la seule admise partout le monde. Il est donc indispensable, avant d'analyser le sens de la vue, de dire un mot des lois de la lumière.

(1re loi.) Tout corps éclairé par le soleil, ou plutôt un point lumineux quelconque émet de toute sa surface des rayons de lumière qui s'écartent toujours les uns des autres en suivant une ligne droite.

(2e loi.) Lorsque ces rayons divergents rencontrent un corps sur leur passage, ils sont ou réfléchis ou réfractés selon que ce corps est opaque ou transparent.

La *réflexion* ou répulsion des rayons lumineux ne saurait nous intéresser dans l'objet qui nous occupe. Il n'en est pas de même de la *réfraction* ou déviation que subit un rayon lumineux heurté par un milieu de densité ou de figure différentes, car sur ce phénomène repose entièrement le mécanisme de la vision.

(3e loi.) Lorsqu'un rayon lumineux tombe perpendiculairement sur un corps transparent, autrement dit *milieu*, il le traverse sans changer de direction; mais quand l'incidence est oblique, alors le rayon se dévie de sa route et prend des directions que commande toujours la densité du milieu. Passe-t-il d'un milieu rare dans un milieu dense, il se rapproche de la perpendiculaire à l'instant du contact: il s'en écarte au contraire s'il passe d'un milieu dense dans un milieu rare. Mais si, après avoir traversé un milieu dense, le rayon lumineux rentre dans un milieu égal à celui d'où il était parti, il

supérieure, et se répand dans le périoste, le muscle et la peau du front.

La rameau *nasal* se porte intérieurement du côté du nez et fournit de suite, en entrant dans l'orbite, un petit filet qui, passant sur le nerf optique, se rend au ganglion ophtalmique, dont nous parlerons bientôt. Il fournit pareillement quelques filets aux muscles droit supérieur de l'œil et releveur de la paupière supérieure ainsi que quelques nerfs ciliaires; puis il suit la paroi interne de l'orbite entre les muscles grand oblique et droit interne, et, parvenu au grand angle de l'œil, il se divise en deux ramuscules, le *nasal interne* et le *nasal externe*. Le 1er, autrement dit *ethmoïdal*, s'introduit dans le canal orbitaire interne, cotoie la lame externe de l'ethmoïde, et, sur les côtés de l'apophyse *crista-galli*, se réfléchit dans les fosses nasales où il subit nombre de subdivisions qui accompagnent celles du nerf olfactif. Le 2e suit la direction du nasal primitif au-dessous du muscle grand oblique, et, au niveau du grand angle de l'œil, il sort de l'orbite pour s'épanouir dans les muscles et la peau du front, du dos du nez et des paupières.

Enfin le rameau *lacrymal*, la plus grêle et la plus extérieure des trois divisions terminales de la branche ophtalmique, se porte obliquement en dehors entre le muscle droit externe et la paroi externe de l'orbite; il envoie à travers l'os de la pommette un petit filet qui va se perdre dans la tempe, et, après avoir embrassé et traversé la glande lacrymale, il se réduit à deux filets, l'un transversal qui longe le bord libre de la

reprend sa direction primitive, pourvu que les deux surfaces du milieu dense soient parallèles.

(4e loi.) Si plusieurs rayons lumineux tombent sur un milieu convexe parallèlement à l'axe, ils se réunissent, en convergeant, sur un point commun appelé *foyer principal*. Ces mêmes rayons tombant sur une surface concave sont écartés et dispersés de façon que si on cherchait leur point de réunion ou leur foyer on le trouverait en de-çà de la concavité. La figure du corps réfringent exerce donc, aussi bien que la densité, une influence sur la disposition des rayons réfractés.

(5e loi.) Tout corps lenticulaire, c'est-à-dire convexe des deux côtés, a la même force de réfraction qu'un corps convexe d'un côté et plane de l'autre : seulement il a un foyer plus rapproché.

(6e loi.) Quand un objet lumineux quelconque a traversé une lentille, son image est peinte renversée derrière les surfaces réfringentes.

Jusqu'ici nous avons considéré la lumière comme un corps homogène. Mais il s'en faut que telle soit sa nature. Nous savons que la lumière ou, si l'on veut, les corps éclairés par la lumière font éprouver à l'œil des sensations diverses. Cette variété de sensations provient des couleurs différentes dont le soleil est composé. Si l'on reçoit sur une feuille de papier ou sur tout autre plan, un faisceau de rayons lumineux qui viendrait de passer à travers un prisme de verre, on voit ce faisceau élargi, allongé et peint de sept couleurs principales qui se marient successivement par des nuances décroissantes, et qui sont le *rouge*, l'*orangé*, le *jaune*, le *vert*, le *bleu*, l'*indigo* et le *violet*. On dirait une sorte d'arc-en-ciel : c'est le *spectre solaire*.

Les corps sont différemment colorés selon leur aptitude soit à réfléchir soit à absorber

paupière supérieure, l'autre ascendant qui se perd dans la peau de la tempe.

PLANCHE CL.

Organes du toucher et de la vue.

Fig. 1. Doigt annulaire sur lequel sont figurés les sillons superficiels qui séparent les séries d'éminences où les nerfs ont leur dernier épanouissement.

Fig. 2. Morceau d'épiderme vu par sa face interne et grossi au microscope. Il est enduit de son corps muqueux, c'est-à-dire de cette pulpe grisâtre que Gall considérait comme la matrice des nerfs.

Fig. 3. Morceau de derme grossi au microscope représentant les aspérités à travers lesquelles passent les prolongemens papillaires.

Fig. 4. Morceau de peau grossie au microscope représentant ses diverses couches constituantes.

Nº 1. Partie profonde du derme. — 2. partie superficielle du derme hérissée de ses aspérités. — 3, 3. papilles du derme. — 4. corps muqueux. — 5. épiderme.

Fig. 5. Globe oculaire entouré de ses muscles.

Nº 1. Paupière supérieure. — 2. paupière inférieure. — 3. globe oculaire. — 4. iris. — 5. pupille. — 6. nerf optique. — 7. muscle droit supérieur. — 8. muscle droit inférieur. — 9. muscle droit interne. — 10. droit externe. — 11. oblique supérieur. — 12. oblique inférieur. — 13. releveur de la paupière supérieure.

Fig. 6. Globe oculaire grossi au microscope, disséqué et montrant ses diverses membranes.

Nº 1. Membrane sclérotique dont deux lambeaux sont renversés. — 2. cornée transparente dont deux lambeaux sont également renversés. — 3. membrane choroïde. — 4. iris. — 5. pupille à travers laquelle se voit le cristallin. — 6. membrane rétine. — 7. humeur vitrée qui s'échappe par un trou fait artificiellement. — 8. membrane dure-mère enveloppant le nerf optique 9.

Fig. 7. Moitié du globe oculaire vue intérieurement.

Nº 1. Nerf optique. — 2. membrane sclérotique. — 3. cornée transparente. — 4. jonction de la cornée avec la sclérotique. — 5. membrane choroïde. — 6. membrane rétine. — 7. cercle ciliaire. — 8. procès ciliaires. — 9. chambre antérieure. — 10. chambre postérieure. — 11. iris. — 12. pupille. — 13. cristallin.

telle ou telle couleur du soleil, aptitude qu'ils doivent à des conditions occultes de leurs molécules. Telle substance absorbe-t-elle tous les rayons lumineux qui lui arrivent, elle est appelée *noire*; telle autre est dite *blanche* qui réfléchit au contraire la lumière en totalité sans la décomposer; telle autre enfin est colorée qui réfléchit une partie de la lumière, en absorbant l'autre partie; elle est *rouge* si elle ne réfléchit à notre œil que les rayons rouges, *jaune* si elle ne réfléchit que les jaunes, etc. D'où il suit que la manière dont les corps réfléchissent les rayons lumineux décide seule la coloration de ces corps, lesquels sont par eux-mêmes absolument privés de couleur.

Newton, qui le premier a fait cette décomposition du spectre solaire, nous a aussi appris le premier par ses expériences que les rayons lumineux, suivant la couleur qu'ils affectent, ont des degrés de réfrangibilité différens. Ainsi nous savons, par exemple, que la couleur bleue est plus réfrangible que la rouge, et que la couleur violette est la plus réfrangible de toutes. C'est cette différence de réfrangibilité qui donne au spectre solaire la forme allongée sous laquelle il se peint, c'est elle qui préside à la décomposition pièce par pièce du faisceau lumineux qui vient de traverser le prisme.

L'objet de la vision est que les rayons lumineux réfléchis par un corps quelconque de la nature traversent notre œil qui est une véritable machine de dioptrique, une vraie chambre obscure, et aillent se peindre avec leur figure et leur étendue proportionnelle sur le nerf optique épanoui en membrane. Or, voici comment est composé cet instrument de dioptrique.

Situé dans l'orbite il consiste en une partie essentielle le *globe oculaire*, et en plusieurs parties auxiliaires et protectrices la *conjonc-*

PLANCHE 150.

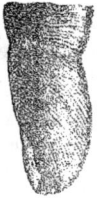

Fig 1

Fig 3

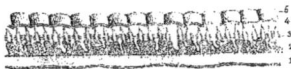

Fig 4

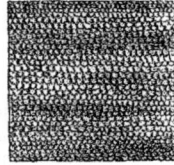

Fig 2

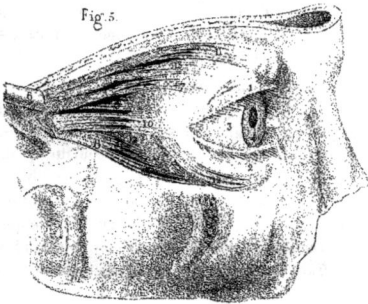

Fig. 5.

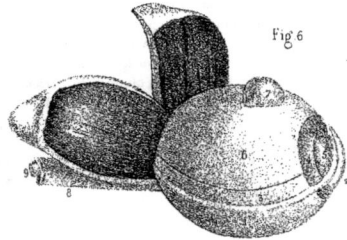

Fig 6

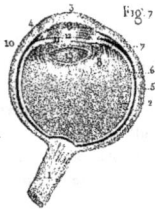

Fig 7

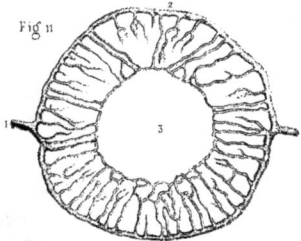

Fig 11

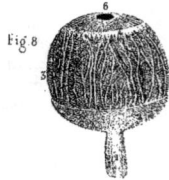

Fig 8

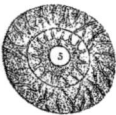

Fig 10

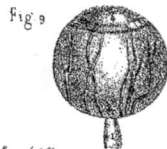

Fig 9

Godet. D. M. del. et lith.   Imp. Lemercier, Bernard et Cⁱᵉ

On donne le nom de *ganglions*, en névrologie, à de petits corps d'un gris rougeâtre situés sur diverses parties de l'être organisé et servant à la fois de point de ralliement et de point de départ à un certain nombre de filets nerveux. Longtemps ils avaient été pris, à cause de leur analogie de consistance et de couleur, pour des ganglions lymphatiques. A une époque plus récente, ils ont été considérés comme de petits cerveaux. Mais aujourd'hui cette dernière opinion toute ingénieuse qu'elle soit, n'est pas plus en honneur que la précédente.

Il existe des ganglions dans toutes les régions du tronc. Il y en a à la tête, au cou, à la poitrine et au ventre. Un certain nombre appartiennent à la vie de relation, au système cérébro-spinal, tels sont le ganglion de Gasser, le ganglion de la 8ᵉ paire et tous les ganglions spinaux qui joignent les racines antérieures et les racines postérieures des nerfs spinaux. Tous les autres, à l'excep-

---

Fig. 8. Membrane choroïde.

N° 1. Nerf optique. — 2, 2. membrane sclérotique coupée circulairement. — 3. membrane choroïde recouverte de veines, d'artères et de nerfs ciliaires. (Les veines portent le nom de *vasa vorticosa*.) — 4, 4. ligament ciliaire. — 5. iris. — 6. pupille.

Fig. 9. Membrane rétine.

N° 1. Nerf optique dépouillé de son enveloppe se continuant avec la rétine 2, 2. — 3. ramifications de l'artère centrale de la rétine. — 4. cristallin.

Fig. 10. Face antérieure de l'iris et de la choroïde.

N° 1. Membrane choroïde avec ses nerfs et vaisseaux ciliaires. — 2. iris. — 3, 4. sa grande et sa petite circonférences. — 5. pupille.

Fig. 11. Face antérieure de l'iris grossie au microscope.

N° 1, 1. Artères ciliaires longues. — 2, 2. cercle artériel de l'iris. — 3. pupille.

---

tive, les *muscles*, les *sourcils*, les *paupières* et les *voies lacrymales*.

Globe oculaire. De forme sphérique, mais un peu allongé d'avant en arrière, le globe de l'œil ne remplit pas toute la capacité de l'orbite. Ses nerfs, ses vaisseaux, ses muscles droits et obliques, la conjonctive, les paupières et des paquets graisseux l'assujettissent au centre de sa cavité, sans nuire à la mobilité dont il a besoin. Trois membranes superposées en font la charpente.

La plus extérieure de ces membranes et aussi la plus épaisse s'appelle *sclérotique*. Blanche, nacrée, ferme et opaque, elle est percée en arrière d'une ouverture circulaire pour le passage du nerf optique, et en avant d'une autre ouverture circulaire aussi, mais beaucoup plus considérable, au pourtour de laquelle une sorte de plastron diaphane s'enchâsse comme le verre d'une montre dans le cercle où il est reçu. La sclérotique, de nature fibreuse, est la coque du globe oculaire. C'est elle qui, par sa densité, donne à l'organe sa forme sphérique; c'est elle qui supporte l'implantation des muscles desquels dérive la mobilité de l'organe.

La seconde membrane est la *choroïde*. Celle-ci contraste par sa mollesse et son peu d'épaisseur avec la sclérotique dont elle double toute la face interne et dont elle ne dépasse point l'étendue. Imprégnée d'une matière presque noire (pigmentum) qui abonde plus en avant qu'en arrière et qui fait de la cavité oculaire une vraie chambre obscure, elle est essentiellement formée de vaisseaux que cimente un tissu cellulaire d'une excessive ténuité. Mais, disposition remarquable! les vaisseaux veineux occupent plus particulièrement, sous le nom de *vasa vorticosa*, la surface externe de la membrane, tandis que les artères s'étalent principalement sur la face interne.

On voit autour de l'ouverture antérieure de

tion du ganglion ophtalmique, sont du domaine de la vie organique, du système du grand sympathique, et ici se rangent le ganglion sphéno-palatin, les ganglions cervicaux, intercostaux et splanchniques.

PLANCHE CLI.

Nerf trijumeau d'après Arnold et nature.

No II. Nerf optique. — III. Moteur oculaire commun. — IV. pathétique. — V. trijumeau. — *a.* ganglion semi-lunaire. — *b.* 1re branche ou nerf ophtalmique. — *c.* rameau frontal. — *d.* rameau sus-orbitaire. — *e.* rameau lacrymal avec *f* son filet interne et *g.* l'externe. — *h.* anastomose avec le malaire.

i. 2e branche ou nerf maxillaire supérieur. — *k.* rameau malaire avec *l* son filet supérieur et *m* l'inférieur. — *n.* rameau dentaire postérieur. — *o.* rameau buccal. — *p.* nerf sous-orbitaire.

q. 3e branche ou nerf maxillaire inférieur. — *r, s, t.* rameaux auriculaire antérieur, massétérin et temporal profond postérieur coupés. — *u.* rameau buccinateur. — *v.* filet tenseur du tympan venant du rameau ptérygoïdien. — *x.* ganglion appelé *otique* par Arnold. — *y.* filet tenseur du tympan venant du ganglion otique. — *z.* nerf alvéolaire inférieur. — *a'.* rameau mylo-hyoïdien. — *b'.* nerf lingual ou dégustateur. — *c'.* anastomose avec la corde du tympan. — *d'.* anastomose avec le ganglion maxillaire *e'.* — *f'.* anastomose avec le grand sympathique. — *g'.* rameaux destinés au canal salivaire de Warthon. — *h', h'.* épanouissement du lingual dans la muqueuse de la langue.

VII. Nerf facial. — *i'.* ganglion de ce nerf.

IX. Nerf glosso-pharyngien. — *k'.* nerf du tympan ou de Jacobson. — *l'.* anastomose avec le grand sympathique. — *m'.* filet pour la trompe d'Eustache.

X. Nerf pneumo-gastrique. — *n'.* nerf laryngé supérieur.

XI. Nerf accessoire de Willis.

XII. Nerf hypoglosse. — *o'.* rameau descendant. — *p'.* filets de l'hypoglosse destinés au muscle hyo-glosse.

XIII à XIX. Nerfs cervicaux.

XX. Ganglion cervical supérieur. — *q'. r'.* filets du grand sympathique accompagnant les carotides et les diverses artères, et s'anastomosant avec les nerfs de la tête.

la choroïde, là où s'enchâssent la cornée et la cloison *Iris* que nous allons décrire tout à l'heure, on voit là une sorte de bourrelet ou cercle grisâtre, large tout au plus d'une ligne, qui reçoit par la partie supérieure de sa circonférence les nerfs dits ciliaires et qui, par le reste de son étendue, envoie autour du cristallin un grand nombre de rayons blancs mais enduits d'une couche de pigmentum choroïdien. Ce bourrelet et ces rayons qui forment un véritable disque radié autour du cristallin sont appelés *cercle ciliaire* et *procès ciliaires*. Ni leur scructure, ni leurs usages ne sont encore exactement déterminés. On attribue pourtant de préférence une nature nervoso-ganglionaire au cercle et une nature vasculaire aux rayons.

La troisième membrane de la charpente du globe oculaire est la *rétine*. Celle-ci est encore plus molle et un peu plus mince que la précédente, et sa nature est, à n'en point douter, toute nerveuse. Elle est le nerf optique lui-même étalé en membrane sur toute la face interne de la choroïde, jusqu'aux procès ciliaires auxquels elle adhère assez fortement.

Les trois tuniques que nous venons d'examiner peuvent être considérées comme les parties *contenantes* du globe de l'œil. Voici maintenant les parties *contenues*, lesquelles sont en même temps réfringentes, à l'exception d'une seule, l'iris.

En procédant d'avant en arrière se sont : 1° la *cornée transparente*, ce plastron diaphane que nous avons dit occuper l'ouverture antérieure de la sclérotique. Convexe à l'extérieur, plus convexe même que ne l'est la sclérotique, elle accroît le diamètre antéro-postérieur de la cavité oculaire. Son épaisseur est considérable et sa texture ressemble à celle du tissu corné, c'est-à-dire qu'elle consiste en plusieurs lames concentriques intimement unies par des couches très-minces de tissu celluleux,

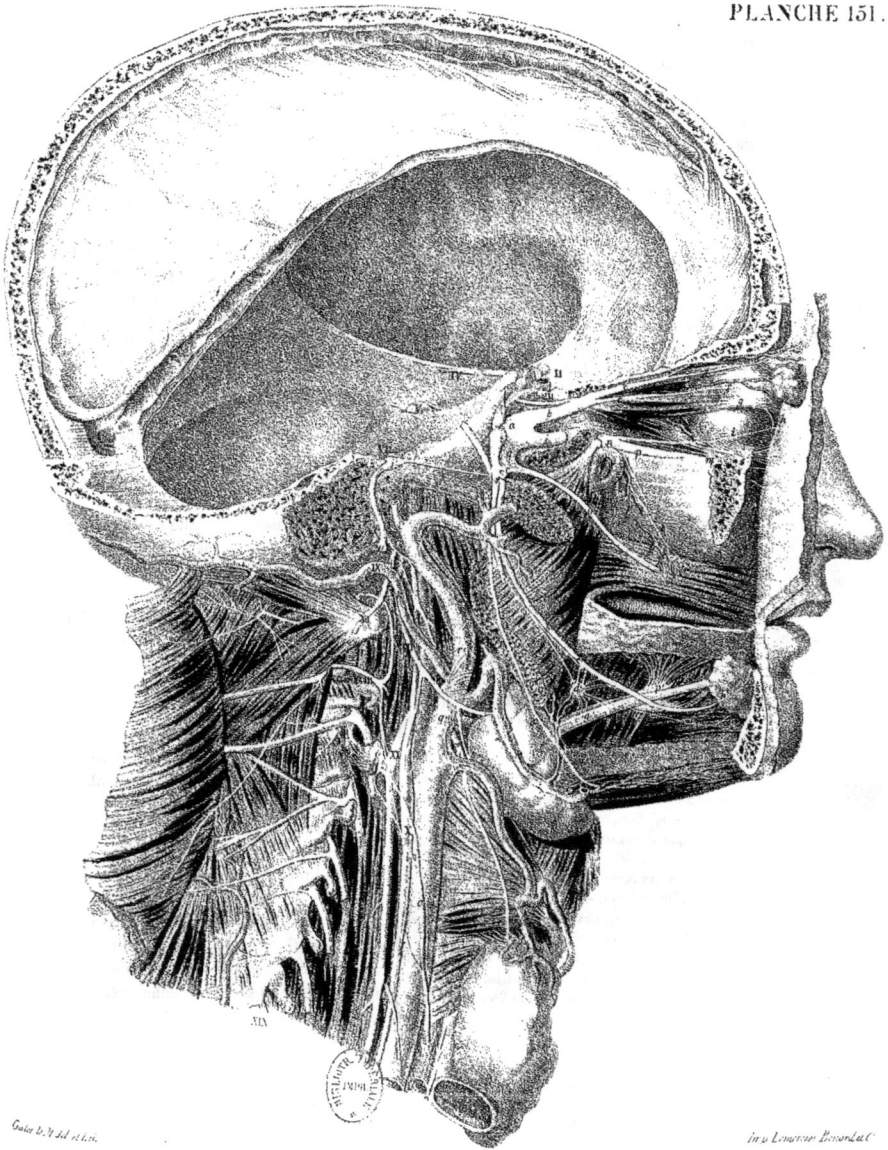

Galer Le. M. del et sut.   Im. Lemercier Bernard et C.

Le ganglion ophtalmique n'appartient donc à aucune catégorie, il jouit d'une indépendance complète, il est, comme on dit, un ganglion de localité. Placé sur le côté externe du nerf optique, à deux ou trois lignes du trou optique, il a plutôt la forme d'un quadrilatère que celle d'une lentille. Sa longueur n'a pas plus de deux lignes. Par ses deux angles postérieurs il communique avec le nerf nasal et avec un rameau de la 3ᵉ paire. Par ses deux angles antérieurs il envoie plusieurs filets qu'on appelle nerfs ciliaires et qui, après avoir percé la sclérotique, rampé entre cette membrane et la choroïde, traversé enfin le cercle ciliaire, s'irradient sur toute l'étendue de l'iris jusqu'à la pupille.

2. Le *maxillaire supérieur*, branche moyenne de la 5ᵉ paire, n'entre point comme l'ophtalmique dans la fente sphénoïdale, il s'engage dans le trou grand rond, puis dans la fosse sphéno-maxillaire, puis enfin dans le canal sous-orbitaire dont il emprunte le nom, et, sortant par le trou sous-orbitaire, il s'épanouit sur la joue par les divisions suivantes :

Le *rameau orbitaire*, qui naît immédiatement au-dessous du trou grand rond, longe le bord supérieur de la fente sphéno-maxillaire, puis la paroi inférieure de l'orbite et se termine par trois filets, un *lacrymal* destiné à la glande lacrymale et à la paupière supérieure, un *malaire* qui perce l'os de la pommette et se répand dans le muscle orbiculaire des paupières, un *temporal* qui traverse la portion orbitaire de l'os de la pommette,

2° L'*iris*, cloison membraneuse, circulaire, enchâssée dans l'ouverture antérieure de la choroïde sur le cercle ciliaire même. Cette membrane dirigée verticalement n'est point transparente comme la cornée, mais elle est percée au centre d'une ouverture ronde dite *pupille* ou *prunelle*, destinée au passage des rayons lumineux. La variété de couleurs dont elle est ornée et la multiplicité de franges que forment autour de sa grande circonférence les procès ciliaires, la rendent fort remarquable. Sur sa face antérieure s'observent ordinairement deux cercles colorés, un qui répond à la grande circonférence et qui est moins foncé, l'autre riche en couleur mais plus étroit et qui répond à la pupille. Ces couleurs n'existent point sur la face postérieure qui est blanche par elle-même et recouverte par le pigment choroïdien.

La structure de l'iris est encore inconnue. Certains reproduisant l'opinion des anciens la disent musculeuse et lui reconnaissent deux ordres de fibres, les unes rayonnées répondant au cercle coloré externe, les autres circulaires appartenant au cercle coloré interne ou pupillaire. Avec cela s'expliquent et la dilatation et le resserrement de la pupille. Mais cette organisation est loin d'être appréciable pour tout le monde, et d'autres anatomistes considèrent l'iris comme un tissu éminemment vasculaire, spongieux et érectile, entremêlé de beaucoup de filets nerveux.

L'insertion de l'iris se fait presque immédiatement derrière celle de la cornée; mais comme la cornée est fortement bombée, et que l'iris est au contraire plane, il s'en suit qu'un espace existe entre ces deux corps : cet espace, qui peut avoir une ligne de diamètre, est appelé *chambre antérieure*.

Une chambre postérieure existe aussi qui occupe l'espace compris entre la face postérieure de l'iris et le cristallin. Les deux chambres communiquent entr'elles par le moyen

puis l'aponévrose temporale et se répand sur la tempe où il s'anastomose avec des filets du maxillaire inférieur.

Les *rameaux ou nerfs dentaires posté-rieurs* dont le nombre varie entre deux et trois et dont le départ se fait au moment où le maxillaire supérieur va s'engager dans le trou sous-orbitaire. Ces rameaux descendent sur la tubérosité maxillaire, envoient quelques filets aux gencives et au muscle buccinateur, et s'engagent dans les conduits dentaires postérieurs au fond desquels ils forment un plexus aréolaire d'une excessive délicatesse. De ce plexus partent quatre filamens très-déliés, destinés aux quatre dernières molaires, et qui passent par le petit trou dont est percée la racine de chacune de ces dents.

Le *rameau ou nerf dentaire antérieur*, plus volumineux que le précédent, s'introduit dans le canal dentaire antérieur, s'anastomose par quelques filets avec les dentaires postérieurs, arrive au niveau du plancher des fosses nasales près de l'ouverture antérieure de ces fosses, et là se divise en des filets terminaux destinés aux racines des dents incisives, canine et première molaire.

Enfin, les *rameaux palpébraux, nasaux* et *buccaux* qui se distribuent dans les parties que leur dénomination désigne.

Ganglion sphéno-palatin ou de *Meckel*. Au sommet de la fosse zygomatique, sur le trou sphéno-palatin, se montre un renflement nerveux triangulaire, gros comme une lentille, et paraissant être une dépendance du nerf maxillaire supérieur. C'est le *ganglion de Meckel* dont la forme et le volume ne sont rien

de la pupille, et elles sont baignées par une humeur limpide semblable à une légère dissolution de gomme arabique. Ce liquide, dont le poids varie de 20 à 50 centigrammes, est appelé *humeur aqueuse* : il est contenu dans une membrane propre, excessivement fine, que l'on dit être la même qui, sous le nom de membrane *pupillaire*, ferme la pupille jusqu'au 7e mois de la vie fœtale.

5° Le *cristallin*, espèce de lentille diaphane comme le cristal, dont l'axe correspond au centre de la pupille. Il est facile de distinguer ce corps à travers la pupille, et même, quand celle-ci se trouve très-dilatée, le regard l'embrasse dans toute son étendue. Moins bombé en avant qu'en arrière, entouré et maintenu dans sa position verticale par les procès ciliaires dont quelques-uns s'allongent sur sa face antérieure, il jouit d'une consistance qui s'accroît progressivement de la circonférence au centre. Il se compose d'un nombre considérable de lames concentriques dont la force réfringente varie probablement selon la dureté, et il est enveloppé d'une capsule qui partage avec lui sa structure et sa transparence. C'est à l'opacité du cristallin ou de sa capsule qu'est due l'altération de l'œil appelée *cataracte*.

4° Enfin le *corps vitré* qui ressemble à du verre fondu, à de la gelée et qui remplit, embrassé par la rétine, tout ce qui reste de la cavité oculaire, c'est-à-dire les 4/5es postérieurs de cette cavité. Cette situation même lui donne une figure sphérique déprimée en devant là où il correspond avec le cristallin. Le corps vitré est à son tour enveloppé d'une capsule nommée *hyaloïde* à laquelle se rattachent des particularités remarquables. Transparente comme l'humeur qu'elle enveloppe, elle émet par sa face interne un nombre considérable de prolongemens qui plongent dans le corps vitré et s'y disposent en une infinité de cellules dans lesquelles cette

moins que constants. De la circonférence de ce ganglion se détachent plusieurs rameaux nerveux que l'on peut considérer comme d'autres divisions terminales du maxillaire supérieur et qui sont les *palatins*, le *vidien* et les *sphéno-palatins*.

Les nerfs palatins sont au nombre de trois, l'*antérieur*, le *moyen* et le *postérieur*. Le *palatin antérieur*, le plus volumineux des trois, commence par fournir un filet à la membrane muqueuse nasale et particulièrement à celle des cornets moyen et inférieur, puis il pénètre dans le canal palatin postérieur, envoie, en le parcourant, un filet au voile du palais, un autre aux fosses nasales, et, parvenu à l'ouverture inférieure du canal, il se réfléchit en avant sous la voûte du palais en se partageant en deux filets terminaux, l'un qui suit la ligne médiane du palais, l'autre l'arcade alvéolaire.

Les *palatins moyen* et *postérieur*, excessivement grêles, plongent chacun dans un petit conduit creusé derrière le canal palatin postérieur, et vont en arrière se perdre sur la face postérieure du voile du palais.

Le *nerf vidien* ou *ptérygoïdien* entre de suite dans le canal vidien au sortir duquel il prend une direction rétrograde vers la cavité crânienne et se partage en deux filets, dont l'un *supérieur* ou *crânien* va s'anastomoser à travers l'aqueduc de Fallope avec le nerf dur de la 7ᵉ paire, tandis que l'autre *inférieur* ou *carotidien* et beaucoup plus volumineux, entre dans le canal carotidien, longe le côté externe de l'artère carotide, s'unit

humeur est logée. On dit aussi qu'à une ligne environ de la circonférence du cristallin l'hyaloïde se dédouble pour tapisser les deux faces de la lentille et qu'à l'endroit de ce dédoublement est un espace triangulaire qui forme un vrai canal autour du cristallin : on le nomme *canal godronné*.

Les connaissances que nous venons d'acquérir sur l'organe oculaire suffiraient pour nous faire comprendre le mécanisme de la vision. Mais nous devons encore dire un mot de quelques-unes des parties accessoires qui, tout en protégeant l'organe, servent aussi à l'accomplissement de l'acte : ces parties sont l'*appareil musculaire* et l'*appareil lacrymal*.

Les muscles des yeux sont très-nombreux : il y a d'abord ceux des paupières que nous avons décrits ailleurs, puis ceux du globe oculaire. On compte six muscles propres au globe de l'œil : le *droit supérieur* ou élévateur, le *droit inférieur* ou abaisseur, le *droit interne* ou adducteur, le *droit externe* ou abducteur, le *grand oblique* et le *petit oblique*. Les quatre droits ont une origine commune au fond de l'orbite, autour du trou optique. De ce point ils s'avancent en s'écartant et embrassant le globe oculaire, et se terminent par des insertions aux faces supérieure, inférieure et latérales de la sclérotique. Le grand oblique provient aussi du bord du trou optique, il s'avance vers l'apophyse interne du frontal, et alors rencontrant une poulie de réflexion qui le détourne de sa voie, il va s'insérer à la partie postérieure et externe du globe de l'œil. Enfin le petit oblique prend naissance ou appui un peu en avant de la face interne du plancher de l'orbite et se termine à peu près sur le même point que le grand oblique.

On voit que ces deux derniers muscles doivent, par leur disposition, imprimer à l'organe des mouvemens de rotation, ce qui

à un filet de la sixième paire, concourt avec ce dernier à la formation du plexus carotidien, et communique enfin avec

---

PLANCHE CLII. .

Coupe perpendiculaire de la tête. — Nerfs trijumeau, glosso-pharyngien et pneumo-gastrique d'après Arnold et nature.

A. Os temporal. — B. sphénoïde. — C. os frontal. — D. pariétal. — E. nasal. — F. maxillaire supérieur. — G. maxillaire inférieur. — H. ioïde. — I, K. cornets nasaux. — L. œsophage. — M. larynx. — N. trachée-artère. — O. cavité du tympan. — P. enclume. — Q. marteau. — R. artère carotide primitive. — S. artère carotide interne. — T. carotide externe. — U. veine jugulaire interne. — V. muscle tenseur du tympan.

Nᵒ I. Rameaux du nerf olfactif répandus dans la membrane pituitaire.

II. Nerf optique.

III. Nerf oculo-musculaire commun.

V. Nerf trijumeau. — a. 1ʳᵉ branche du trijumeau. — b. nerf ethmoïdal. — c. 2ᵉ branche du trijumeau. — d. nerf ptérygo-palatin. — e. ganglion de Meckel. — f. nerf vidien. — g. nerfs nasaux supérieurs. — h. nerfs nasaux inférieurs. — i. nerfs palatins. — k. 3ᵉ branche du nerf trijumeau. — l. nerf alvéolaire inférieur. — m. nerf lingual. — n. nerf ptérygoïdien interne. — o. ganglion otique ou auriculaire. — p. filet du ganglion otique pour le muscle tenseur du tympan.

VII. N. facial coupé. — q. corde du tympan. — r. n. auriculaire postérieur.

IX. N. glosso-pharyngien. — s. ganglion pétreux. — t. rameaux anastomotiques pharyngiens. — u. rameau lingual. — v. ramuscule pour la muqueuse du pharynx.

X. N. pneumo-gastrique. — x. son ganglion. — y. rameau auriculaire. — z. anastomose avec le nerf facial. — a'. anastomose avec le nerf auriculaire postérieur. — b'. rameau perçant le cartilage de l'oreille. — c'. nerf pharyngien supérieur. — d'. nerf pharyngien inférieur. — e'. plexus gangliforme du pneumo-gastrique. — f'. laryngé supérieur se répandant en nombreux filets g', g'. dans la muqueuse de l'épiglotte et du larynx. — h. laryngé inférieur.

X. N. accessoire de Willis.

fait qu'on les désigne aussi sous les noms de *grand* et *petit rotateurs*.

L'appareil lacrymal, destiné à fournir un liquide qui lubrifie le globe oculaire et facilite ses mouvemens, se compose de trois parties : la *glande lacrymale*, les *conduits lacrymaux* et la *conjonctive*.

La glande lacrymale, du volume d'une fève, occupe une petite fossette de la partie antérieure et externe de l'orbite. Son usage est de sécréter les larmes. Des petits grains glanduleux qui la composent naissent plusieurs canaux capillaires qui transportent l'humeur sécrétée et la déversent à la surface de la conjonctive. L'excédant de cette humeur est pompé par deux petites bouches nommées *points lacrymaux*, qui sont l'ouverture extérieure des conduits lacrymaux. Ces ouvertures se distinguent très-bien sur l'angle interne de l'œil : il y en a une à chaque paupière.

Les *conduits lacrymaux*, au nombre de deux aussi, un supérieur, un inférieur, ont à peu près trois lignes de longueur et une capacité si étroite que c'est à peine s'ils peuvent recevoir une soie de cochon. Ils n'en charrient pas moins, quand les circonstances l'exigent, une quantité considérable de larmes. Ils règnent dans l'épaisseur de la partie interne des paupières et vont se déboucher dans une cavité qui, sous les noms de *sac lacrymal* et de *canal nasal*, s'étend du grand angle de l'œil au bas-fond des fosses nasales.

La *conjonctive*, enfin, membrane muqueuse de la plus grande finesse, commence au bord libre des paupières en se continuant là avec la peau, et tapisse la face postérieure des paupières et la face antérieure du globe de l'œil. Sa transparence est telle qu'on se demande si, loin de recouvrir la cornée transparente, elle ne s'arrête point à la circonférence de ce corps. En admettant

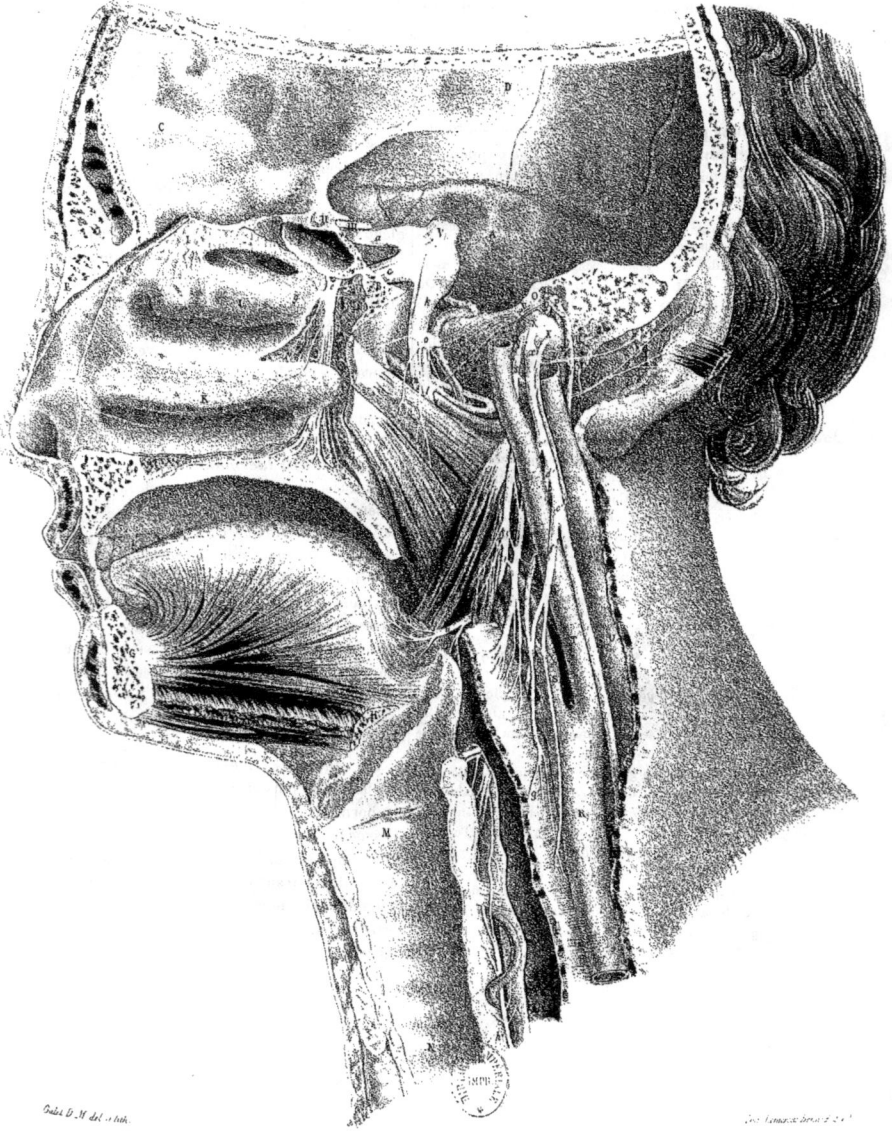

le ganglion cervical supérieur appartenant au nerf grand sympathique.

Les nerfs *sphéno-palatins* , d'une extrême finesse , traversent le trou sphéno-palatin pour entrer dans les fosses nasales où ils se glissent au-dessous de la membrane pituitaire et se partagent , par des subdivisions nombreuses , entre la cloison et la paroi externe des fosses nasales.

3. Le *maxillaire inférieur*, troisième et dernière branche du trijumeau , et aussi la plus considérable , sort du crâne par le trou ovale du sphénoïde , descend entre les muscles ptérygoïdiens externe et interne , et s'introduit dans le canal osseux de la mâchoire inférieure où il se termine. Dans ce trajet, ou plutôt près de son origine même , il fournit un nombre de rameaux importans qui sont : les *temporaux profonds antérieur* et *postérieur* , le *massétérin* , le *buccal*, le *ptérygoïdien* et le *temporo-auriculaire.*

Des deux *temporaux profonds* le postérieur n'existe pas toujours. Ils sont destinés , l'un et l'autre , au muscle crotaphyte , et ils s'anastomosent avec le facial , avec le rameau orbitaire du maxillaire supérieur , etc.

Le *massétérin* , plus volumineux que les précédens , envoie quelques filets à la fosse temporale et à l'articulation temporo-maxillaire. Mais il s'adresse particulièrement au muscle masséter qu'il prend par sa face interne , après avoir franchi l'échancrure du bord supérieur de la branche de la mâchoire.

Le *buccal* , plus gros que le massé-

qu'elle le tapisse , il faut reconnaître qu'elle lui adhère de la manière la plus intime ; mais dans tout le reste de son étendue , elle est assez lâche pour permettre à l'œil et aux paupières une grande liberté de mouvemens. Cette membrane , d'une sensibilité des plus exquises , a une force d'absorption considérable , mais elle semble avoir pour principal usage de perspirer une liqueur albumineuse, qui se mélange avec les larmes et entretient l'humidité de l'œil.

Telles sont les nombreuses pièces constitutives de l'œil. Essayons maintenant de saisir l'ensemble de leur action et le mécanisme du phénomène visuel.

Le globe de l'œil étant , dans toutes ses parties , un milieu plus dense que l'air atmosphérique , les rayons lumineux qui le traversent doivent se rapprocher de son axe, de sa perpendiculaire , ou , comme on dit plus généralement , de sa normale.

Les rayons qui frappent la sclérotique sont tous perdus pour la vision. Ceux qui tombent sur la cornée sont en partie réfléchis et en partie réfractés. Les premiers forment le brillant de l'œil : les autres vont se peindre sur la rétine et produire les idées visuelles. Voici la marche que ces derniers parcourent:

D'abord, en traversant la cornée transparente , les rayons du faisceau lumineux s'inclinent en se rapprochant de leur axe : ils acquièrent ainsi plus d'éclat. Mais bientôt ils rencontrent dans la chambre antérieure l'humeur aqueuse qui est moins dense que la cornée et qui l'est plus que l'air atmosphérique , ils divergent alors un peu , et mi-partie se réfléchit sur la membrane iris et retourne au-dehors , mi-partie traverse , sans dévier la pupille, l'humeur aqueuse de la chambre postérieure , et va frapper le cristallin. On voit par là que ces derniers rayons sont les seuls qui profitent à la vision. En traversant le cristallin , cette lentille bi-

térin lui - même , descend entre le muscle ptérygoïdien interne et la

PLANCHE CLIII.

Origine et trajet des 2e, 3e, 4e et 5e paires encéphaliques. — Nerfs ciliaires et dentaires. — Accessoire de Willis. — Grand hypoglosse d'après Arnold et nature.

N° II. Nerf optique. — *a.* son trajet dans le cerveau. — *b.* son trajet dans l'orbite.

III. Oculo-musculaire commun. — *c.* son rameau supérieur. — *d.* filet destiné au muscle oblique inférieur. — *e.* courte racine du ganglion ophtalmique.

IV. Pathétique. — *f.* son origine. — *g.* son trajet sur le côté externe des pédoncules du cerveau.

V. Trijumeau. — *h.* ganglion de Gasser. — *i.* 1re branche du trijumeau. — *k.* rameau frontal. — *l.* lacrymal. — *m.* nasociliaire. — *n.* longue racine du ganglion ophtalmique *o.* — *p.* anastomose avec le grand sympathique. — *q.* nerfs ciliaires. — *r.* 2e branche du trijumeau. — *s.* rameau malaire souscutané. — *t.* ptérygo-palatin. — *u.* dentaires postérieurs. — *v, v.* dentaires antérieurs. — *x.* anastomose des dentaires. — *y.* 3e branche du trijumeau. — *z.* nerf auriculaire antérieur embrassant par une double racine l'artère méningée moyenne. — *a'.* rameau massétérin. — *b'.* temporal profond postérieur. — *c'.* temporal profond antérieur. — *d'.* buccinateur. — *e'.* lingual. — *f'.* son anastomose avec la corde du tympan. — *g'.* rameau alvéolaire inférieur. — *h'.* mylo-hyoïdien. — *i'.* filets dentaires.

VII. Facial. — *k'.* son trajet dans le canal de Fallope. — *l'.* corde du tympan.

X. Pneumo-gastrique.

XI. Branche externe de l'accessoire de Willis. — *m'.* anastomose avec le 3e nerf cervical.

XII. Grand hypo-glosse. — *n'.* branche descendante. — *o'.* anastomose avec le plexus cervical. — *p', q'.* rameaux pour les muscles de la région antérieure du cou. — *r'.* rameau cardiaque. — *s'.* continuation de l'hypoglosse.

XIV. 2e nerf cervical. — *t'.* son anastomose avec la branche descendante du grand hypoglosse. — *u'.* anastomose avec le 3e nerf cervical.

XV. 3e nerf cervical. — *v'.* son anastomose avec l'accessoire de Willis.

convexe dont la densité va croissant de la circonférence au centre, les rayons lumineux subissent des modifications qu'il ne nous a pas été donné encore d'approfondir suffisamment. Nous ne connaissons bien que l'effet général de leur passage à travers ce corps , c'est-à-dire leur forte convergence vers l'axe , et par ce fait l'accroissement de leur intensité ; mais ce que chaque lame du cristallin , avec sa structure presque particulière , avec sa convexité propre , fait éprouver de réfraction à ces rayons , voilà ce qu'il nous est impossible de dire. Il est pourtant très-vraisemblable que ces conditions mécaniques, aussi bien que la différence de densité entre les circonférences et le centre du cristallin , sont les causes qui remédient à l'écartement différent des diverses couleurs de chaque rayon lumineux , ce qu'on peut exprimer en disant que ces conditions déterminent l'*achromatisme* de l'œil.

Quoiqu'il en soit , le faisceau lumineux , au sortir du cristallin , est tout-à-fait rapproché de son axe , et sa figure, du point de contact sur la cornée au point où nous l'avons maintenant , est celle d'un cône parfait à base fixée sur la cornée. La lumière , qui a traversé le cristallin et qui fait alors le sommet du cône , n'a plus guère à changer de forme avant de se peindre sur la rétine , car il ne lui reste à traverser que le corps vitré, lequel a presque la même densité que la substance cristalline. Aussi le sommet du cône peut-il être prolongé jusques sur la rétine , et c'est là que se fait l'impression , qui , par l'entremise du nerf optique , dont la rétine semble n'être qu'un épanouissement , doit se communiquer au cerveau.

Les anciens , pour apprécier la puissance de réfraction de chaque pièce constitutive du globe oculaire , avaient formé un œil artificiel avec des verres et de l'eau. On renonça

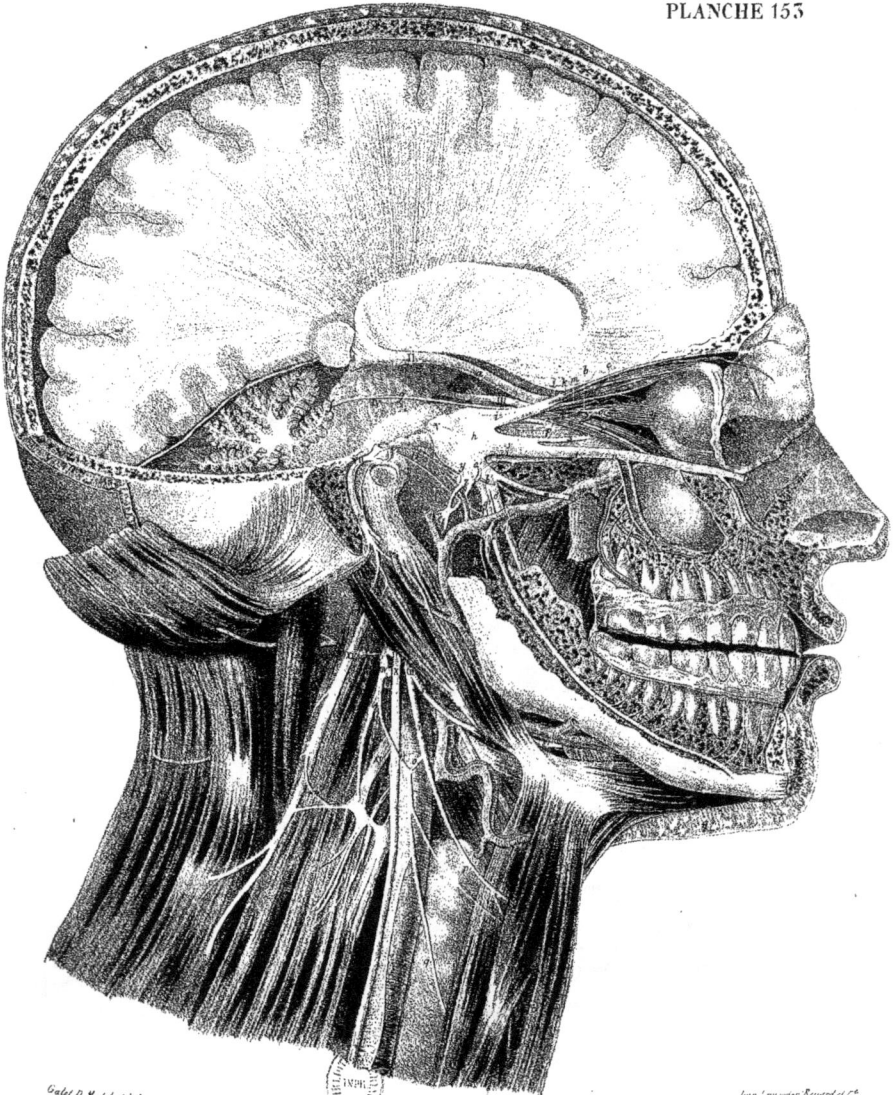

PLANCHE 153

branche de la mâchoire jusqu'au bord postérieur du muscle buccinateur. Il a déjà jeté quelques filets aux muscles ptérygoïdien externe et crotaphyte ; mais au niveau du buccinateur il subit une sorte d'épanouissement par la multiplicité des filets qu'il envoie en haut à la peau des régions malaire et buccale, en bas au buccinateur, à la membrane muqueuse ainsi qu'à la peau de la bouche, au milieu au muscle orbiculaire des lèvres.

Le *ptérygoïdien*, très-délié et uni à un petit corps grisâtre, dit *ganglion otique*, ne s'adresse qu'au muscle ptérygoïdien interne.

Le *temporo-auriculaire*, enfin, d'un volume assez fort à son origine, descend derrière le col du condyle de la mâchoire et se divise de suite en deux portions, l'une *descendante* ou *auriculaire*, qui, derrière le condyle de la mâchoire, forme un plexus autour de l'artère maxillaire interne, et se termine dans la parotide et sur le lobule de l'oreille ; l'autre *ascendante* ou *temporale*, qui monte verticalement entre l'articulation de la mâchoire inférieure et le conduit auditif externe, fournit quelques filets à ces parties ainsi qu'au pavillon de l'oreille, accompagne l'artère temporale en formant autour d'elle un plexus, et finit par se perdre au sommet de la fosse temporale.

Après avoir fourni tous ces rameaux, le maxillaire inférieur se bifurque près des muscles ptérygoïdiens. L'une de ses portions se porte intérieurement à la langue et s'appelle *nerf lingual*; l'autre, qui continue sa marche directe et s'in-

de bonne heure à ce moyen, pour la trop grande différence qu'il y a entre du verre et des membranes, entre l'eau simple et l'humeur aqueuse.

Descartes prit l'œil d'un bœuf récemment tué, le dépouilla de ses membranes postérieures, la sclérotique, la choroïde et la rétine qu'il remplaça par une pellicule d'œuf pour se ménager de la transparence, et il adapta cet œil, ainsi préparé, au volet d'une chambre obscure. Il vit alors les objets extérieurs se peindre assez exactement sur la pellicule transparente, mais dans une situation renversée.

On conçoit aisément que cette situation de l'image ne pouvait être différente. Le cône lumineux, que fournit un objet placé sur le prolongement de l'axe oculaire, va se peindre au centre de la rétine. Mais tous les autres cônes émanés des objets environnans doivent aller frapper la rétine sur des points qui diffèrent selon la position de l'objet extérieur. Ils vont couper le centre optique du cristallin, c'est-à-dire le point de plus grande concentration des rayons, ils vont couper ce centre obliquement, ceux qui viennent d'en bas se dirigeant en haut et allant se peindre à la partie supérieure de la rétine, ceux qui viennent d'en haut allant se peindre à la partie inférieure de cette membrane. Le renversement de l'image des objets au fond de l'œil est donc un phénomène des plus simples : la théorie est toute en sa faveur. Mais à côté de ce phénomène en est un autre qui exerce toujours la sagacité des penseurs, c'est celui du redressement des objets qui nous paraissent droits, bien que l'image tracée sur la rétine soit dans une position renversée.

Voici l'explication que Berkley donne de ce phénomène. Nous le rapportons textuellement pour ne lui rien ôter de sa précision.

troduit dans le canal maxillaire, a reçu le nom de *dentaire inférieur*.

PLANCHE CLIV.
Nerfs de la tête et du cou.

N° II. Nerf optique. — *a.* sa section a son entrée dans l'orbite.

III. Nerf oculo-musculaire commun. — *b.* son rameau supérieur coupé. — *c.* son rameau inférieur. — *d.* rameau appartenant au muscle droit interne de l'œil, *e.* au muscle droit inférieur , *f.* au muscle oblique inférieur. — *g.* courte racine du ganglion ophtalmique.

IV. Pathétique.

V. Trijumeau. — *h.* ganglion de Gasser. — *i.* 1re branche ou ophtalmique. — *k.* rameau frontal. — *l.* naso-ciliaire. — *m.* longue racine du ganglion ophtalmique. — *n.* quelques rameaux ciliaires coupés. — *o.* rameau ethmoïdal. — *p.* lacrymal coupé. — *q.* ganglion ophtalmique. — *r.* filets ciliaires coupés. — *s.* 2e branche du trijumeau ou maxillaire supérieur. — *t.* rameau sphéno-palatin. — *u.* ganglion sphéno-palatin.—*v.* filet pétreux superficiel, établissant communication avec le nerf facial. — *x.* filets nasaux postérieurs supérieurs.—*y.* deux filets établissant communication avec le nerf optique.—*z.* rameaux palatins. — *a'.* rameau grand alvéolaire. — *b'.* petits alvéolaires. — *c'.* dentaire antérieur. — *d'.* — filets palpébraux, nasaux et labiaux. — *e'.* 3e branche du trijumeau, ou maxillaire inférieur. — *f'.* rameau temporal superficiel ou auriculaire antérieur. — *g'.* massétérin. — *h'.* temporal profond. — *i'.* buccinateur. — *k'.* alvéolaire inférieur. — *l'.* lingual.

VI. Oculo-musculaire externe.

VII. Facial.

VIII. Acoustique,

IX. Glosso-pharyngien. —*m'.* ganglion de ce nerf , autrement dit *pétreux.*— *n'.* nerf du tympan ou de Jacobson. — *o'.* rameaux se rendant au plexus carotidien *p'.* — *q'.* quelques filets allant , entre la carotide externe et l'interne , former le ganglion de concert avec le grand sympathique. — *r'* rameaupharyngien du plexus carotidien. — *s'.* rameau du muscle stylopharyngien. — *t'.* rameau lingual.

X. Pneumo-gastrique. — *u'.* son ganglion. — *v'.* rameau de communication avec le plexus carotidien. — *x'.* plexus gangliforme du pneumo-gastrique. — *y'.* nerf laryngé supérieur.

« Quoique l'image de l'objet soit effectivement tracée au fond de l'œil dans une situation renversée , cependant l'ame doit naturellement , et sans le secours d'aucune expérience , les redresser , c'est-à-dire voir en haut l'extrémité supérieure , et voir en bas l'extrémité inférieure ; et en effet , ces termes de haut et de bas sont des termes relatifs , et qui n'ont de valeur que par le terme auquel nous les comparons , c'est-à-dire que nous jugeons en haut tout ce qui correspond à la voûte céleste , et en bas tout ce qui répond à la terre. Or , il est bien évident que le ciel se peint dans la partie inférieure du fond de l'œil, et que la terre se peint dans la partie supérieure : dès-lors nous rapportons à la voûte céleste l'extrémité de l'objet qui se peint dans la partie inférieure de l'œil; et nous rapportons à la terre l'extrémité qui se peint dans la partie la plus supérieure, c'est-à-dire que nous établissons naturellement , entre ces deux extrémités , la relation qu'elles ont , et que nous situons l'objet tel qu'il est réellement. »

Cette interprétation a paru aux physiologistes la plus satisfaisante de toutes. Cependant Gall s'élève énergiquement contr'elle , et il se demande pourquoi l'on ne chercherait pas , dans les parties qui sont au-delà de la rétine , c'est-à-dire dans le cerveau , la cause du redressement de l'image ?

Suivant cet auteur tout phénomène réside dans une opération vitale , et il ne comporte en aucune façon les applications physiques qu'on s'est évertué à lui chercher.

Mais revenons à l'examen des diverses pièces constitutives de l'œil , considérées du point de vue de leur puissance réfringente. M. Magendie ne se trouvait pas satisfait du procédé de Descartes. Il le regardait comme difficile à pratiquer et presque toujours in-

PLANCHE 154.

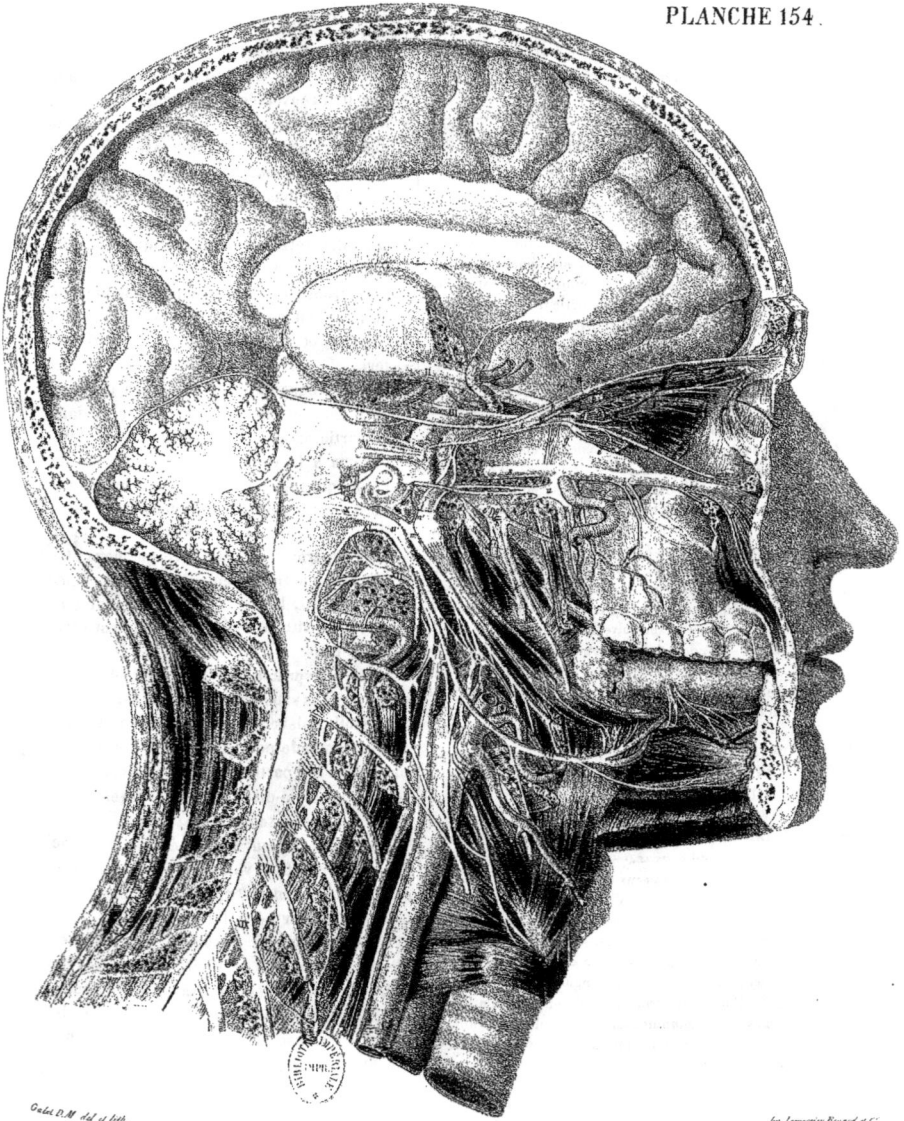

Im. Lemercier, Ricard et C.

Le *nerf lingual*, que Winslow appelait *petit hypoglosse*, pour le distinguer du nerf de la 9e paire, commence par descendre presque verticalement entre les deux ptérygoïdiens, puis entre le ptérygoïdien interne et la branche de la mâchoire inférieure ; de là il se porte d'arrière en avant entre la muqueuse buccale et la glande sous-maxillaire ; il passe sous la glande sublinguale, s'accole au canal de Warton et gagne enfin la partie latérale et la pointe de la langue où il se termine.

A son origine même le lingual donne un filet à l'amygdale correspondante, et en reçoit un autre du nerf facial, qui porte nom de *corde du tympan*. Plus loin il communique avec le dentaire inférieur ; il couvre de filets la membrane buccale, les gencives, la glande sublinguale ; il forme, enfin, au niveau de la glande maxillaire, par des filets particuliers qu'il envoie de sa partie inférieure, un petit ganglion, nommé sous-maxillaire, duquel partent de nouveaux filets destinés à la glande.

Le *nerf dentaire inférieur*, continuation du maxillaire, gagne de suite le canal dentaire dans lequel il s'engage et qu'il parcourt en compagnie de l'artère de même nom, jusqu'à la symphyse du menton. A mesure qu'il passe devant

---

XI. Accessoire de Willis.
XII. Hypoglosse.
XIII. 1er nerf cervical.
XIV. 2e nerf cervical. — z'. ganglion spinal.
XV. 3e nerf cervical.
XVI à XIX. 4e, 5e, 6e et 7e nerfs cervicaux.

certain. Il a eu recours, lui, à des yeux d'animaux albinos, tels que ceux des lapins blancs, des souris blanches, et, sans le secours d'une chambre obscure, il a vu, à travers les parois de ces yeux qui sont parfaitement transparens, l'image des objets extérieurs dessinée avec toutes leurs couleurs et avec une netteté admirable. Il a tour-à-tour intéressé la cornée, l'iris, l'humeur aqueuse, le cristallin, etc., et les modifications suivantes se sont manifestées dans la réfraction des cônes lumineux. D'abord la cornée enlevée, l'image ne changeait pas de dimension, mais elle était moins distincte, moins éclairée. L'enlèvement de l'humeur aqueuse s'accompagnait du même résultat, seulement l'image paraissait occuper une plus grande place sur la rétine. Un pareil élargissement de l'image se montrait quand il agrandissait la pupille par une incision circulaire faite sur le tissu de l'iris. Si, comme dans l'opération de la cataracte, il abaissait ou enlevait le cristallin, l'image était mal éclairée, mal terminée, mais elle avait une dimension quadruple.

Enfin, si l'humeur aqueuse, le cristallin, la cornée transparente étaient enlevés sur un même œil, il ne se formait plus d'image sur la rétine.

Ces expériences expliquent jusqu'à un certain point l'office des divers milieux du globe oculaire.

Il est certain que de toutes les parties constitutives de l'œil, la rétine est la plus importante. Elle est indispensable à la vision. C'est elle qui reçoit l'impression des objets lumineux, et qui la transmet au cerveau par l'intermédiaire du nerf optique, dont elle n'est qu'un épanouissement. Pour s'en convaincre, il suffit de couper le nerf optique sur un point quelconque de son étendue, soit vers son origine aux tubercules quadrijumeaux, soit

chaque dent, il leur envoie un filet qui pénètre dans leur racine, en sorte que toutes les dents, depuis la dernière molaire jusqu'à la première incisive, tirent leur innervation du dentaire inférieur. En outre, au niveau du trou mentonnier, ce nerf fournit le *mentonnier*, gros rameau qui sort par ce trou et se divise et se subdivise en se distribuant dans les muscles, la peau, la muqueuse de la lèvre inférieure, et en s'anastomosant avec le nerf facial, de manière à former avec celui-ci une sorte de plexus sur la face.

Nerf moteur oculaire externe, (6° *paire*). Né du sillon qui sépare la protubérance annulaire des éminences olivaires, ce nerf se dirige en avant et en dehors vers l'apophyse clinoïde postérieure, au niveau de laquelle il plonge dans le sinus caverneux. Là il baigne dans le sang, ce qui lui donne une teinte rouge, et il envoie en arrière deux ou trois filets au ganglion cervical supérieur, circonstance fort remarquable, propre à faire considérer le moteur externe comme l'origine du nerf grand sympathique. Toujours est-il qu'une communication bien manifeste est établie dans le sinus caverneux avec les deux systèmes nerveux.

Le nerf moteur externe, continuant sa marche en avant, sort du sinus caverneux pour entrer dans l'orbite par la fente sphénoïdale. Il reprend alors sa couleur naturelle ; il gagne la face interne du muscle droit externe de l'œil et s'épanouit dans son épaisseur sans fournir le moindre filet à aucune des parties ambiantes.

vers sa terminaison à la membrane rétine ; à l'instant la vue est abolie.

Du reste le mécanisme par lequel le nerf optique transmet au cerveau l'impression de la lumière est complètement ignoré. On ne connaît que les conditions nécessaires à cette transmission.

Il faut d'abord que l'objet soumis à la vision ait un degré moyen de lumière : une clarté trop vive éblouit la rétine et l'empêche de voir ; une clarté trop faible n'excite point la sensibilité et passe inaperçue.

Il faut secondement que les divers milieux du globe oculaire jouissent de leur intégrité, et que le passage des rayons lumineux à travers ces milieux ne soit point entravé par des corps étrangers, tels qu'une taie ou une cataracte.

Il faut aussi que la rétine ait un juste degré de sensibilité pour qu'elle s'accommode au degré de lumière qu'ont habituellement les objets.

Il faut enfin que cette même rétine reçoive tous les cônes lumineux que l'objet regardé lui envoie. La *myopie* et la *presbytie* résultent de ce défaut d'incidence. Si la cornée et le cristallin ont une convexité trop grande, ou les humeurs de l'œil trop de densité, alors les rayons de l'objet éclairé, éprouvant de la part de ces milieux une plus grande réfraction, se trouvent réunis avant d'être parvenus à la rétine, et l'objet n'est point vu. Voilà la myopie à laquelle on remédie soit par l'usage des lunettes convexes, soit en plaçant très-près de l'œil l'objet que l'on veut voir, ce qui accroît la divergence des rayons et les empêche de se réunir en de-çà de la rétine.

La presbytie est le vice inverse de la myopie. Elle est fréquente dans la vieillesse, parce qu'elle dépend de l'affaissement du globe oculaire par la sécheresse des membranes et la diminution des humeurs. Ici la puissance de réfraction est si faible, que les

Nerf facial, (7e paire, portion dure.) L'origine réelle de ce nerf a été suivie dans l'épaisseur du bulbe rachidien sur les côtés du calamus scriptorius. Son cordon ne paraît à la surface cérébrale que derrière le bord postérieur de la protubérance, sur la même ligne et en dehors du nerf de la 6e paire. Adossé au nerf auditif, il pénètre avec lui, après un court trajet en avant, en haut et en dehors, dans le conduit auditif interne, puis il parcourt seul l'aqueduc de Fallope et sort du crâne par le trou stylo-mastoïdien, pour aller se ramifier à la face et au cou.

Dans le conduit auditif interne, le facial communique par quelques filets d'une grande finesse, avec le nerf auditif, et, dans l'aqueduc de Faloppe, il reçoit le filet supérieur du nerf vidien, lequel semble s'en détacher bientôt pour s'introduire dans la caisse sous le nom de *corde du tympan*, en sortir ensuite par la scissure de Glaser, et s'anastomoser, entre les deux muscles ptérygoïdiens, avec le nerf lingual de la 5e paire.

Dès sa sortie du trou stylo-mastoïdien, le facial fournit 3 rameaux, l'*auriculaire postérieur*, le *stylien* et le *mastoïdien postérieur*, destinés le 1er au pavillon de l'oreille, le 2e au muscle stylo-hyoïdien, le 3e au ventre postérieur du muscle digastrique; après quoi plongeant dans la glande parotide, il se divise en deux branches terminales, la *temporo-faciale* et la *cervico-faciale*.

La branche *temporo-faciale* se porte en haut et en avant, en croisant le condyle de la mâchoire où elle communique avec un filet de la 5e paire, et elle se

rayons ne sont pas encore réunis lorsqu'ils arrivent sur la rétine : ils ne convergent qu'au delà de cette membrane. Et ainsi l'objet ne saurait être vu, à moins qu'on ne le tienne à distance, ou qu'on ne fasse usage de lunettes convexes pour augmenter la convergence des rayons.

3. *De l'ouïe.* L'impression produite dans l'oreille par les mouvemens oscillatoires des corps extérieurs, et la perception de cette impression par la masse nerveuse centrale, sont ce qui détermine les idées sonores. Tout est difficulté, mystère dans ce grand phénomène. Que savons-nous, en effet, de sa nature et de son mécanisme? Déjà le son qui est à l'ouïe ce qu'est à la vue la lumière est insaisissable. Lamarck supposait un fluide très-élastique, très-subtil, d'une excessive rareté, répandu dans tous les corps, dans tout le globe, et dont les vibrations produiraient les sons. M. Geoffroy-Saint-Hilaire soupçonne comme étant la matière du son, une combinaison de l'air extérieur avec l'air polarisé par le corps sonore. Mais la plupart des physiciens attribuent le son au mouvement vibratoire des molécules des corps, dont l'impression nous est transmise par l'ébranlement oscillatoire de la couche d'air qui nous sépare de ces corps. On sait communément que l'air est susceptible de vibrations et que les ondes résultant des vibrations successives des corps extérieurs et de l'air produisent les sons en frappant l'oreille. Or à cela se borne toute notre science : l'air est le principal véhicule du son. Mais distinguer, soupçonner même la digestion des sons, c'est-à-dire les modifications que reçoivent les rayons sonores dans les profondeurs de l'organe auditif, c'est ce qu'on n'a pu et ne pourra jamais faire. Ces caractères si divers, si fins, si délicats que révètent les sons, ce mélange si mélodieux que l'art parvient à en faire, quel rapport

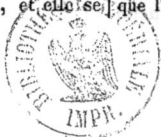

partage en plusieurs rameaux divergens qu'on distingue en *temporaux*, *orbito-malaires* et *buccaux*.

Les *temporaux*, au nombre de deux ou trois, se répandent par beaucoup de subdivisions sur le front, la tempe et jusques sur le sommet de la tête, en se perdant dans les muscles et dans la peau de ces régions.

Les *orbito-malaires*, au nombre de deux, passent sur l'os de la pommette et dispersent leurs filets sur les muscles des deux paupières, sur les zygoma-tiques et sur la peau de la joue, en s'a-nastomosant avec les nerfs lacrymal et sous-orbitaire.

Les *buccaux*, au nombre de trois ou quatre, et plus volumineux que les pré-cédens, sortent de dessous la glande parotide, se portent en avant parallèle-ment au conduit salivaire de Sténon, et parvenus vers le bord antérieur du muscle masséter, se divisent en une multiplicité de filets, dont les uns sous-cutanés et les autres sous-musculaires, se répandent dans la peau et les mus-cles de la joue, du nez et des lèvres. Plusieurs de ces filets concourent à for-mer le *plexus sous-orbitaire*, en s'anas-tomosant avec la branche sous-orbitaire du maxillaire inférieur.

La branche *cervico-faciale*, moins volumineuse que la précédente, des-cend obliquement en devant dans l'é-paisseur de la glande parotide, et se divise, à l'angle de la mâchoire infé-rieure, en trois rameaux, le *buccal* qui se porte transversalement en avant sur le masséter et fournit de filets les mus-cles de la joue et des lèvres, le *menton-*

tout cela a-t-il avec les osselets si bien fa-çonnés et les réduits si sombres et si régu-lièrement contournés de l'oreille interne? Essayons cependant, à défaut de notions plus précises, de nous faire une idée approxi-mative de la nature de cette fonction, au point de vue de sa plus grande simplicité.

En masse, l'organe de l'ouïe se compose 1° d'un entonnoir évasé en dehors et dont le tuyau tourné en dedans est bouché par une membrane; 2° d'une première cavité con-tinue avec l'entonnoir; 3° de plusieurs autres cavités tortueuses dans lesquelles se trouve le nerf acoustique, le nerf qui trans-met au cerveau les impressions sonores. En anatomie ces trois compartimens sont con-nus sous les noms d'*oreille externe*, *oreille moyenne* et *oreille interne*.

L'*oreille externe* comprend le *pavillon* et le *conduit auditif*. Le pavillon, appendice fibro-cartilagineux, fixé sur le côté de la tête par des ligamens, du tissu cellulaire et aussi par des petits muscles qui lui donnent un peu de jeu, est hérissé de courbes et d'éminences vraisemblablement destinées à faire converger les rayons sonores vers le conduit auditif. Ce *conduit*, dans une lon-gueur de dix à douze lignes, s'étend du pa-villon à la membrane du tympan. Cylin-droïde, bien que plus étroit au milieu qu'aux extrémités, il est creusé dans la por-tion de l'os temporal dite *rocher* et tapissé par un prolongement de la peau extérieure qui se réfléchit en cul-de-sac sur la mem-brane du tympan.

L'*oreille moyenne* se compose de la *caisse du tympan* et des *osselets*.

La *caisse*, cavité irrégulièrement cylin-drique, fait suite au conduit auditif dont elle n'est séparée que par la membrane du tym-pan qui forme sa paroi externe. On y dis-tingue plusieurs orifices qu'il importe de signaler, savoir: la *fenêtre ronde*, qui fait

nier qui se contourne sur l'angle de la mâchoire et adresse ses filets à la lèvre inférieure et au menton ; enfin les *cervicaux*, au nombre de deux ou trois, qui descendent en avant sur la région antérieure et supérieure du cou et se perdent dans le muscle peaucier et dans les tégumens du cou et du menton.

Nerf auditif ou *acoustique*, (7e paire, portion molle.) Deux racines qui, comme celles du nerf précédent, commencent à la partie postérieure du bulbe rachidien, donnent naissance à l'auditif. On voit ce nerf, à son émergence du cerveau, accolé au facial avec lequel il pénètre dans le conduit auditif interne. Au fond de ce conduit la séparation s'effectue. Là le nerf acoustique se divise en deux branches, l'une *vestibulaire* et l'autre *limacienne*. La 1re perce les parois du vestibule et se ramifie dans cette cavité et dans les canaux demi-circulaires. La 2e contournée sur elle-même en pas de vis, s'offre sous l'aspect d'un renflement ganglionnaire allongé, de la surface duquel partent, en forme de rayons, un grand nombre de petits filets qui s'étalent sur les deux faces de la lame spirale du limaçon.

Nerf glosso-pharyngien, (8e paire, 1re portion.) Né par plusieurs filamens des parties supérieure et latérale du bulbe rachidien, dans le sillon qui sépare l'éminence olivaire du corps restiforme, le glosso-pharyngien se porte, sous la figure d'un cordon, dans le trou déchiré postérieur et, sortant du crâne par ce trou, va gagner la base de la langue dans laquelle il se termine.

communiquer la caisse avec l'oreille interne ; la *fenêtre ovale*, correspondant à l'oreille interne, mais fermée en partie par l'étrier, un des osselets contenus dans cette cavité ; l'ouverture de la *trompe d'Eustache*, canal long de 54 millimètres (2 pouces), dont l'autre orifice, semblable à une fente, se rencontre à la partie supérieure et latérale du pharynx, derrière l'ouverture postérieure des fosses nasales ; enfin l'orifice d'un canal qui conduit aux cellules mastoïdiennes. La caisse du tympan et tous les conduits qui s'y rendent sont tapissés par une membrane muqueuse très-mince qui, sans doute, est un prolongement de la muqueuse nasale.

Les *osselets*, au nombre de 4 (le *marteau*, l'*enclume*, le *lenticulaire* et l'*étrier*.) forment une chaîne qui traverse la caisse en s'appuyant, par le marteau, à la membrane du tympan, et, par l'étrier, à la fenêtre ovale. Cette chaîne est susceptible vraisemblablement de tension et de relâchement, car ses extrémités reçoivent l'insertion de trois petits muscles dont deux se fixent au marteau et le 3e à l'étrier.

L'oreille interne ou *labyrinthe*, la partie la plus importante puisqu'elle loge le nerf acoustique qui effectue la sensation, comprend le *limaçon* et les *canaux demi-circulaires*.

Le *limaçon* est un canal conoïde contourné en spirale, faisant deux tours sur lui-même, et reposant sur un noyau osseux qui lui sert comme d'axe. Une lame mi-partie osseuse et membraneuse le parcourt de champ dans toute sa longueur et le partage en deux rampes dont l'externe communique avec la caisse du tympan par la fenêtre ronde.

Les *canaux demi-circulaires*, au nombre de trois, sont des cavités cylindroïdes courbées en demi-cercle et disposées deux horizontalement et la troisième verticalement.

En traversant le trou déchiré, le glosso-pharyngien offre un aspect ganglionnaire et fournit, en ce point, un premier filet désigné par le nom de *rameau de Jacobson*. Ce rameau, d'une extrême finesse, traverse, dans l'intérieur du rocher, un petit canal qui s'ouvre près de l'orifice de l'aqueduc du limaçon, et il fait communiquer, par des filets secondaires, le glosso-pharyngien avec les nerfs maxillaire supérieur, maxillaire inférieur et grand sympathique.

A sa sortie du crâne, le glosso-pharyngien s'anastomose avec le facial, le pneumo-gastrique et le spinal. Il fournit ensuite et successivement les

---

PLANCHE CLV.

Nerfs superficiels de la tête et du cou, venant du trijumeau, du facial et des 2e et 3e paires cervicales.

N° VII. Nerf facial à sa sortie du crâne par le trou stylo-mastoïdien. — *a.* rameau auriculaire postérieur. — *b.* rameau mastoïdien postérieur.

c. Branche temporo-faciale, division supérieure du facial. — *d, d.* rameaux temporaux. — *e, e.* rameaux orbito-malaires. — *f, f.* rameaux buccaux.

g. Branche cervico-faciale, division inférieure du facial. — *h.* rameau buccal. — *i.* rameau mentonnier. — *k.* terminaison de la branche inférieure du facial sous la peau du menton et du cou.

l. Nerf frontal. — *m.* nerf sous-orbitaire. — *n, n.* filets palpébraux inférieurs. — *o.* filets latéraux des narines. — *p.* filets labiaux. — *q.* anastomose d'un filet labial avec le nerf facial. — *r.* nerf mentonnier, terminaison du dentaire inférieur. — *s.* filets du menton. — *t.* filets de la lèvre inférieure. — *u.* anastomose du mentonnier avec le facial.

v. Nerf buccinateur. — *x.* nerf auriculaire antérieur ou temporal superficiel. — *y.* grand auriculaire.

X. Nerf pneumo-gastrique.

XIV. 2e nerf cervical.

XV. 3e nerf cervical.

Il y a aussi, dans l'oreille interne, indépendamment du limaçon et des canaux, une cavité centrale qu'on nomme *vestibule* parce qu'elle est le point de réunion de toutes les autres cavités : elle communique, en effet, avec la rampe interne du limaçon, avec les canaux demi-circulaires, avec la caisse du tympan par la fenêtre ovale, enfin avec le conduit auditif interne au moyen de plusieurs petits trous par lesquels arrivent les filets du nerf acoustique.

Ce nerf, qui fait la partie essentielle de l'organe, s'introduit dans l'oreille interne à travers les trous du conduit auditif interne. Il se divise là en deux sortes de rameaux, les uns pour le limaçon, les autres plus mous et comme diffluens pour le vestibule et les canaux demi-circulaires. La terminaison définitive de ces divers rameaux se fait dans une membrane très-fine, très-délicate, d'une nature encore inconnue, tapissant toute l'oreille interne et exhalant une humeur très-limpide, du nom de *lymphe de Cotunni*.

D'après ces données anatomiques, voici comment a été expliqué le mécanisme de l'audition.

Les ondes sonores s'engouffrant dans le conduit auditif externe, ébranlent la membrane du tympan : celle-ci transmet ses vibrations à la chaîne des osselets lesquels agitent la fenêtre ovale, puis médiatement la lymphe de Cotunni et enfin les extrémités du nerf acoustique. De là le sentiment du son.

Or cette théorie résout-t-elle le problème du mécanisme de l'audition? Le pavillon est généralement considéré comme un cornet acoustique qui réunit les rayons sonores et les fait converger sur la membrane du tympan. Il rendrait à ce titre un immense service à l'audition, en augmentant l'intensité des sons. Et pourtant combien ne voyons-nous point d'animaux, la taupe, les oiseaux par exemple, dont l'ouïe

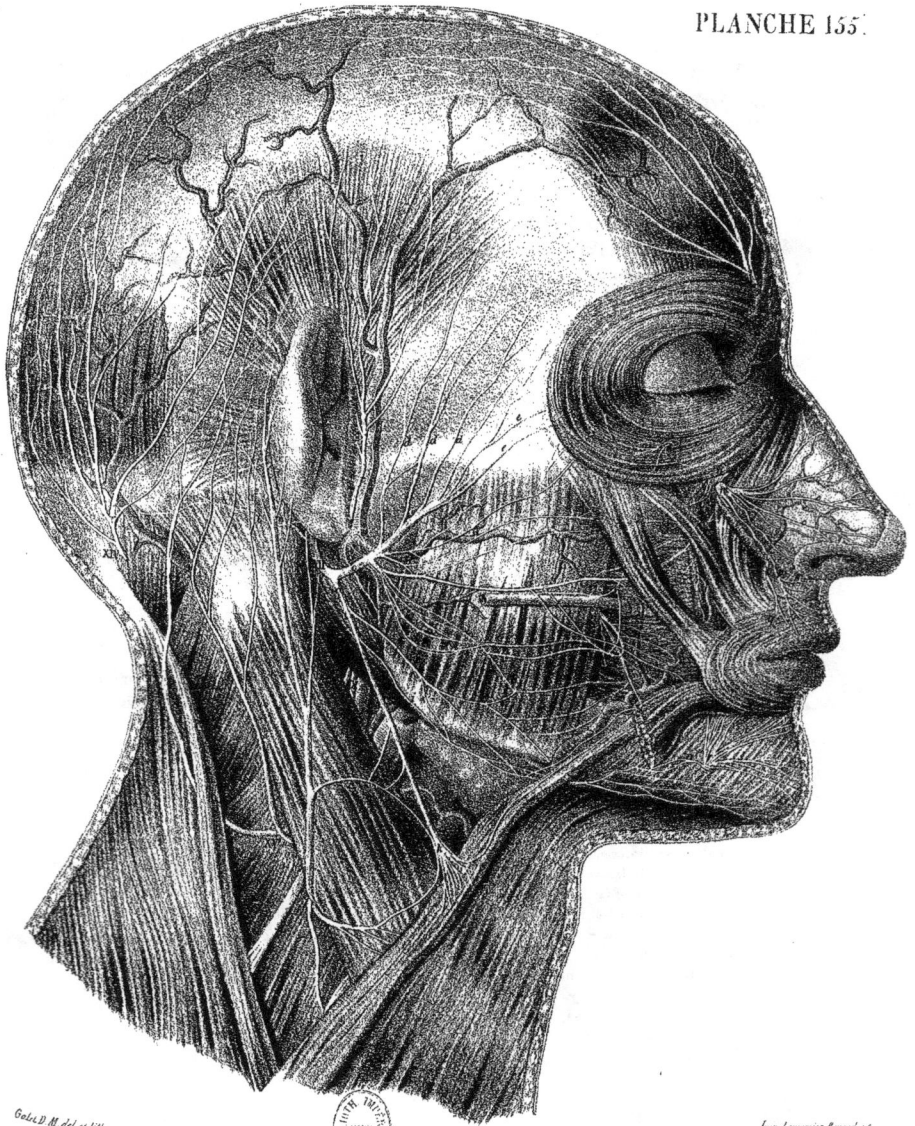

Gabi.D.M.del.et lith

Imp.Lemercier, Benard et C.

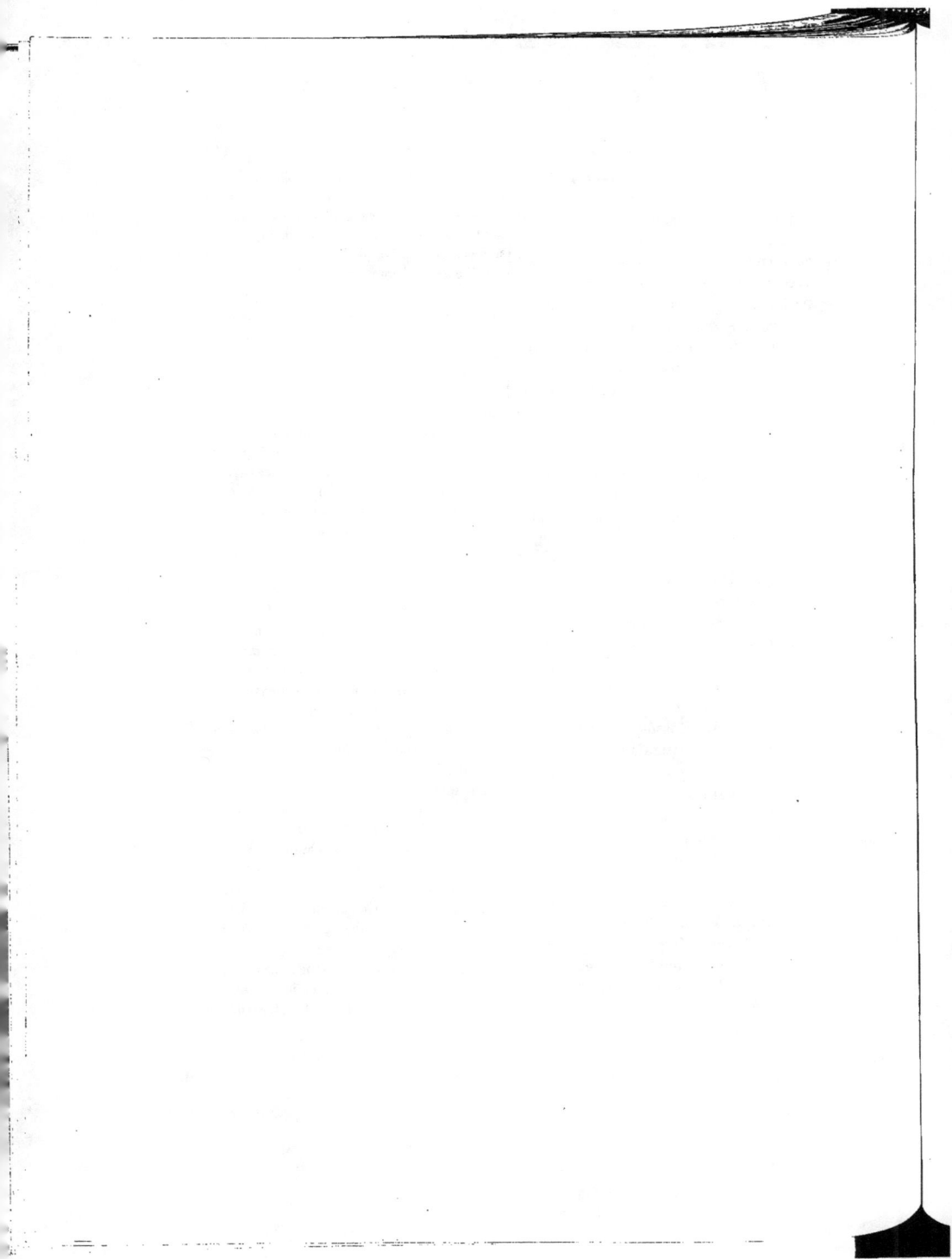

rameaux digastrique et *stylo-hyoïdien* destinés aux muscles que ces noms indiquent ; les *rameaux carotidiens* qui descendent le long de l'artère carotide et forment autour d'elle, de concert avec les filets du ganglion cervical supérieur, un plexus extrêmement compliqué ; les *rameaux pharyngiens*, plus gros que les précédens et au nombre de deux, destinés aux muscles constricteurs supérieur et moyen, à la membrane muqueuse pharyngienne, et formant, avec des filets du pneumo-gastrique, le *plexus pharyngien* ; les *rameaux tonsillaires* qui enveloppent d'un plexus la glande amygdale ; enfin les *rameaux linguaux* qui se répandent dans toutes les parties constitutives de la langue.

Nerf pneumo-gastrique, (8e paire , 2e portion.) Il naît immédiatement au-dessous du précédent, du sillon qui sépare les éminences olivaires des restiformes , par une rangée de dix ou douze filamens bientôt réunis en un cordon unique, lequel se dirige vers le trou déchiré postérieur , le traverse et sort du crâne avec le glosso-pharyngien , le spinal et la veine jugulaire interne qui occupe la partie postérieure du trou. Il descend ensuite au-devant de la colonne vertébrale à-côté et en dehors de l'artère carotide primitive et en arrière de la veine jugulaire interne ; pénètre dans la poitrine en passant derrière la veine sous-clavière et le tronc des bronches, et arrive à l'estomac auquel il fournit un grand nombre de rameaux de terminaison en même temps qu'il en envoie beaucoup d'autres aux plexus formés par le grand sympathique.

est extrêmement fine bien qu'ils manquent de pavillon ? Dira-t-on que les conditions intérieures de l'organe auditif de ces êtres sont plus perfectionnées ? Mais l'homme accidentellement privé de pavillon n'est pas 4 ou 5 jours à recouvrer toute l'acuité de son ouïe. Itard considérait comme absolument inutile dans l'homme l'auricule ou pavillon, et dans les autres animaux il le regardait comme servant exclusivement de siége aux manifestations affectives.

Quant au conduit auditif son office est plus manifeste. Il sert de passage aux rayons sonores, et le rétrécissement qu'il offre à son milieu procure aux sons une plus grande intensité, en resserrant le faisceau des rayons. Cependant il est encore vrai de dire que certains animaux jouissent, sans conduit auditif, d'une extrême finesse d'ouïe.

La membrane du tympan serait, d'après Dumas, composée d'autant de cordes différentes qu'il y a de tons différens. Il n'est pas un seul fait qui puisse justifier cette hypothèse. Du reste les conjectures ne manquent pas sur les usages de cette membrane. Sa situation, sa forme, sa nature devaient lui faire supporter toutes les opinions émises sur l'intensité et sur le ton des envois sonores. Mais il est impossible de rien préciser à cet égard. La membrane du tympan est incontestablement fort utile à l'audition, quoique certains animaux ne la possèdent point. On peut se convaincre en étendant une membrane sur le sommet d'un cône tronqué en carton, comme l'a fait le physicien Savart, que la membrane du tympan est susceptible de vibrations sous l'influence des ondes sonores. Il est aussi juste d'affirmer qu'elle est soumise à des alternatives de tension et de relâchement, à en juger par ses rapports avec le marteau et par l'existence des petits faisceaux musculaires propres à cet osselet. Mais tout cela n'établit pas la nécessité de

Dans le trou déchiré, le pneumo-gastrique offre une forme ganglionnaire.

PLANCHE CLVI.

Organe de l'ouïe.

Fig. 1. Forme générale de cet organe.

A , A. Oreille externe. — A , B. oreille moyenne. — B, C. oreille interne. — D. pavillon. — E. conque et ouverture externe du conduit auditif. — F. membrane du tympan. — G. caisse du tympan. — H. limaçon. — I, I. canaux demi-circulaires. Toutes ces parties ont été mises à découvert par la section et l'enlèvement d'une lame osseuse du rocher aux points K , K , K , K.

Fig. 2. Membrane du tympan , grossie au microscope et vue par sa face externe.

Fig. 3. Membrane du tympan , vue par sa face interne avec la chaîne des osselets qui y adhère.

Nº 1. Membrane du tympan. — 2. marteau. — 3. enclume. — 4. os lenticulaire. — 5. étrier.

Fig. 4. Osselets contenus dans la caisse et labyrinthe , grossis au microscope.

Nº 1. Marteau. — 2. sa tête. — 3. enclume. — 4. os lenticulaire. — 5. étrier adhérant à la fenêtre ovale. — 6. vestibule. — 7. limaçon. — 8. fenêtre ronde. — 9. canal demi-circulaire supérieur. — 10. inférieur. — 11. horizontal.

Fig. 5. Oreille moyenne mise à découvert par l'enlèvement d'une portion du rocher.

Nº 1. Membrane du tympan. — 2. marteau. — 3. enclume avec ses branches courte et longue 4 et 5. — 6. étrier. — 7. muscle de l'étrier. — 8. muscle interne du marteau. — 9. nerf facial parcourant le conduit auditif et l'aqueduc de Faloppe. — 10. filet du nerf vidien , que reçoit le facial en parcourant cet aqueduc. — 11. corde du tympan. — 12. filet du muscle de l'étrier. — 13. filet du muscle du marteau.

Fig. 6. Oreille interne vue dans son intérieur.

Nº 1. Vestibule. — 2 , 2. canaux demi-circulaires. — 3. limaçon. — 4. nerf acoustique. — 5. sa branche vestibulaire ramifiée en 6, 7 et 8 dans le vestibule et dans les canaux demi-circulaires. — 9. branche limacienne jetant ses filets 10 , 10 , 10. sur la lame spirale du limaçon.

Fig. 7. Autre aspect de l'intérieur de l'oreille interne.

son existence pour l'audition. Quelquefois au contraire on perfore, on déchire la toile du tympan pour remédier à la surdité. On a même vu des individus jouissant de l'intégrité de l'ouïe, bien que la chaîne des osselets ne fut pas entière chez eux. Que devient, d'après ce fait bien constaté, l'opinion de Gavard qui comparait la chaîne des osselets à l'âme d'un violon?

L'oreille moyenne ne pouvait être mieux dénommée qu'elle ne l'est, car elle imite un véritable tambour. Or la caisse du tympan augmente-t-elle l'intensité des sons? On trouve généralement cette cavité très-élargie chez les animaux doués d'une grande délicatesse d'ouïe. La trompe d'Eustache est, selon Itard, l'analogue du trou sans lequel l'air n'éprouverait aucun mouvement vibratoire dans un tambour : elle semble bien positivement destinée à renouveler dans la cavité du tympan l'air qui doit être le véhicule des impressions sonores. Tout cela n'a point empêché quelques physiologistes d'attribuer à l'oreille moyenne la propriété de diminuer au contraire l'intensité des sons, se fondant sur ce que l'air qu'elle contient est plus raréfié et conséquemment moins élastique que l'air extérieur.

Quant à ce qui concerne les diverses parties qui composent l'oreille interne , nous sommes encore moins avancés sur la spécialité de leurs usages. Que n'a-t-on pas dit cependant à leur sujet? Tantôt ce sont les osselets de l'oreille moyenne qui, mis en jeu par leurs petits muscles , modifient le degré de tension de la membrane du vestibule et par cela même la qualité des sons. Tantôt ce sont les canaux demi-circulaires qui résonnent à la manière des tuyaux d'un orgue. On a pensé aussi que ces mêmes canaux étaient remplis de fluides de densités différentes , lesquels , par conséquent , vibraient diversement à l'instar d'un harmonica. Lecat

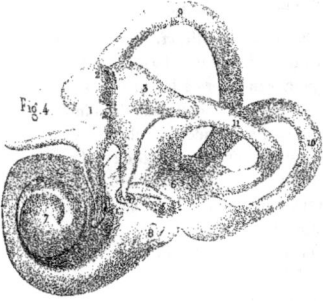

Fig.4.

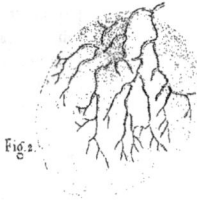

Fig.2.

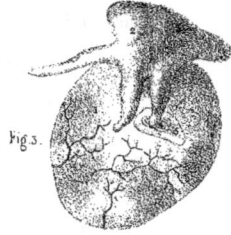

Fig.3.

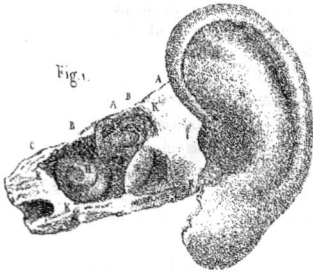

Fig.1.

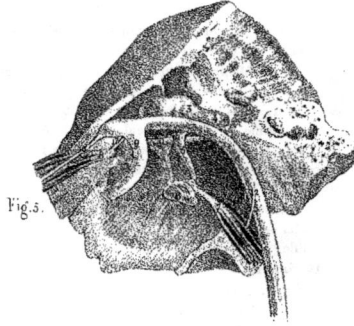

Fig.5.

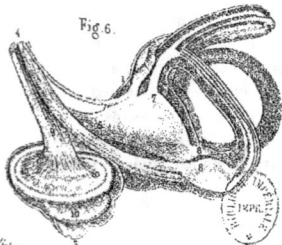

Fig.6.

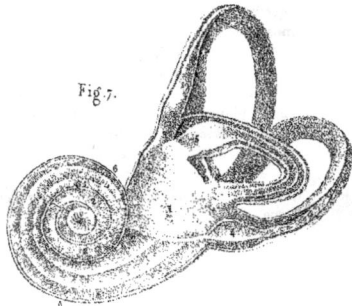

Fig.7.

Imp. Lemercier, Bénard et Cie.

En sortant de ce trou, il communique de suite avec les nerfs spinal, glosso-pharyngien et hypo glosse, et, en parcourant le cou et la poitrine, il fournit successivement les rameaux *pharyngien, laryngé supérieur, cardiaques, laryngé inférieur, pulmonaires* et *œsophagiens,* divisions d'une grande importance que nous allons décrire à tour de rôle.

Le *pharyngien* se détache du pneumo-gastrique tout près du trou déchiré. Il descend le long de l'artère carotide interne derrière laquelle il est situé, il forme autour de cette artère, de moitié avec le glosso-pharyngien, un plexus extrêmement délié, et, parvenu au pharynx, il se partage en un grand nombre de filets qui, unis à ceux du même glosso-pharyngien et à des expansions du ganglion cervical supérieur, enveloppent le pharynx d'un vaste réseau désigné par le nom de *plexus-pharyngien.*

Le *laryngé supérieur* se sépare du pneumo-gastrique à peu de distance du précédent. Il descend aussi derrière la carotide interne, s'anastomose avec le ganglion cervical supérieur, avec le plexus pharyngien et se termine tout près du larynx par deux divisions principales, l'une *externe* qui se ramifie sur le côté du larynx, dans les muscles de cet organe et dans la glande thyroïde, l'autre *interne* plus considérable, qui

N° 1. Vestibule. — 2 , 2 , 2. filets rayonnans de la branche limacienne. — 3. filets du canal demi-circulaire supérieur. — 4. ceux de l'inférieur. — 5. ceux de l'horizontal. — 6 , 6. spirale de la lame du limaçon.

n'est-t-il pas allé jusqu'à comparer le limaçon à un clavier instrumental composé de petites cordes tendues le long de la cloison médiane et destinées à vibrer isolément et à l'unisson de chaque ton? Il y a de quoi rire à assister à cette lutte d'hypothèses toutes plus extravagantes les unes que les autres.

Hâtons-nous donc de dire que nous ne pouvons pas suivre la marche des rayons sonores à travers les réduits tortueux de l'organe auditif, comme nous l'avons fait de celle des rayons lumineux dans les divers milieux de l'organe oculaire; que le mécanisme par lequel les nombreuses pièces acoustiques transmettent au cerveau l'impression des envois sonores nous est tenu secret aussi bien que l'ensemble des conditions de cette transmission; que néanmoins la partie la plus essentielle de l'organe de l'ouïe, celle que possèdent tous les animaux doués de la faculté d'entendre, est le nerf auditif terminé en filets pulpeux nageant dans un fluide gélatineux dont le vestibule, le limaçon et les canaux demi-circulaires sont emplis; que le sens de l'ouïe profite à notre intelligence au même degré que celui du toucher et celui de la vue; que ses avantages ne se bornent pas à nous faire entrer en communication de pensées avec nos semblables, mais qu'il charme encore notre âme, adoucit et perfectionne nos mœurs par cette merveilleuse combinaison de sons qui constitue la *musique*; enfin que les idées sonores se fixent et se maintiennent dans notre cerveau de la même manière que les idées visuelles, car s'il nous est possible de retracer, le crayon à la main, tous les objets que nous avons vus, et long-temps après que nous les avons vus, nous pouvons aussi chanter ou copier sur un instrument de musique, une romance, un air, en l'absence de la personne qui l'a chanté devant nous.

4. *Du goût et de l'odorat.* Nous réunis-

perce la membrane thyro-hyoïdienne, et couvre de filets en haut l'épiglotte et la base de la langue, en bas le muscle aryténoïdien, le muscle crico-thyroïdien et la membrane muqueuse du larynx : un de ces filets s'anastomose avec le nerf laryngé inférieur.

Les *cardiaques*, au nombre de deux ou trois pour le côté droit, et d'un seul pour le gauche, naissent vers le milieu du cou, descendent le long de l'artère carotide primitive et du tronc brachio-céphalique, et se confondent avec les filets cardiaques du ganglion cervical inférieur. Ils concourent ainsi à la formation des plexus cardiaques dont nous parlerons tout à l'heure en décrivant le grand nerf sympathique.

Le *laryngé inférieur* ou *récurrent*, d'un volume presque égal à celui du pneumo-gastrique lui-même, se sépare de celui-ci dans l'intérieur de la poitrine, celui de droite au devant de l'artère sous-clavière, celui de gauche au devant de la crosse de l'aorte. Aussitôt après sa naissance, le récurrent se réfléchit en forme d'anse au-dessous et en arrière du vaisseau auquel il correspond, et se plaçant entre l'œsophage et la trachée-artère, il remonte le long de ces conduits jusqu'au larynx où il se termine. Dans ce trajet il fournit de la convexité de son anse, deux ou trois filets cardiaques qui s'unissent aux rameaux précédens ; puis, entre l'œsophage et la trachée, des filets à ces organes et au pharynx ; plus haut encore des ramifications terminales à la glande thyroïde et aux divers muscles du larynx.

sons ces deux sens dans un même article, à cause de la grande analogie qu'ils ont entr'eux. Ils consistent chacun en de simples surfaces sensibles, et ce qui plaît ou répugne à l'un, plaît ou répugne à l'autre dans la pluralité des cas. Ils s'avertissent mutuellement des qualités spéciales des corps extérieurs : preuves certaines d'une analogie de structure et d'action entre ces deux serviteurs de l'intelligence.

C'est sur la surface de la bouche et particulièrement sur celle de la langue que s'exerce le goût. Cet organe ayant été décrit dans l'analyse de l'acte digestif, au point de vue de sa partie fondamentale, le tissu charnu, nous ne tomberons pas ici dans une répétition superflue. Les follicules muqueux dont le produit humoral humecte la superficie de la langue, et les papilles nerveuses dont les extrémités excessivement déliées sont le siège immédiat du goût, fixeront seuls notre attention.

Tout le tissu charnu de la langue a sa face supérieure recouverte par une toile épidermique qui n'est certainement que la continuation de l'épiderme de la peau. Si l'on détache cette enveloppe dont l'office est tout de protection, et qui se montre plus délicat, plus mou que celui de la peau, on rencontre pressés et entremêlés les uns avec les autres les follicules et les papilles. Les *follicules* sont de tout petits grains glanduleux qui forment à la surface de la langue cette multiplicité de petits points saillans auxquels elle doit sa rugosité. Ils sont plus développés à la base de l'organe où on les voit régulièrement disposés sous la figure d'un V, et ils offrent chacun à leur centre un orifice circulaire par où s'échappe la mucosité qu'ils sécrètent. Les *papilles* sont les extrémités, les ramifications dernières des nerfs du goût. On ne saurait dire toutes les formes qu'on leur a attribué : il en est de *coniques*, de *filiformes*, de

Les *pulmonaires*, au nombre de six ou huit, naissent du pneumo-gastrique immédiatement au-dessous du récurrent. Ils se dirigent presque verticalement en bas, moitié sur la face antérieure, moitié sur la face postérieure de la trachée-artère et des bronches. Contractant de nombreuses anastomoses avec les filets du récurrent et du ganglion cervical inférieur, ils entourent d'une trame nerveuse très-compliquée toutes les bronches et tous les vaisseaux pulmonaires, et composent ainsi les *plexus pulmonaires antérieur* et *postérieur*. Ces plexus envoient dans toute l'étendue et dans toute l'épaisseur des poumons, une innombrable quantité de filets que l'on peut suivre jusqu'aux dernières ramifications des bronches. Et c'est surtout le pulmonaire postérieur qui fait les frais de cette vaste innervation. « Ce plexus, dit M. Cruveilhier, est un des plus remarquables de l'économie. C'est à son niveau, et pour le former, que le nerf pneumo-gastrique semble se décomposer et s'épanouir. Il y a un *plexus pulmonaire droit* et un *plexus pulmonaire gauche*. Celui du côté gauche est beaucoup plus considérable que celui du côté droit. Les deux plexus ne sont pas indépendans l'un de l'autre, mais liés entr'eux par de fortes anastomoses : disposition remarquable qui établit une communauté de fonctions entre les deux nerfs; ce qui explique pourquoi l'un des nerfs pneumo-gastriques peut être suppléé par l'autre. »

Enfin les *œsophagiens* très-nombreux et fréquemment anastomosés entr'eux, forment autour de ce conduit un lacis

pédiculées ou en champignon, d'*arundinées* ou en queue d'hirondelle, etc., etc. Et pourtant la ténuité de ces filets nerveux est telle qu'il est bien difficile de leur assigner une disposition déterminée. Qu'importe du reste cette disposition, s'il n'existe aucune différence dans leur nature ni dans leurs usages?

Tous les nerfs qui se rendent à la langue, et ils sont très-nombreux, paraissent aptes à recevoir les impressions sapides. Ils viennent tous ou du lingual, branche de la 5ᵉ paire, ou de l'hypoglosse ou du glosso-pharyngien. Or, d'après son idée favorite (la distinction en nerfs à racines antérieures et en nerfs à racines postérieures), Ch. Bell attribue au lingual, nerf à racine postérieure, la sensation du goût, et à l'hypoglosse, nerf à racine antérieure, les mouvemens de l'organe : le premier formerait à lui seul les papilles nerveuses, le second s'adresserait exclusivement au tissu charnu; et quant au glosso-pharyngien, concentrant tout son épanouissement terminal sur la base de la langue, il ne présiderait qu'à l'acte de la déglutition.

A l'appui de cette doctrine, M. Magendie apporte ses expériences desquelles il résulte que si le nerf lingual est coupé chez un animal, la langue continue à se mouvoir et perd la faculté d'être sensible aux saveurs. Mais les travaux d'autres expérimentateurs et des observations pathologiques établissent que la section de l'hypoglosse, tout comme celle du lingual, entraîne également la destruction du goût.

Nous ne reviendrons pas sur les argumens contradictoires à l'aide desquels nous avons jugé plus haut la théorie de Bell. Nous remarquerons seulement qu'impuissans, comme nous le sommes, à suivre dans leurs derniers retranchemens toutes les expansions nerveuses, et ne sachant pas laquelle des deux parties, du tissu musculaire ou du corps papillaire est particulièrement embrassée par

qui s'étend jusqu'à l'ouverture du cardia.

Après avoir fourni ces derniers rameaux, le pneumo-gastrique plonge dans l'abdomen avec l'œsophage. Celui du côté droit, suivant la face postérieure de l'œsophage et du cardia, couvre de filets la face inférieure de l'estomac, et se jette dans le plexus solaire, portion du grand sympathique. Celui du côté gauche, placé devant le cardia, se divise en un bien plus grand nombre de filets dont les uns suivent la petite courbure de l'estomac jusqu'au pylore et au duodénum, tandis que les autres se répandent sur toute la surface gastrique antérieure.

Nerf accessoire de Willis ou spinal, (8e paire, 3e portion.) L'origine de ce nerf est remarquable par la grande étendue de son siège qui occupe, sur le côté de la moelle épinière, tout l'espace compris entre le pneumo-gastrique et la cinquième paire cervicale. On voit là disposés de champ entre le ligament dentelé et les racines postérieures des nerfs cervicaux, un très-grand nombre de filets assez distants les uns des autres, qui se réunissent successivement en montant et entrent dans le crâne par le trou occipital. Ainsi formé par ces filets et entré dans le crâne, l'accessoire de Willis gagne le trou déchiré postérieur, le traverse conjointement avec le pneumo-gastrique auquel il donne plusieurs anastomoses et reparaît hors du crâne pour se diviser en deux branches, l'une qui s'accole au nerf pneumo-gastrique et en suit la distribution, l'autre qui gagne les muscles sterno-mastoïdien

l'hypoglosse ou par le lingual, nous devons nous tenir renfermés dans le doute, et attendre, pour en sortir, que de nouvelles recherches, des expériences bien faites, bien concluantes éclairent d'une vive lumière cette intéressante question.

L'*odorat* ou l'*olfaction* a son domaine dans les fosses nasales, sur la muqueuse qui tapisse leurs parois. L'étendue de cette surface d'impression est autrement considérable qu'elle ne le semble au premier aspect. Elle doit cette circonstance aux trois cornets qui hérissent chaque fosse, et à l'innombrable quantité de cellules, d'anfractuosités et de sinus dont se trouve creusée la partie supérieure de l'organe olfactif, anfractuosités et sinus qui s'étendent jusques dans l'épaisseur du front et dans la profondeur des joues. La membrane muqueuse, autrement dite *olfactive* et *pituitaire*, s'étale sur toutes ces éminences, pénètre dans la moindre cavité, s'enfonce dans tous les sinus, adhère fortement à toutes les parois, et c'est sur elle que l'air atmosphérique, dans son passage à travers les fosses nasales pour arriver dans les poumons, dépose les molécules odorantes dont il est imprégné, et excite la sensation olfactive. Douce et molle au toucher comme du velours, la pituitaire est très-épaisse, de sorte qu'elle rend fort étroites les routes perméables à l'air : c'est à tel point que lorsque cette membrane, très-riche en ramifications vasculaires et très-active dans sa sécrétion de mucus, dépasse quelque peu les limites normales de son gonflement, le passage de l'air à travers les méats nasaux est ou fort difficile ou tout-à-fait interrompu.

Entre la muqueuse linguale et la muqueuse pituitaire il y a cette différence notable que l'épiderme de la première est très-épais comparativement à celui de l'autre dont l'existence est même mise en doute par quelques anatomistes. Il suit de là que les extrémités

et trapèze dans lesquels il se perd. La première de ces branches qu'on a voulu considérer, à cause de sa jonction intime avec le pneumo-gastrique, comme une partie constituante de ce nerf (*), fournit quelquefois le nerf pharyngien, mais elle est étrangère, contrairement à l'opinion de M. Bischoff, à la formation des nerfs laryngé supérieur et laryngé inférieur ou récurrent. Du reste, le nerf pharyngien lui-même provient aussi souvent du pneumo-gastrique que de l'accessoire, et quelquefois c'est de l'un et de l'autre simultanément qu'il tire sa composition.

Nerf grand hypoglosse, (9e paire.) Il naît du sillon qui sépare l'éminence olivaire de l'éminence pyramidale, par dix ou douze filets bientôt réunis en un cordon qui se porte en dehors vers le trou condylien antérieur et sort du crâne par ce trou. L'hypoglosse descend alors verticalement derrière le pneumo-gastrique entre l'artère carotide interne qui est en dedans et la veine jugulaire interne qui est en dehors. Mais bientôt contournant très-obliquement le bord externe et la face antérieure de ce nerf, il se porte en bas et en avant appliqué sur les artères carotides externe et interne et recouvert par le muscle digastrique. Puis enfin, au niveau de l'angle

(*) M. Bischoff, dans une thèse publiée en 1832, établit que le pneumo-gastrique et l'accessoire de Willis sont deux portions d'un seul et même nerf, lequel par la 1re portion préside au sentiment et par la 2e au mouvement. Cette opinion, si elle était fondée, détruirait la doctrine de Ch. Bell par la raison que les racines de l'accessoire dérivent plutôt des cordons postérieurs de la moelle que des antérieurs.

terminales du nerf olfactif, siège immédiat de l'impression des odeurs, se trouvent presque à nu : cette disposition était vraisemblablement exigée par l'excessive ténuité de l'agent d'impression.

Le mécanisme par lequel s'effectuent le goût et l'odorat est facile à saisir, après l'analyse graphique de l'instrument de ces deux sens. Tout se réduit ici à un contact pur et simple, à un contact plus délicat, plus exquis, mais s'exerçant, comme le toucher, sur des parties toutes matérielles. L'analogie avec le toucher est particulièrement manifeste pour le sens du goût dont l'effet ne peut être produit sans l'application immédiate du corps sapide sur la surface gustative. Il faut aussi pour la perception des saveurs, et cette condition est particulière au sens du goût, il faut que la surface épidermique se trouve dans un état d'humidité : une langue complétement desséchée ne peut point déguster. Aussi le mucus et la salive abondent sur cet organe, et principalement dans le temps de la mastication. L'utilité de ces fluides consiste à dissoudre la partie sapide de l'aliment et à donner à la langue la souplesse et la mobilité qui lui sont nécessaires pour remuer la nourriture, la retourner dans tous les sens, et la soumettre plusieurs fois à l'action triturante de l'appareil mandibulaire. Doué d'une richesse de vaisseaux capillaires qu'aucun autre organe ne lui dispute, le champ de la dégustation inonde le bol alimentaire de salive et de mucosités, dès l'instant qu'il se présente. Le nombre infini d'éminences dont il est hérissé, et qui ne sont qu'un assemblage de nerfs, de vaisseaux et de glandules excitantes, s'introduisent entre les molécules alimentaires divisées, et recherchant de toutes parts les émanations savoureuses dont ces molécules sont imprégnées, elles s'en emparent, les absorbent en quelque sorte, et par l'entremise des filets nerveux simulant des canaux

de la mâchoire, il se réfléchit de bas en haut en suivant la courbure du muscle digastrique, et s'enfonce sur les côtés du

---

PLANCHE CLVII.

Nerf pneumo-gastrique dans ses rapports avec le nerf grand sympathique. — Nerfs cardiaques du côté droit, d'après Scarpa.

A. Cœur. — B. crosse de l'aorte. — C. tronc inno-miné de l'aorte. — D. artère sous-clavière. — E. artère carotide primitive. — F. carotide interne. — G. carotide externe. — H. H. poumons. — I. trachée-artère. — K. glande thyroïde. — L. glande maxillaire. — M. œsophage. — N. larynx. — O, O, O. corps des vertèbres cervicales.

N° 1. Nerf pneumo-gastrique. — 2. rameaux car-diaques superficiels. — 3. faisceaux nerveux venant du ganglion cervical inférieur et du premier ganglion thoracique, et s'anastomosant avec le pneumo-gastri-que. — 4. origine du nerf récurrent. — 5. son trajet ascendant entre la trachée-artère et l'œsophage jusqu'au larynx et à la glande thyroïde. — 6, 7. divi-sions ascendantes du récurrent. — 8, 9. divisions descendantes. — 10. tronc du pneumo-gastrique, suivant la bronche droite pour entrer dans le poumon correspondant. — 11. anastomose du récurrent avec le grand nerf cardiaque appartenant au grand sym-pathique. — 12, 13, 14. divisions descendantes ou pulmonaires du pneumo-gastrique, gagnant le petit plexus pulmonaire antérieur. — 15. gros ra-meau descendant du pneumo-gastrique, constituant en grande partie le plexus pulmonaire superficiel du côté droit, dont les ramifications suivent les diverses divisions des bronches en 16, 16, 16... — 17. anas-tomoses du récurrent gauche avec le plexus pulmo-naire antérieur du pneumo-gastrique droit. — 18. ganglion cervical supérieur, extrémité supérieure de la portion cervicale du grand nerf sympathique. — 19. deux filets du sommet de ce ganglion, lesquels anastomosés avec des filets du glosso-pharyngien, descendent sur la carotide interne et puis sur l'externe où ils forment, avec des filets du pneumo-gastrique, un plexus 20 qui fournit de réseaux nerveux toutes es divisions de la carotide externe. — 21. deux autres filets du ganglion cervical supérieur se rendant au larynx. — 22, 23, 24. autres filets de ce ganglion servant de racine au nerf cardiaque superficiel 25. — 26. ganglion cervical moyen. — 27. rameaux

d'invasion et de transport, les transmettent au centre cérébral : de là résulte la sensation du goût.

L'accomplissement de l'odorat ne demande pas plus de frais. Les molécules odorantes introduites par l'air qui en est le véhicule ordinaire, dans les fosses nasales, touchent les extrémités terminales du nerf olfactif qui garnissent la membrane pituitaire, et l'impres-sion qu'elles y produisent est conduite au cerveau à travers les nerfs olfactifs dont l'action est peut-être celle d'une pompe aspirante. Ici encore une condition importante pour l'accomplissement de l'acte est la pré-sence d'un mucus sur la surface pituitaire, soit que cette humeur entretienne les nerfs dans l'état de souplesse et d'humidité néces-saire à la sensation, soit qu'ayant plus d'affi-nité avec les molécules odorantes qu'avec l'air, il les sépare de ce fluide, les englue et les fixe pour rendre leur impression plus longue et plus efficace. Une seconde condition, et celle-ci se rattache au perfectionnement de l'acte, est l'étendue de la même pituitaire. Une autre encore est le volume des nerfs olfactifs. Dans le chien, et dans tous les animaux qui excellent par la finesse de l'odorat, les sinus frontaux, ethmoïdaux, sphénoïdaux, palatins et maxillaires, ont un développement prodi-gieux, et les parois du crâne sont en grande partie excavées par ces appendices de l'appareil olfactif. Chez eux aussi les cornets sont très-saillans, et les gouttières, ou méats qui les séparent, très-profondes; enfin les nerfs de la première paire ont une grosseur proportionnée. Parmi les animaux qui excel-lent par la finesse de l'odorat, il en est peu de plus remarquables que le cochon. Ce quadrupède immonde, habitué à vivre au milieu des odeurs les plus infectes, et des ordures les plus dégoûtantes, a cependant l'odorat si subtil, qu'il sent certaines racines, quoiqu'elles soient enfouies dans la terre à

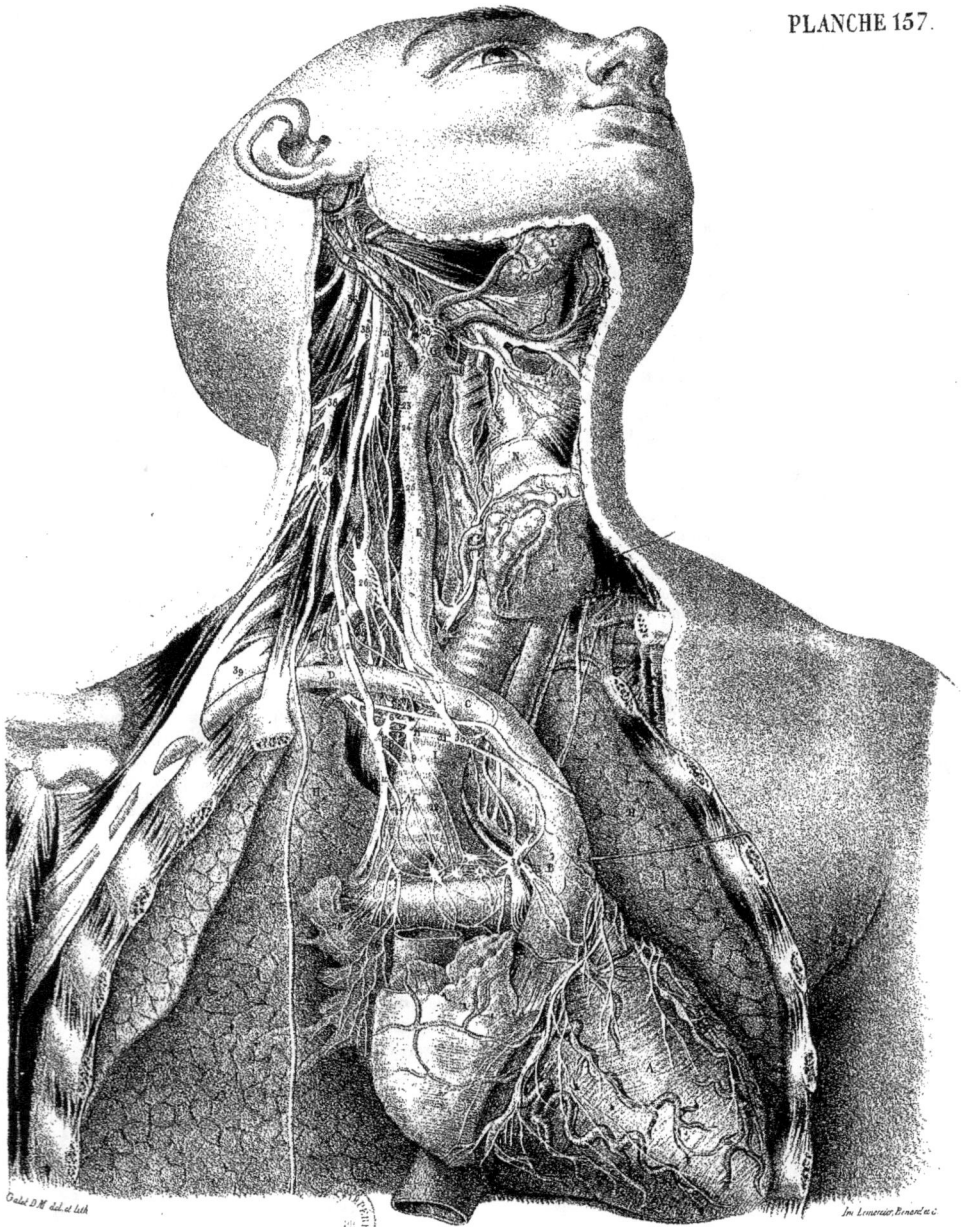

Gabet D.M. del. et lith

Imp. Lemercier, Bénard et c.

muscle génio-glosse pour s'épanouir et se perdre dans ce muscle depuis la base de la langue jusqu'à sa pointe.

Dans son trajet, l'hypoglosse fournit d'abord des filets anastomotiques très-déliés au pneumo-gastrique, et d'autres plus forts aux deux premiers nerfs cervicaux et au plexus cervical. Un peu plus loin, il émet une branche anastomotique avec le lingual, et une autre plus volumineuse dite *descendante*, laquelle descend verticalement au devant des artères carotide interne et primitive jusques vers le milieu du cou, où elle se recourbe en dehors pour s'anastomoser, en arcade, sur la veine jugulaire interne, avec le rameau descendant interne du plexus cervical. Cette arcade envoie de sa convexité quelques filets aux muscles sterno-thyroïdien, sterno-hyoïdien et omoplat-hyoïdien.

L'hypoglosse fournit encore, avant son épanouissement terminal, plusieurs petits rameaux dont un seul va se distribuer dans les muscles sous-hyoïdiens, tandis que les autres gagnent l'hyo-glosse et le stylo-glosse.

Nerf grand sympathique.

L'interruption que nous faisons subir

externes allant s'anastomoser avec les 3e, 4e et 5e paires cervicales. — 28. rameau de communication entre le ganglion cervical moyen et l'inférieur 29. — 30. grand nerf cardiaque profond. — 31. anastomose avec le récurrent. — 32. grand nerf cardiaque passant sous la crosse de l'aorte. — 33. ganglion du nerf cardiaque profond. — 34. anastomose entre les troncs des nerfs cardiaques de l'un et de l'autre côté. — 35. plexus coronaire droit. — 36. nerf grand hypoglosse coupé. — 37. nerf facial. — 38. nerfs cervicaux. — 39. premier nerf dorsal.

des profondeurs considérables. Dans plusieurs pays, on utilise cette qualité en l'employant à la recherche des truffes. L'animal, conduit dans les lieux où on les soupçonne, fouille bientôt la place qui les recèle, et s'en repaîtrait avec avidité, si le pâtre, satisfait de l'indication, ne le chassait loin de ce mets destiné pour des palais plus délicats. (Richerand.)

Les odeurs et les saveurs n'ont point de qualité constante, absolue : telle substance satisfait le palais et l'odorat de l'un, qui est insupportable à un autre. Tout dépend du mode d'être des extrémités sensitives, ou mieux encore de l'individualité du centre cérébro-spinal. Et non-seulement cette différence d'action existe dans les espèces et dans les individus, mais elle se manifeste encore dans un même individu selon les conditions particulières et d'actualité où il se trouve placé.

Quant à la cause intime de ces deux sensations, elle sera toujours un mystère pour nous. Rien ne saurait nous dévoiler le *pourquoi* de cette infinité d'impressions que reçoivent nos muqueuses olfactive et buccale de la part des corps extérieurs. Ce n'est toujours que par l'expérience fonctionnelle, et jamais d'après des caractères arrêtés de figure ou de composition chimique, que nous reconnaissons ou la sapidité ou l'odeur de ces corps.

Quoiqu'il en soit de cette nature intime, et de cette multiplicité d'impressions, pouvons-nous assigner des caractères matériels à ces deux ordres d'agens provocateurs de notre sensibilité? pouvons-nous les palper, les saisir, décrire leur forme, analyser leur substance ?

Les anciens chimistes croyaient que l'odeur était un principe d'instinct, spécial, surajouté à chaque corps naturel, et ils le désignaient sous le nom d'arôme. Mais tout le

ici à l'exposé de la série des nerfs cérébro-spinaux , est fondée sur l'importance du rôle que joue le grand sympathique dans l'exercice de la vie , et sur la com-

---

PLANCHE CLVIII.

Nerf grand sympathique représenté des deux côtés du rachis dans toute la série de ses ganglions : les plexus qu'il fournit ont été coupés et enlevés avec les organes correspondans.

A. Ganglion cervical supérieur."— N° 1. rameau supérieur ou carotidien faisant communiquer le grand sympathique avec les nerfs et les ganglions de la tête. — 2 , 3. rameaux antérieurs. — 4. rameau inférieur. B. Ganglion cervical moyen. — 5 , 5. rameaux externes communiquant avec les paires cervicales. — 6. rameau inférieur.

C. Ganglion cervical inférieur. — 7 , 7. rameaux externes communiquant avec les paires cervicales. — 8 , 8. rameaux internes ou nerfs du cœur, allant former les plexus cardiaques.

D , D.... Ganglions thoraciques. — 9 , 9.... rameaux de communication. — 10 , 10, 10. rameaux externes s'anastomosant avec les paires dorsales. — 11 , 11. rameaux internes ou aortiques. — 12 , 12 , 12. autres rameaux internes venant des 6e , 7e , 8e , 9e et 10e ganglions thoraciques et se réunissant en 13 , 13. à un nerf plus volumineux , dit *grand nerf splanchnique* , lequel se jette dans le plexus solaire. — 14. autre rameau interne , dit *petit nerf splanchnique* , venant du 11e ganglion thoracique et se terminant aussi dans le plexus solaire. — 15. rameau rénal produit par le 12e ganglion thoracique.

E , E. Ganglions sémilunaires , droit et gauche, formant le plexus solaire F.

G , G, G. Ganglions lombaires. — 16 , 16. rameaux de communication. — 17 , 17. rameaux externes s'unissant aux paires lombaires. — 18 , 18, rameaux internes allant former le plexus hypogastrique.

H , H, H. Ganglions pelviens ou sacrés. — 19 , 19. rameaux de communication. — 20, rameaux externes s'unissant aux paires sacrées. — 21 , 21. rameaux internes formant le plexus sacré. — 22. anastomose des deux grands sympathiques sur le coccyx.

monde s'accorde aujourd'hui à considérer les odeurs comme des particules intégrantes des corps eux-mêmes, des particules dégagées de ces corps par l'action expansive de leur calorique interne, des particules qui vont s'étendre et se dissoudre dans l'air atmosphérique sous un état de division si considérable qu'elles se dérobent à nos autres sens trop imparfaits pour les saisir. Ce sont de vraies émanations dont le dégagement, malgré son abondance et sa continuité, ne change pas, d'une manière appréciable, le volume du corps qui les produit. Haller pesa, au bout de 30 ans, cinq centigrammes de musc qui, pendant tout ce temps, avait répandu une prodigieuse quantité de molécules odorantes: il ne le trouva pas sensiblement diminué de poids. Pourtant la modification que laisse après lui ce dégagement de molécules, finit, à la longue, par être sensible, surtout dans certaines substances. Ainsi Berthollet expérimentant pour déterminer la nature matérielle des odeurs, plaçait un morceau de camphre au haut d'un tube rempli de mercure, et il voyait, au bout de quelque temps, le mercure descendre, et le morceau de camphre diminué et remplacé par un gaz odorant.

Ce que nous venons de dire des odeurs s'applique exactement aux saveurs. Il n'existe point d'élément savoureux. C'est la molécule du corps sapide qui , déposée sur les extrémités des nerfs dégustateurs , produit la saveur , et cette molécule peut être elle-même indéfiniment divisée, atténuée, chaque division porte sa saveur avec elle. La saveur est donc cette molécule elle-même , et sa variété est basée non-seulement sur la variété des corps sapides, mais encore sur la condition propre, sur le mode d'être particulier du champ de la dégustation.

Sens internes. L'impression que reçoivent nos organes des sens de la part du monde extérieur, est la source principale de nos

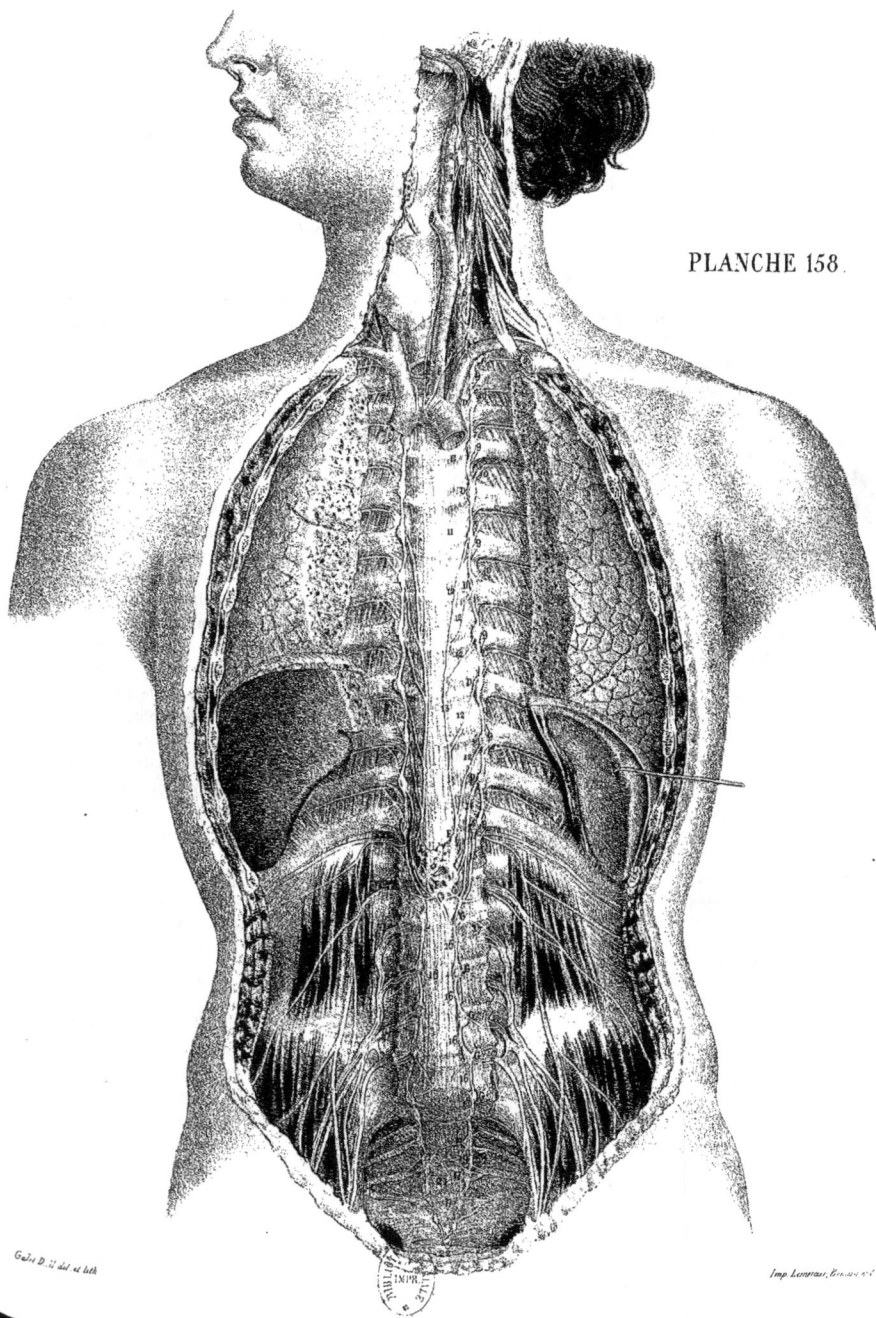

PLANCHE 158.

Imp. Lemercier, Paris.

munication intime établie entre ce grand sympathique et les nerfs cérébraux, communication qui semble lui donner l'encéphale pour point de départ.

Etendu sous l'aspect d'un long chapelet nerveux, sur chaque côté de la colonne vertébrale, depuis la base du crâne jusqu'au coccyx, le grand sympathique semble former un système nerveux particulier qui enveloppe comme d'un réseau, par des ramifications innombrables mille fois entrelacées, tous les instrumens de la vie organique et principalement le système vasculaire sanguin. Au cou, par le canal carotidien, il envoie des filets aux nerfs et aux ganglions crâniens, et c'est là son premier point de contact avec la vie intellectuelle. Dans cette même région, il agit sur les organes respiratoires, sur ceux de la voix et de la déglutition. Au thorax, il coopère avec le pneumo-gastrique à la formation des plexus pulmonaire et cardiaque, et ici la fusion entre la vie animale et la vie organique est établie sur une très-vaste surface. Au ventre ses expansions se multiplient encore pour embrasser dans des réseaux particuliers chacun des organes digestifs, chacun des organes sécrétoires, ainsi que l'appareil générateur des deux sexes, et sur ce dernier point surtout les deux systèmes nerveux s'unissent et se confondent, de manière que, dans l'abdomen aussi, il y a fusion complète entre la vie animale et la vie organique.

L'aspect de chapelet qu'offre le nerf grand sympathique, lui vient d'une multitude de petits renflemens qui règnent sur toute sa longueur, dans un

idées, de nos connaissances et de nos affections morales. Les sens sont des machines à abstraction s'appliquant, chacun individuellement, sur les objets externes et chacun séparant de ces objets la qualité spéciale qui lui correspond. La réunion de ces qualités individuelles dans le centre nerveux commun, leur combinaison, leur mélange, leur digestion, si l'on peut ainsi dire, constituent l'édifice de nos connaissances, comme les arômes divers que l'abeille butine sur les fleurs, édifient dans la ruche les cellules à miel.

Mais ce n'est pas assez de ces sources externes de productions intellectuelles et morales. Nos organes internes révendiquent leur part de cette œuvre sublime. Le mode d'être individuel de tous les viscères, soit de la poitrine soit de l'abdomen, donne au monde extérieur un nouvel aspect, de nouvelles couleurs, une physionomie particulière et corrélative. C'est un fait incontestable que les rapports des objets de la nature avec l'économie vivante varient d'homme à homme d'après les dispositions intrinsèques, les qualités internes des systèmes d'organes et de chaque organe en particulier. Voyez cet homme au teint pituiteux, dont tous les organes offrent, comme la peau, cette exubérance de sucs lymphatiques et graisseux qui les tient dans un état permanent de mollesse et de flaccidité. Sentira-t-il, cet homme, avec la même impétuosité que celui dont l'état organique est la sécheresse, la rigidité des tissus? Les stimulans tant externes qu'internes, s'émoussent sur les extrémités sentantes de ce corps, et les idées et les dispositions morales se ressentent de cette langueur d'impression. Mais qu'au contraire toutes les sommités nerveuses trouvent dans les tissus où elles s'épanouissent, un moyen terme d'humidité et de souplesse, les impressions qu'elles recevront seront douces, rapides et faciles, et le centre nerveux qui en reçoit la perception

arrangement plus ou moins régulier, et qui reçoivent des anastomoses des nerfs cérébraux et spinaux, en même temps qu'ils émettent les nombreux filets dont l'expansion et l'entrelacement constituent les plexus des viscères. Ces renflemens appelés *ganglions* ont valu au grand sympathique le nom de *système ganglionnaire.* Ce système forme un tout continu, indivisible. Néanmoins, pour la facilité de l'étude, nous allons l'examiner séparément au cou, à la poitrine, à l'abdomen et au bassin.

1re *Portion* ou *portion cervicale du grand sympathique.* L'origine du grand sympathique a beaucoup captivé et captive encore la sagacité des anatomistes. Les anciens considéraient ce nerf comme une paire de nerfs encéphaliques. Mais où se trouve l'origine de cette paire? Lorsqu'on ouvre le canal carotidien creusé dans la base du crâne, on distingue sur l'artère carotide interne, un plexus nerveux à filamens très-déliés dont la partie supérieure communique avec les nerfs des 3e, 5e et 6e paires et accompagne l'artère carotide interne dans ses dernières divisions, tandis que la partie inférieure, constituée par deux très-petits filamens, descend sur cette même carotide, et, au sortir du crâne, se fond dans le sommet du premier ganglion ou ganglion cervical supérieur. Or, tous ces filamens qui forment le plexus carotidien, plus haut le plexus caverneux, et qui s'unissent à trois paires nerveuses encéphaliques, ont été pris pour l'origine du grand sympathique. Or nous verrons tout-à-

réagira sur tous les organes avec la même aisance, la même promptitude : de là l'activité et l'harmonie des fonctions : de là le bien-être de l'organisme : de là les idées vives et agréables, les affections douces, bienveillantes et tous les caractères de l'aménité.

Nous ne faisons ici qu'énoncer un fait de généralité, un trait principal des rapports du moral avec le physique, abstraction faite de mille circonstances qui peuvent modifier l'organisme et influer sur l'accomplissement des fonctions. Que si nous entrions maintenant dans quelques particularités de structure corporelle, nous trouverions toujours, à côté d'une condition propre de tel ou tel organe, une modification spéciale et corrélative du centre intellectuel. Il suffit de l'existence d'un organe pour qu'il y ait motif d'action de la part du centre nerveux ; et il y a aussi rapport constant et individuel entre le mode d'action de ce centre et l'état physique, la forme, l'épaisseur, le volume, la structure intime de l'organe. L'animal à estomac simple et à intestin court est carnivore ; l'animal à estomac multiple et à intestin long est herbivore. Le premier a des penchans féroces, le second des inclinations douces. Les différences qu'on remarque dans les entraînemens moraux, dans les dispositions intellectuelles de l'homme et de la femme se déduisent rigoureusement de la différence d'organisation propre à chaque sexe, et notamment de celle des appareils générateurs. Buffon considérait ces appareils comme un sixième sens dans l'humanité, mais cette opinion il la déduisait moins de la sensation spéciale et voluptueuse développée dans le coït que du mode des affections morales et intellectuelles particulier à l'un et à l'autre sexe. Il est certain qu'à l'époque du développement de ces organes, une mutation s'établit dans l'économie tout entière. A mesure que la vie pèse d'un poids plus fort sur les organes sexuels, un rayonnement d'action

l'heure que cette origine pourrait à meilleur droit être rapportée à la moelle épinière, à cause des communications plus nombreuses que le sympathique entretient avec cette partie du centre nerveux.

La portion cervicale du sympathique se compose de trois ganglions distingués en *supérieur*, *moyen et inférieur*, de deux cordons intermédiaires à ces ganglions et d'un grand nombre de filets périphériques destinés à divers organes de la tête, du cou et de la poitrine.

Etendue depuis la base du crâne jusqu'au niveau de la clavicule, elle est située sur les muscles grand droit antérieur de la tête et long du cou, derrière l'artère carotide interne, la carotide primitive, la veine jugulaire interne et le nerf pneumo-gastrique.

Ganglion cervical supérieur. De forme olivaire et d'une couleur grise et rougeâtre, il est placé sur la partie antérieure et latérale des 2ᵉ, 3ᵉ et quelquefois 4ᵉ vertèbres cervicales, entre l'artère carotide interne et la veine jugulaire interne, derrière les nerfs pneumogastrique, glosso-pharyngien et hypoglosse. Il fournit 5 ordres de rameaux.

1° Les *supérieurs* dont nous venons de parler au sujet de l'origine présumée du grand sympathique;

2° L'*inférieur*, l'un des cordons intermédiaires, qui unit le ganglion supérieur au moyen, et qui descend jusqu'à l'inférieur quand le moyen n'existe pas. Il fournit des filets transversaux externes qui l'unissent aux 3ᵉ et 4ᵉ paires cervicales, et des transver-

s'effectue qui transforme toutes les idées, toutes les habitudes et crée des passions jusqu'alors inconnues. D'où provient cette métamorphose, cette extension de la vie morale? Elle résulte de l'impressionnabilité plus grande des organes sexuels qui se réveillent à la puberté, comme se sont éveillés successivement à un âge plus tendre l'organe de la vue, l'organe de l'ouïe, etc.

Mais c'est surtout dans l'étude des maladies et des maladies du ventre en particulier que se fait remarquer la prodigieuse influence des organes internes sur la nature des pensées et des inclinations. Il y aurait tout un volume à faire sur la direction qu'impriment au moral les seules maladies des organes génito-urinaires, celles même de la prostate prise isolément. Et les maladies du foie et celles des glandules mésentériques, quelle perversion n'introduisent-elles pas dans le caractère et dans les idées? Jamais on ne verra un homme atteint, dans le cours de sa vie, de quelque altération organique du ventre, penser comme il pensait auparavant, avoir les mêmes goûts, les mêmes habitudes, la même tournure d'esprit. Il faut lire les beaux et profonds mémoires de Cabanis sur l'étude de l'homme pour se bien pénétrer de la corrélation établie entre les maladies abdominales et les dispositions du moral. Non pas que ces maladies mettent à nu, comme le dit ce philosophe, l'artifice physique de la pensée. On ne doit point matérialiser ainsi le principe de notre intelligence, ni le rattacher à des conditions qui n'occupent à son égard qu'un rang très-secondaire; mais il est certain qu'il y a, dans l'histoire des affections hypocondriaques, une mine de matériaux avec lesquels on pourrait élever une œuvre de psychologie bien plus complète que celles qui ont été faites jusqu'à ce jour.

L'influence puissante du centre épigastrique sur l'organisme, reconnue par les

saux internes qui vont sur la carotide ou au nerf cardiaque supérieur;

3° Les *antérieurs*, très-nombreux et très-courts, dont les uns communiquent avec le pneumo-gastrique et l'hypoglosse, tandis que les autres servent de racines au nerf cardiaque supérieur.

4° Les *externes*, très-variables pour le nombre, établissant la communication du ganglion cervical supérieur avec les 1re, 2e et 3e paires cervicales.

5° Enfin, les *internes*, très-nombreux, mous et flexueux, se partagent entre la carotide externe et le pharynx. Les premiers, que l'on pourrait appeler *carotidiens*, forment autour de l'artère et de ses branches des plexus qu'il n'est plus possible de suivre au delà de quelques divisions vasculaires. Les autres, que l'on désignerait sous le nom de *pharyngiens*, se portent tous sur le côté du pharynx où, s'anastomosant soit entr'eux, soit avec des filets du glosso-pharyngien et du pneumo-gastrique, ils forment un plexus considérable dit *plexus pharyngien*. Plusieurs filets de ce plexus se portent sur le côté du larynx et sur la glande thyroïde; certains pénètrent dans le larynx à travers la membrane crico-thyroïdienne.

Ganglion cervical moyen. Ce ganglion quand il existe, car il manque très-souvent, est situé au niveau de la 5e ou de la 6e vertèbre cervicale. Il touche quelquefois le ganglion cervical inférieur, et, dans tous les cas, il est très-petit. Haut et bas il reçoit ou émet les cordons intermédiaires. Par son côté externe il communique avec les 3e, 4e et 5e paires cervicales, par l'interne il

médecins de tous les tems, avait conduit Van-Helmont à choisir l'orifice supérieur de l'estomac pour siège de son *archée*, de son principe régulateur de toutes les fonctions. L'anatomie n'était pour rien dans la création de ce système. Elle n'avait pas encore été produite au jour. Mais Van-Helmont avait senti quelquefois ses facultés intellectuelles concentrées dans la région épigastrique; il avait, disait-il, pensé par son estomac. Aujourd'hui nous savons toute la richesse nerveuse dont jouit ce département de l'économie animale. Là, se trouve le ganglion semi-lunaire et ses radiations innombrables, qui, embrassant dans des plexus épais et serrés chacun des viscères abdominaux, doivent leur communiquer une action nerveuse très-intense. Ce ganglion semi-lunaire est-il un organe accessoire de l'encéphale pouvant le remplacer dans quelques circonstances, ou bien est-il un simple corps de renforcement de l'action nerveuse des viscères abdominaux? Pour résoudre cette question nous allons dire ce qu'on pense des usages généraux du nerf grand sympathique dont le ganglion semi-lunaire n'est qu'une faible partie.

Trois opinions sont en présence devant la question de savoir ce que fait dans l'économie animale le grand nerf ganglionnaire.

Les premiers anatomistes le regardèrent d'une manière vague comme une simple paire de nerfs appartenant ou à l'encéphale ou à la moelle épinière.

Plus tard, on le considéra comme un nerf isolé, comme un système nerveux particulier indépendant du système nerveux central.

En dernier lieu, on l'a mis sous la dépendance absolue du système central.

La première de ces opinions, en apparence insoutenable, a été reprise par les anatomistes modernes et fécondée par des

concourt à l'innervation de l'œsophage et de la trachée-artère, et par l'antérieur il fournit les racines du nerf cardiaque moyen.

Ganglion cervical inférieur. Celui-ci est d'une existence constante, mais il varie beaucoup quant à la forme et au volume. Le plus souvent il est arrondi; quelquefois il figure un croissant. Il est rare qu'il égale en grosseur le ganglion cervical supérieur, même quand il est réuni au ganglion cervical moyen ou au 1er thoracique. Placé derrière l'artère vertébrale, entre le col de la 1re côte et l'apophyse transverse de la 7e vertèbre cervicale, il émet ou reçoit :

1° des rameaux *supérieurs*, dont deux ou trois établissent la communication avec le ganglion précédent, tandis que d'autres, de suite réunis en un nerf unique nommé *nerf vertébral*, suivent et enveloppent d'un plexus l'artère vertébrale ;

2° Un rameau *inférieur* qui réunit le ganglion cervical inférieur au 1er ganglion thoracique ;

3° Des rameaux *externes* communiquant avec les dernières paires cervicales et les deux premières dorsales ;

4° Des *internes* répandus sur la face antérieure du rachis ;

5° Des *antérieurs* constituant le nerf cardiaque inférieur.

Nerfs cardiaques ou *nerfs du cœur.* Ces nerfs, à la composition desquels concourt toute la portion cervicale du grand sympathique, sont au nombre de trois, distingués en *supérieur*, *moyen* et *inférieur*.

Le nerf *cardiaque supérieur* a généra-

considérations ingénieuses. Ainsi Chaussier a relié le grand sympathique à l'encéphale par l'intermédiaire des 5e et 6e paires encéphaliques. Legallois et Lobstein en ont fait un nerf spinal, se fondant sur ce qu'on peut le suivre par la dissection, à travers les ganglions cervicaux, jusques dans les ganglions thoraciques. Et Meckel le rapporte à la fois à l'encéphale et à la moelle, parce qu'il le voit communiquer avec quelques nerfs encéphaliques et avec tous les nerfs spinaux.

Lorsqu'on suit, le scalpel à la main, les diverses radiations périphériques du sympathique, on s'assure de la précision des recherches de ces auteurs ; mais à côté des vérités que chacun d'eux proclame, et qui peuvent se résumer en une seule, la connexion intime du système nerveux de la vie organique avec celui de la vie animale, il est un fait également bien avéré, c'est que, par sa disposition générale, et par son excessive complication, le sympathique diffère considérablement de tous les nerfs de l'axe cérébrospinal. Une double série de petits corps rougeâtres, de *ganglions*, décrivant sur la face antérieure du rachis, depuis l'intérieur du crâne jusqu'au coccyx, une ellipse très-allongée, envoie sur tous les viscères de la poitrine et du ventre une prodigieuse quantité de filets nerveux, qui, dans leur trajet et avant qu'ils ne se fondent dans la trame des organes, rencontrent souvent d'autres ganglions dont ils pénètrent la substance et d'où ils sortent quelquefois avec des proportions différentes. Il résulte de cette disposition spéciale, que les impressions reçues par les extrémités nerveuses des organes de la vie nutritive n'arrivent pas directement dans l'encéphale, comme le font les impressions des extrémités nerveuses des sens externes ; qu'elles sont, pour ainsi dire, entravées par les ganglions, arrêtées au passage par cette barrière qui circonscrit tout le système ner-

lement pour racines plusieurs filets du premier ganglion cervical ; mais il

---

PLANCHE CLIX.

Plexus pulmonaire postérieur fourni par le pneumo-gastrique et le grand sympathique, d'après Scarpa.

(Poitrine ouverte par la région postérieure ; vertèbres dorsales enlevées.) A. Partie du poumon droit disséqué et renversé pour mettre à découvert les principaux rameaux du plexus pulmonaire, accompagnant les premières divisions des bronches. — B. face postérieure de la trachée-artère. — C. face postérieure du cœur. — D, D. tronc des veines coronaires. — E. veine cave inférieure coupée. — F. colonnes charnues du ventricule droit du cœur. — G. tronc des veines pulmonaires. — H. artère pulmonaire. — I. artère aorte thoracique. — K. œsophage. — L. 1re vertèbre dorsale.

N°. 1. Nerf pneumo-gastrique du côté droit. — 2. nerf récurrent. — 3. rameaux du récurrent et du pneumo-gastrique, dont les uns, montant vers la trachée-artère sont dits ascendans, tandis que les autres sont descendans. — 4. petit plexus œsophagien du pneumo-gastrique. — 5. filets du pneumo-gastrique se distribuant à l'œsophage. — 6, 7. filets du pneumo-gastrique destinés mi-partie à la trachée-artère et à l'œsophage. — 8. rameaux du récurrent et du pneumo-gastrique allant former le plexus pulmonaire antérieur. — 9. faisceau de filets nerveux du pneumo-gastrique se portant à l'origine de la bronche droite. — 10. branche volumineuse du plexus pulmonaire postérieur accompagnant la bronche droite. — 11, 11, 11. rameaux de la branche précédente s'attachant aux divisions des bronches. — 12, 12, 12. filet volumineux de la même branche suivant la 2e et la 3e division des bronches et les enveloppant d'un réseau nerveux. — 13. autre branche volumineuse du plexus pulmonaire postérieur suivant les divisions inférieures de la bronche droite. — 14, 14, 14. nerf pneumo-gastrique droit embrassant la face postérieure de l'œsophage. — 15, 15, 15. grand plexus œsophagien, formé par les rameaux des deux pneumo-gastriques. — 16. Deux filets des nerfs cardiaques accompagnant l'artère coronaire antérieure et se portant à la face postérieure du cœur. — 17. anastomose des

veux sympathique. Et peut-être n'y a-t-il que cette circonstance toute physique qui soustrait les actions nutritives ou assimilatrices à l'empire de la volonté, dont le cerveau est le siége exclusif.

Meckel attribuait cette concentration des actes nutritifs et leur indépendance de l'encéphale à la disposition plexiforme et ganglionnaire du sympathique. Il citait à l'appui le nerf pneumo-gastrique, avivant un grand nombre d'organes nutritifs et offrant à son origine et sur tout son trajet une multiplicité de plexus qui le distinguent des autres nerfs cérébraux. D'après ce grand anatomiste, la disposition plexiforme, portée au plus haut degré sur le ganglionnaire, vaut à ce nerf toute son indépendance, son individualité, car ses rameaux d'origine sont déjà aussi nombreux que possible, et sa texture plexiforme, dans le trajet et à la terminaison, est arrivée au point que cette partie du nerf prédomine sur les rameaux d'origine, et se trouve élevée au rang et à la dignité de partie centrale.

C'est bien évidemment sur des considérations de ce genre, poussées jusqu'aux derniers retranchemens de l'exagération, que Bichat fonda son système *des centres nerveux ganglionnaires*. Bichat voulut que chaque ganglion du sympathique fût un centre spécial d'action nerveuse, un cerveau particulier indépendant de tous les autres. Pour lui, les filets périphériques, qui se rendent du grand sympathique à l'axe cérébro-spinal, et les filets intermédiaires qui vont d'un ganglion à l'autre, ne seraient que de simples anastomoses, des agens de communication et de correspondance, ne nuisant en rien à l'individualité d'action de chaque petit cerveau. Bichat citait l'interruption que le ganglionnaire subit quelquefois à la région cervicale, sans conséquence aucune pour l'animal. C'était là le jalon principal de son système.

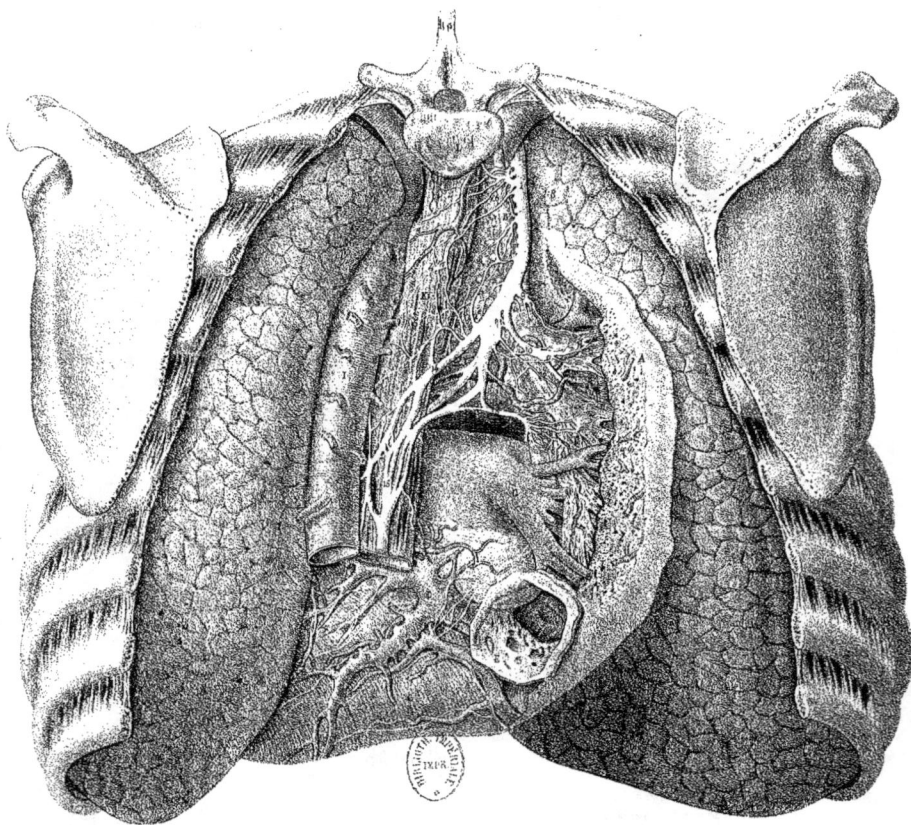

Imp. Lemercier, Bénard et C.

émane quelquefois du nerf pneumo-gastrique, ou simultanément de ce nerf et du ganglion. Quoiqu'il en soit, il consiste en un nerf assez grêle qui descend le long du cou à côté de la trachée-artère à droite, et de l'œsophage à gauche, et qui donne d'abord des filets anastomotiques au plexus pharyngien et au pneumo-gastrique. Puis, au niveau du larynx, il couvre de filets l'artère thyroïdienne inférieure, le corps thyroïde, la trachée-artère et les muscles sous-hyoïdiens. Il entre ensuite dans la poitrine où il s'unit à des filets du ganglion cervical inférieur et du nerf récurrent, et se termine dans les plexus cardiaques sur la face antérieure de la trachée-artère et des bronches.

Le *cardiaque moyen* émane du ganglion cervical moyen ou du cordon intermédiaire aux ganglions supérieur et inférieur quand le moyen n'existe pas. Il descend près de l'artère carotide primitive, s'anastomose, soit devant, soit derrière la sous-clavière, avec le nerf récurrent, avec le pneumo-gastrique et les nerfs cardiaques supérieur et inférieur, après quoi il se perd derrière la crosse de l'aorte dans les plexus cardiaques.

Le *cardiaque inférieur* tire son origine du ganglion cervical inférieur, quelquefois même du premier ganglion thoracique. Il accompagne le cardiaque moyen en descendant verticalement avec lui sur la face antérieure de la

filets précédens avec d'autres filets très-fins qui viennent du grand plexus cardiaque et descendent entre la veine cave inférieure et l'oreillette droite du cœur.

Mais cette interruption n'est positivement qu'apparente. On n'a, pour s'en convaincre, qu'à ouvrir le canal formé par la série des trous dont est creusée la base des apophyses transverses cervicales, et là on trouvera le nerf vertébral affecté de petits renflemens qui remplacent les ganglions cervicaux. Du reste, ces renflemens n'existeraient-ils pas, la communication n'en serait pas moins établie, par ce nerf vertébral, entre le grand centre nerveux et la partie du grand sympathique à laquelle ce nerf est uni.

Bichat citait encore les cas de fœtus acéphales qui ont vécu un certain temps. Mais ces faits ne prouveraient pas plus l'indépendance du ganglionnaire que celle des autres divisions du centre nerveux. Et en outre s'il fallait reconnaître à ce nerf une origine, un point de départ, on le trouverait plutôt dans la moelle épinière que dans l'encéphale.

Mais ce qui ruine à fond l'opinion de Bichat, c'est la solidarité d'action établie entre le pneumo-gastrique, 8e nerf de l'encéphale, et le grand sympathique. Selon Weber, qui publia en 1817 une dissertation sur l'anatomie comparée du grand sympathique, le développement de ce nerf est en raison directe du degré de complication, de perfectionnement de l'animal; tandis que celui du pneumo-gastrique suit une marche inverse. D'où il résulte que là où le ganglionnaire cesse d'exister, le pneumo-gastrique le remplace dans toute son action. C'est ce que l'on voit dans les mollusques céphalopodes qui n'ont pas le moindre vestige de sympathique. A quelques degrés plus haut, dans les poissons, le pneumo-gastrique égale en volume la moitié de la moelle épinière, et presque à lui seul il est chargé de l'innervation de tous les viscères. Plus haut encore, dans les reptiles et les oiseaux, le sympathique commence à faire sentir un peu mieux sa présence; et puis, dans les mam-

trachée-artère , et en se terminant de la même manière que lui.

PLANCHE CLX.

Portion abdominale du grand sympathique.
Ganglion semi-lunaire , plexus solaire ,
aortique , hypogastrique , etc.

A, A, A... Dernières vertèbres dorsales. — B, B, B, B, B. vertèbres lombaires. — C, C. sacrum. — D. coccyx. — E. symphyse du pubis. — F. pilier droit du diaphragme coupé. — G. portion gauche du diaphragme coupée. — H. fin de l'œsophage. — I. estomac coupé et déjeté en haut, pour mettre à découvert le plexus solaire. — K , K. portion d'intestin grêle , soutenue par le mésentère L. — M. rein droit coiffé de sa capsule N. — O. rectum. — P. utérus. — Q. vagin. — R. ligament rond. —S. trompe de Fallope. — T. ovaire. — U. vessie. — V. mont-de-vénus. — X. muscle carré des lombes. — Y. fosse iliaque gauche.

a. Artère aorte abdominale. — b. artère splénique. — c. a. coronaire stomachique. — d. a. hépatique. — e. a. mésentérique supérieure.—f. a. diaphragmatique. — g. a. capsulaire. — h. a. rénale.— i. a. spermatique. — k. a. mésentérique inférieure. — l. l. a. iliaques primitives. — m. a. iliaque externe. — n. a. iliaque interne ou hypogastrique , et o. o. o. les diverses branches qu'elle fournit aux organes génitourinaires.

N. 1. Nerf grand splanchnique. — 2. petit splanchnique. — 3, 3. nerf et plexus rénaux. — 4. ganglion semi-lunaire et plexus solaire. — 5. plexus cœliaque, subdivisé en plexus coronaire stomachique 6 , hépatique 7 et splénique 8.— 9. plexus diaphragmatique. — 10. plexus mésentérique supérieur et 11 ,11 ,11. les nombreux filets qui passent entre les deux lames du mésentère et vont se répandre sur l'intestin grêle. — 12. plexus spermatique. — 13. plexus aortique. — 14. plexus mésentérique inférieur , allant se répandre sur le rectum. —15,15,15,15. ganglions lombaires. — 16, 16. leur communication avec les paires lombaires, venant de la moelle épinière. — 17,17. leur communication avec le plexus aortique. — 18,18,18.— ganglions sacrés. — 19,19. leur communication avec les paires sacrées , extrémité inférieure de la moelle épinière. — 20. plexus sacré. — 21. plexus hypogastrique. — 22, 23,24,25. ses filets vésicaux, vaginaux, utérins et hémorrhoïdaux.

mifères sa puissance s'accroît de plus en plus , et elle devient très-prédominante dans l'homme, car alors la portion que le pneumogastrique fournit aux viscères de la poitrine est petite comparativement à celle que leur dispense l'autre nerf.

Chercher à établir une séparation de ces deux nerfs dans les plexus qu'ils forment en commun est chose tout-à-fait impossible. Les plexus pharyngien , cardiaques et solaire résultent de l'entrelacement inextricable des filets de l'un et des filets de l'autre , en sorte qu'il y a entre les deux ordres de filets une véritable fusion qui devient encore plus intime dans les renflemens gangliformes dont les plexus sont parsemés. Ce mélange complet des deux substances nerveuses est reconnu par le plus grand anatomiste de notre époque. Car voici comment le professeur Cruveilhier s'exprime à ce sujet : « Un des points les plus » importans de l'histoire des nerfs cardia- » ques , c'est l'espèce de fusion de ces nerfs » avec le pneumo-gastrique ; si bien qu'il y » a une sorte de solidarité entre les nerfs » cardiaques du pneumo-gastrique et les » nerfs cardiaques venus des ganglions ; de » même qu'il y a solidarité entre les nerfs » cardiaques droit et gauche , et les nerfs » cardiaques supérieur , moyen et inférieur , » de chaque côté. Le nerf récurrent en par- » ticulier paraît quelquefois se partager entre » le larynx et le cœur, tant sont volumineux » et multipliés les rameaux cardiaques qu'il » fournit. Une liaison tout aussi intime existe » entre le pneumo-gastrique et le plexus » solaire. »

Il faut donc qu'il y ait entre la substance ganglionnaire et la substance cérébrale communauté d'action, échange de puissance , preuve éclatante de l'unité du système nerveux.

Legallois, dans ses recherches sur le principe d'action du cœur, crut en trouver le

PLANCHE 160.

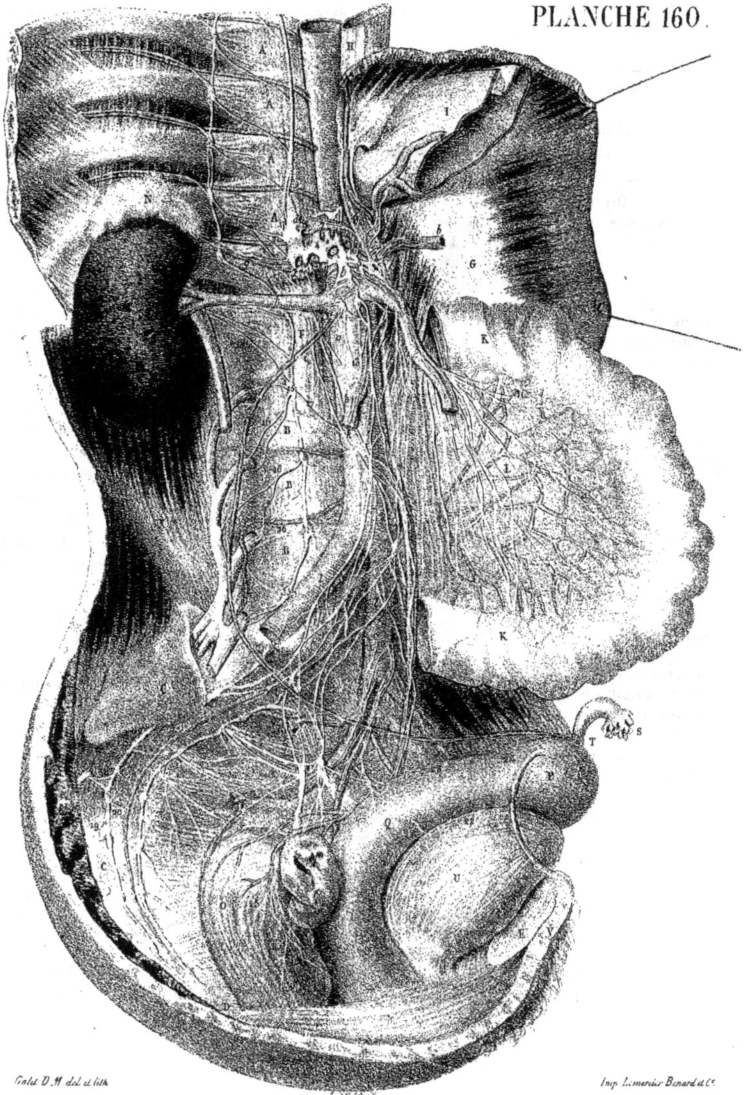

Galt D. H. del. et lith.

Imp. Lemercier Benard et Cie

Les anastomoses nombreuses qu'ont entr'eux et avec le pneumo-gastrique les nerfs cardiaques, et ceux du côté droit avec ceux du gauche, constituent derrière la crosse de l'aorte, vers le niveau de la bifurcation de la trachée-artère, un vaste plexus qu'on appelle *grand plexus cardiaque* et qui embrasse comme d'un réseau nerveux tout le cœur. Bien qu'il soit partout continu, le plexus cardiaque peut être considéré comme formé de deux parties, l'une postérieure qui, sous le nom de *plexus coronaire gauche*, se porte sur la face postérieure du cœur, et accompagne l'artère coronaire gauche, en se divisant en autant de plexus secondaires que cette artère a de divisions; l'autre antérieure qui constitue le *plexus coronaire droit* et est satellite de l'artère du même nom. Ces plexus antérieur et postérieur et leurs divisions successives s'anastomosent fréquemment entr'eux, et, en suivant toutes les ramifications des artères coronaires, ils pénètrent toute la substance du cœur et tous les vaisseaux propres à ce viscère.

Portion pectorale du grand sympathique. Elle consiste en dix, onze ou douze ganglions régulièrement disposés sur toute la longueur de la portion dorsale du rachis, en des cordons intermédiaires et des rameaux périphériques. Chaque ganglion, d'une forme oblongue et d'un volume plus petit que celui des ganglions cervicaux, repose sur la tête d'une côte ou dans un espace intercostal, immédiatement au-dessous de la plèvre. Les deux supérieurs sont souvent confondus en un seul, et quelquefois ils ne font

siége dans le grand sympathique. Quand il coupait le pneumo-gastrique ou l'encéphale, d'où celui-ci émane, la circulation se maintenait encore quelques heures, tandis qu'elle cessait après quelques minutes, s'il enlevait la moelle épinière où il fixait l'origine du nerf ganglionnaire. Mais pour nous ces expériences prouvent tout simplement que le maintien de la circulation se rattache de force à l'intégrité et à la communication réciproque des deux systèmes nerveux, l'axe cérébro-spinal et le grand sympathique.

Après Legallois est venu Ch. Bell qui établit que le ganglionnaire est dans une connexion universelle avec le centre cérébro-spinal, et que les filets qui le font communiquer avec ce centre aboutissent particulièrement aux racines postérieures des nerfs spinaux, d'où il conclut que le ganglionnaire est un nerf essentiellement sensorial, un nerf de sensibilité générale et nullement de motricité. Et les adeptes du système d'affirmer qu'on n'a jamais pu provoquer de contraction au cœur en piquant les nerfs cardiaques, tandis qu'on y excite de la douleur. Quant à signaler les nerfs moteurs de cet organe, les nerfs d'excitabilité musculaire, ils ne le peuvent point encore. Ils le savent pour l'œsophage et l'estomac : c'est le pneumo-gastrique. Mais pour le cœur et le canal intestinal, leur ignorance est jusqu'ici complète, et ils ajournent leur jugement.

Pour nous, qui sommes loin de suivre cette tendance au morcellement de l'organisme, nous disons que le grand sympathique est le complément de l'axe cérébro-spinal pour les organisations supérieures, qu'il vient en aide à l'action nerveuse chargée d'exécuter des fonctions très-multipliées, très-diversifiées, et que s'il a pour attribution principale d'aviver les organes de la nutrition, il ne laisse pas que de partager ce rôle avec le

qu'un aussi avec le ganglion cervical inférieur.

Tous les ganglions thoraciques communiquent entr'eux par les cordons intermédiaires. Ces cordons sont courts, volumineux et souvent presque aussi gros que les ganglions eux–mêmes.

Quant aux rameaux périphériques, ils se distinguent simplement en *externes* et *internes*. Les *externes* sont au nombre de deux pour chaque ganglion, l'un gros, rouge et comme pulpeux, l'autre blanc et très-grêle. Ils se portent obliquement en haut et en dehors, et après avoir donné quelques filets aux muscles intercostaux, ils s'unissent au nerf intercostal. Les *internes*, plus nombreux, plus forts et considérablement plus longs, sont destinés les supérieurs à la poitrine, les inférieurs à l'abdomen. Les premiers, très-nombreux et très-grêles, se portent vers la ligne médiane de la colonne vertébrale pour se ramifier sur l'œsophage et sur l'aorte, ainsi que dans les plexus pulmonaire et cardiaque. Les seconds, moins nombreux mais beaucoup plus forts, constituent par leur réunion successive trois nerfs principaux connus sous les noms de *grand splanchnique*, *petit splanchnique* et *rénal*.

Le nerf *grand splanchnique* naît des 6°, 7°, 8°, 9° et quelquefois 10° ganglions thoraciques par autant de rameaux qui se dirigent obliquement en bas et en dedans, et se réunissent en un tronc commun vers le niveau de la 11° vertèbre dorsale. Ce tronc ou le grand splanchnique lui-même, entre dans l'abdomen à travers le pilier correspondant du diaphragme et se divise en 4 ou 5 ra-

centre cérébro-spinal par l'intermédiaire surtout du pneumo-gastrique, et de venir en aide, à son tour, à l'accomplissement des nobles fonctions de ce centre. Ainsi il excite le cœur à se contracter sur le sang et à le répandre dans toutes les parties du corps, sans que la volonté vienne contrarier son action ; ainsi il provoque l'estomac à la digestion des substances alimentaires, les vaisseaux lactés à l'absortion du chyle, et toutes les molécules du corps, au moyen des filets nerveux qui accompagnent les tubes artériels, à la régénération de leur propre substance, sans que la volonté s'occupe de ces divers actes ; ainsi, sans l'influence de la volonté, il excite le foie à composer la bile, le rein à sécréter l'urine, le testicule à fabriquer la liqueur prolifique, les poumons à convertir le sang noir en sang rouge. Il développe aussi, toujours avec sa même indépendance, la *faim* et la *soif*, ces sentimens qui nous portent à puiser hors de nous des matériaux pour notre réparation organique : mais il n'en est pas moins aussi le conducteur des impressions internes qui vont exciter, alimenter ou modifier les affections morales et les conceptions intellectuelles.

C'est sur le ganglion semi-lunaire qui en est la portion la plus remarquable que semblent agir primitivement et les sensations agréables et les affections tristes de l'âme, en y déterminant les premières une dilatation, les secondes une constriction que le vulgaire attribue au cœur. C'est évidemment sur ce ganglion qu'il faut rapporter cette secousse comme électrique dont s'accompagne l'annonce non ménagée d'une nouvelle désastreuse, secousse tellement poignante qu'on porte ses deux mains sur l'épigastre comme pour amortir la douleur par la compression, secousse tellement profonde et stupéfiante qu'on l'a vue décider instantanément la mort ou produire l'imbécillité.

meaux gros et courts qui vont se perdre dans le ganglion semi-lunaire. Quelquefois un de ces rameaux descend communiquer avec le petit splanchnique ou avec le plexus rénal.

Le petit splanchnique naît des 10ᵉ et 11ᵉ ganglions thoraciques. Il entre dans l'abdomen en traversant le pilier du diaphragme, en dehors du grand splanchnique, et se termine dans le plexus solaire et rénal.

Le *nerf rénal*, produit par le 12ᵉ ganglion thoracique et situé en dehors du petit splanchnique, se jette exclusivement dans le plexus rénal.

Portion abdominale du grand sympathique. Elle se compose du ganglion semi-lunaire, du plexus solaire joint à ce ganglion et des divers plexus qui accompagnent les gros troncs artériels des viscères abdominaux. Il faut y ajouter les ganglions lombaires et les rameaux qui en dépendent.

Il existe *deux ganglions semi-lunaires*, comme il existe deux grands sympathiques, un droit et un gauche. Ils occupent chacun la base du pilier correspondant du diaphragme. Ils sont supérieurs en volume à tous les autres ganglions et le droit est toujours plus gros que le gauche. Quant à leur forme elle est très-variable. Cependant ils offrent assez généralement une courbure dont la convexité est dirigée en bas et en dehors, et c'est en ce lieu que se fait la jonction avec le nerf grand splanchnique. Par la concavité ils communiquent l'un avec l'autre au moyen d'un cordon quelquefois si volumineux, que les deux ganglions semblent n'en former qu'un seul.

On peut juger par là du degré de subordination établi entre les réactions, les déterminations multiples du centre cérébral et les divers états des fonctions respectives de tous les organes internes. « Il serait curieux, » dit Cabanis, de considérer en détail la » suite des observations qui prouvent, sans » réplique, et par des faits irrécusables, » cette correspondance régulière. On pour- » rait y voir la manière de sentir, ou de » recevoir les impressions, la manière de les » combiner, le caractère des idées qui en » résultent, les penchans, les passions, » les volontés, changer en même temps et » dans le même rapport que les dispositions » organiques; comme la marche de l'aiguille » d'une montre se dérange aussitôt qu'on » introduit quelque changement dans l'état et » dans le jeu des rouages. On verrait les plus » grands désordres de ces facultés admi- » rables, qui placent l'homme à la tête des » espèces vivantes, et qui lui garantissent » un empire si étendu sur la nature, dépen- » dre souvent de circonstances physiques in- » signifiantes en apparence; et le rayon divin, » indignement terni par l'atrabile et la » pituite, ou par des irritations locales, dont » le siège paraît étroitement circonscrit. »

En résumé, la vie des organes internes ou nutritifs est entretenue par la masse nerveuse ganglionnaire, ce qui fait que nous n'avons pas conscience de cette vie, et très-probablement il y a action des organes sur les ganglions et réaction des ganglions sur les organes. Mais, à cause des rapports physiques établis entre les ganglions et l'encéphale, il y a influence réciproque entre la vie nutritive et la vie organique. Ou si l'on veut abstraire encore l'idée, on dira qu'il n'existe dans l'homme aucune action qui ne soit à la fois physique, intellectuelle et morale.

Une autre conséquence générale à déduire des considérations précédentes sur les sens

De la circonférence des deux semi-lunaires réunis partent une multitude de rameaux qui s'anastomosent de suite en divers sens, en formant des aréoles irrégulières et qui offrent des petits renflemens qu'on doit considérer comme des ganglions secondaires. C'est cet entrelacement de rameaux et cet amas de petits ganglions qui portent le nom de *plexus solaire*.

Ce vaste plexus, à la composition duquel le pneumo-gastrique concourt pour une grande part, est situé entre les capsules surrénales au devant des piliers du diaphragme et de l'aorte et derrière l'estomac. Il fournit un grand nombre de plexus secondaires que l'on désigne par le nom de l'artère dont ils suivent la destination. Ce sont : le plexus *diaphragmatique*, le *cœliaque* subdivisé en coronaire *stomachique*, *hépatique* et *splénique* ; le *mésentérique supérieur*, le *mésentérique inférieur*, le *capsulaire*, le *rénal* et le *spermatique*.

La description que nous avons faite des artères abdominales T. II, p. 99 et suivantes, nous dispense de faire celle des plexus abdominaux dont le trajet est exactement le même. Il devait nous suffire d'indiquer ces plexus d'après leur dénomination.

Nous observerons seulement que plusieurs d'entr'eux sont parsemés dans leur trajet de petits renflemens, de ganglions secondaires, dont le nombre est assez considérable entre les lames du mésentère sur les branches multiples que l'artère mésentérique supérieur envoie aux intestins.

externes et les sens internes, est que les innombrables irradiations nerveuses qui se rattachent à l'encéphale, à la moelle spinale et au système ganglionnaire, sont des agens conducteurs d'impressions, et que c'est dans l'encéphale que ces impressions sont transportées, colligées comme dans un centre commun. Ces impressions sont les élémens de nos connaissances, mais non point, comme l'ont soutenu Condillac et Cabanis, de toutes nos connaissances, car l'encéphale a une action spontanée, une force propre, intrinsèque, le feu divin des animistes, qui le rend apte à agir sans le concours d'une stimulation extérieure. L'influence des sens externes et internes n'est point une condition fondamentale, essentielle du moral, elle n'en est qu'une condition accessoire, coadjuvante, modificatrice, car l'encéphale seul est le premier mobile de tous les phénomènes de l'économie et le principe fondamental des facultés intellectuelles et morales. Son degré de composition sert toujours de mesure à la sphère morale de l'animalité. Si l'encéphale est simple, la sphère morale est restreinte ; s'il est très-composé, la sphère morale s'étend en proportion. Il en est de lui comme de tous les autres organes dont la structure se réfléchit sur le caractère de leur office. A cet égard, l'homme jouit d'une prééminence prodigieuse sur tous les êtres animés. Tandis qu'il possède en lui-même un penchant irrésistible et spontané qui l'entraîne sans cesse à la perfection, les autres animaux restent toujours ce que les a faits originairement la nature. Le castor d'aujourd'hui ne bâtit pas mieux sa demeure que celui des temps antédéluviens, tant il est vrai qu'il n'y a point de perfectionnement possible pour l'instinct même le plus élevé, celui qui semble par ses effets se rapprocher le plus de l'intelligence.

Comment s'opère le mécanisme de l'intelligence ?

Les *ganglions lombaires*, au nombre de 4 ou 5 de chaque côté, et souvent de 2 ou 3 seulement, sont plus rapprochés de la ligne médiane du rachis que les ganglions thoraciques. Petits et allongés, comme des grains d'orge, ils sont situés sur le bord interne du muscle grand psoas qui les recouvre quelquefois en totalité. On leur distingue des *cordons de communication* et des *rameaux internes* et *externes*.

Les rameaux *internes*, très-nombreux et très-grêles, forment un réseau compliqué sur la portion de l'aorte comprise entre les artères mésentériques supérieure et inférieure; ce réseau porte le nom de *plexus aortique*, lequel offre quelques petits ganglions, fortifie le plexus mésentérique inférieur, et descend ensuite dans le bassin pour y former la plus grande partie du plexus hypogastrique.

Les rameaux *externes*, plus gros et au nombre de deux pour chaque ganglion, se portent en dehors et s'unissent aux paires lombaires correspondantes. Ils sont aussi affectés de quelques renflemens ganglionnaires.

Portion pelvienne du grand sympathique. 4 ou 5 ganglions nommés *sacrés*, et situés sur les côtés de la face antérieure du sacrum en dedans des trous sacrés, constituent, avec les cordons de communication et plusieurs rameaux périphériques, cette 4e et dernière section du sympathique.

La série des ganglions sacrés commence à la base du sacrum et finit à sa pointe. Elle communique dans le 1er sens avec le dernier ganglion lombaire,

C'est ici le lieu de recueillir toute notre attention et de choisir, au milieu du chaos des théories philosophiques, les faits les plus positifs et les plus concluans, afin de donner autant de lucidité que possible au phénomène le plus compliqué, le plus piquant, le plus merveilleux de la nature.

La formation de l'intelligence réside toute entière dans la faculté de sentir et d'acquérir des idées. Or, cette faculté a été comparée à l'aimantation du barreau magnétique. Deux courans de fluides subtils se croiseraient avec un balancement parfait dans la longueur des divers faisceaux nerveux qui s'irradient dans toute l'économie, l'un portant au dehors la substance intime de notre être, l'autre transportant vers le centre de notre être la substance intime des corps extérieurs. Il ne faut point vouloir se rendre compte de la réalité de ces fluides : cette recherche n'avancerait en rien la question. Il suffit de savoir que l'acquisition des idées est fondée sur le rapport nécessaire entre nos organes sensibles et les objets extérieurs. L'organe visuel, l'organe du toucher ou tout autre sont-ils mis en rapport avec un objet extérieur? à l'instant les qualités de ce corps deviennent notre possession : elles ne restent point dans l'organe sensible, elles pénètrent dans le centre commun, dans l'encéphale, et nous sentons que c'est ainsi qu'elles s'établissent en nous. Or, la subtilité de la transmission est telle, qu'il est impossible de saisir le moindre changement dans la substance nerveuse quand le phénomène se réalise. Dans l'accomplissement d'une action organique, il arrive souvent qu'on apprécie le jeu de l'organe où le phénomène se passe. Ainsi, les battemens du cœur, l'expansion et l'affaissement des poumons, les mouvemens péristaltiques de l'estomac et des intestins nous apprennent qu'un travail s'effectue sur ces divers théâtres de la vie nutritive. Dans le système nerveux, au

et dans le 2e sens elle s'unit sur la face antérieure du coccyx au dernier ganglion sacré du côté opposé, par l'intermédiaire d'un filet délié, courbé en arcade et souvent hérissé d'un petit renflement. C'est là la terminaison du nerf grand sympathique.

Les rameaux périphériques des ganglions sacrés se distinguent en *externes* qui communiquent avec les nerfs sacrés correspondans, en *internes* qui forment sur la face antérieure du sacrum un plexus pour l'artère sacrée moyenne, et en *antérieurs*, dont les uns s'adressent au rectum, tandis que les autres contribuent à former le plexus hypogastrique correspondant.

PLANCHE CLXI.

Face antérieure de la moelle épinière offrant l'origine et une partie du trajet des nerfs spinaux.

(Le corps de toutes les vertèbres et la moitié antérieure du canal vertébral ont été enlevés.)

A. Bulbe rachidien ou moelle allongée. — B. collet du bulbe ou extrémité supérieure de la moelle. — C. portion moyenne de la moelle. — D. queue de cheval ou extrémité inférieure de la moelle. — E, E. ligament dentelé.

N° 1, 1..... Racines antérieures des 8 paires cervicales de nerfs spinaux. — 2, 2.... racines postérieures. — 3, 3.... racines des 12 paires dorsales. — 4, 4... racines des 5 paires lombaires. — 5, 5.... racines des 6 paires sacrées. — 6, 6.... ganglions spinaux, points de jonction des racines antérieures et postérieures des nerfs spinaux. — 7, 7... cordon unique plexiforme, faisant suite à ce ganglion. — 8, 8... filets de communication avec le grand nerf sympathique, coupés. — 9, 9, 9. rameaux des 2e, 3e et 4e paires cervicales, devant former le plexus cervical, coupés. — 10, 10... rameaux des 4 dernières paires cervicales et de la 1re dorsale, composant le plexus brachial 11. — 12, 12.... rameaux intercostaux venant des paires dorsales. — 13, 13. nerfs lombaires. — 14. nerfs sacrés. — 15. nerf crural.

contraire, tout est silencieux et immobile. C'est donc par le résultat pur et simple que l'action de l'encéphale et des nerfs qui le servent arrive à notre connaissance.

Or, deux ordres de faits bien distincts se présentent dans cette action du centre nerveux : ceux qui nous donnent les notions de nous mêmes et de la nature entière constituent l'*intelligence* proprement dite, et ceux qui nous lient au monde extérieur par une inclination irrésistible constituent les *passions*.

Recevoir des idées, c'est-à-dire des représentations des corps extérieurs, retenir ces idées, les comparer et déduire les rapports qu'elles ont entr'elles, voilà l'intelligence. S'attacher aux objets qui nous entourent, les désirer, les aimer, les attirer à nous, ou bien les repousser et les haïr, voilà les passions. L'homme qui de tous les animaux est celui dont l'encéphale jouit du volume relatif le plus considérable, est aussi celui dont l'intelligence est la plus forte, la plus vaste, et dont les passions sont les plus actives, les plus véhémentes. Et à vrai dire, la possession de cette double faculté est le grand caractère distinctif de l'espèce humaine, car ceux des autres animaux qui sont le plus rapprochés de l'homme et qui digèrent, respirent, sécrètent les humeurs absolument de la même manière que lui, ces animaux n'ont presque que des instincts, c'est-à-dire de simples penchans à agir dans l'intérêt de leur conservation, et ils ne donnent que des manifestations très-vagues et très-restreintes d'intelligence et de passions.

Long-temps on a attribué à des combinaisons mentales ces œuvres surprenantes qu'exécutent certains animaux, même très-bas placés sur l'échelle zoologique, et on a comparé ces œuvres à celles que produit l'industrie humaine, mettant celle-ci au défi d'en exécuter de pareilles. La toile que tisse l'araignée, le cocon que le ver-à-soie file

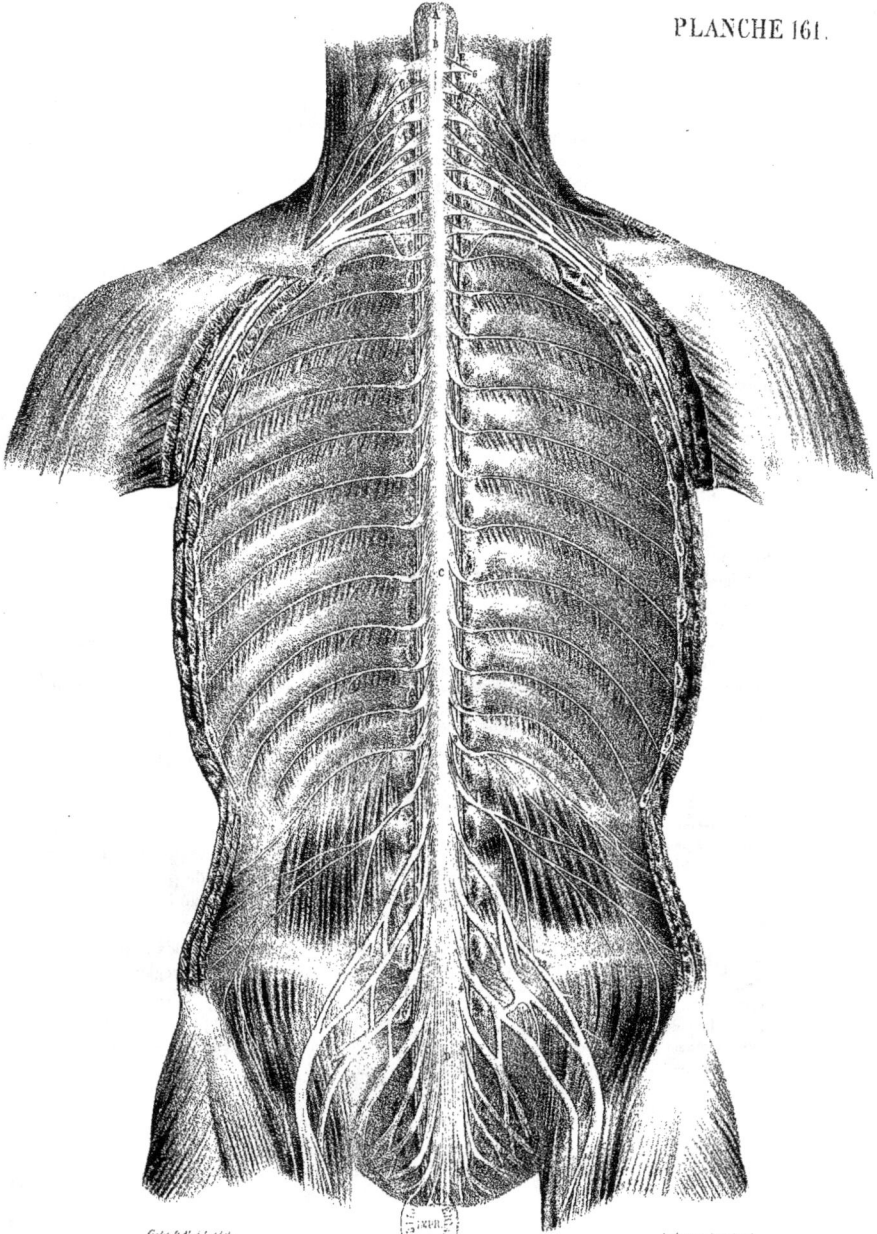

Ce *plexus hypogastrique*, formé par l'entrelacement de nombreux filets des ganglions sacrés, des dernières paires de la moelle épinière et des plexus aortique et mésentérique inférieur, occupe, dans la cavité du bassin, les parties antérieure et latérale du rectum et de la vessie, ainsi que celles du vagin chez la femme. A son centre s'offrent communément plusieurs ganglions, dont un ou deux sont très-volumineux. C'est de ce point que partent les nombreuses radiations du plexus hypogastrique, destinées au rectum et aux organes génito-urinaires.

Nerfs spinaux.

Les nerfs *spinaux* ou *rachidiens* constituent, comme nous l'avons dit plus haut, 31 paires, 8 cervicales, 12 dorsales, 5 lombaires et 6 sacrées. Ces paires que l'on désigne, dans chaque groupe, par leur nom numérique, en comptant de haut en bas, émanent de la moelle épinière par deux séries linéaires de filets ou racines, distinguées en *antérieures* et en *postérieures*. Les racines antérieures sortent des parties latérales de la face antérieure de la moelle; les postérieures, des parties latérales de la face postérieure, et elles sont séparées les unes des autres par le ligament dentelé. Les filets déliés qui composent chaque série, sont bien espacés à leur origine, mais en se portant en dehors, ils convergent et se réunissent après un court trajet de manière à former un faisceau qui s'engage de suite dans un canal fibreux de la dure-mère, et se

et qui doit lui servir de tombeau, les chaussées que construit dans l'eau le castor et la cabane qu'il se bâtit avec une ordonnance de laquelle la plus savante architecture n'approche pas, tout cela avait été jeté par les philosophes dans le domaine des fonctions intellectuelles. Si ce classement était juste, la loi de subordination entre le développement de l'intelligence et celui du cerveau n'aurait été qu'une chimère. Il était réservé à Frédéric Cuvier, directeur de la ménagerie royale, de bien dessiner la limite qui sépare, chez les animaux, l'intelligence et leur instinct. Buffon et Daubenton avaient planté les premiers jalons sur ce point de doctrine. Frédéric Cuvier y mit la dernière main. Il prit des castors assez jeunes pour qu'ils n'eussent rien appris encore de leurs parens, et il les enferma dans une cage afin qu'ils n'eussent point de cabane à bâtir. Ces animaux bâtirent malgré leur isolement, et avec la même facilité que s'ils n'avaient point quitté le lieu de leur naissance. Cet exemple suffit pour démontrer que l'instinct est une force aveugle, machinale, à laquelle l'animal ne peut point se soustraire, et dont les effets sont constamment les mêmes. L'intellect, au contraire, est une force variable, essentiellement susceptible de perfectionnement; l'expérience et l'instruction sont les agens de son essor. Mais il y a encore entre l'homme et les animaux cette différence frappante, que dans l'un l'essort de l'intellect est illimité, tandis que dans les autres il est, lorsqu'il existe, extrêmement borné.

Pour l'homme, vivre c'est étudier, analyser tout ce qui l'entoure, c'est palper, regarder, écouter les divers phénomènes de l'univers, c'est prendre en sous-œuvre la création et la perfectionner.

Pour l'animal, vivre c'est généralement voir, entendre, se nourrir et toucher et plus souvent encore subir des contacts.

porte vers le trou de conjugaison pour sortir du rachis.

Arrivé à ce trou de conjugaison, chaque faisceau de racines postérieures se renfle et se transforme en ganglion olivaire dit *vertébral* ou *spinal*. Ce ganglion se continue ensuite en un cordon plexiforme dans lequel vient se fondre le faisceau de la racine postérieure correspondante. Il suit de là que les ganglions vertébraux, dont on compte 30 ou 31 paires, appartiennent en propre aux racines postérieures. Les racines antérieures leur envoient bien quelques filets; on peut même dire qu'aux régions lombaire et sacrée, elles contribuent pour moitié à l'organisation des ganglions, mais généralement ceux-ci résultent de l'entrelacement des filets

PLANCHE CLXII.

Face postérieure de la moelle épinière. Origine et trajet des nerfs spinaux.

(La moitié postérieure du canal vertébral a été enlevée au niveau des trous de conjugaison. Tous les muscles postérieurs du cou ont été détachés, mais on a conservé la couche musculaire du dos pour laisser voir les ramifications nerveuses sous-cutanées.)

Nº 1, 1.... Racines postérieures des 8 paires cervicales des nerfs spinaux. — 2, 2.... racines des 12 paires dorsales. — 3, 3... queue de cheval de la moelle et racines des paires lombaires et sacrées. — 4, 4... points de jonction avec les racines antérieures dans les ganglions. — 5, 5. rameaux coupés du plexus cervical postérieur. — 6. plexus brachial, provenant des branches cervicales antérieures. — 7, 7.... branches dorsales postérieures avec ses rameaux musculaires 8, 8, 8... et cutanés 9, 9, 9... — 10, 10.... branches lombaires et 11, 11... leurs rameaux répandus dans les muscles et la peau de la fesse. — 12, 12... branches sacrées. — 13. derniers nerfs de la moelle épinière répandus dans la région coccygienne. — 14. nerf grand sciatique.

Pour l'homme, vivre c'est entretenir des rapports avec ses semblables, fondre ses intérêts dans l'intérêt commun, répandre autour de lui ses connaissances et son bonheur, exprimer ce qu'il sent par la parole, en un mot c'est exister en société.

Pour l'animal, vivre c'est tout simplement se nourrir et se reproduire.

Il est vrai que les animaux reçoivent par leurs sens, de la même manière que l'homme, les impressions des corps extérieurs, et que leur cerveau conserve ses impressions, qu'il les associe, les combine, les compare et en déduit des rapports et des jugemens. Mais tout cela chez eux est excessivement restreint. Ils possèdent le germe de la faculté de connaître, et ce germe ne se développe jamais; ils vieillissent dans l'ignorance du premier âge. C'est que les animaux ne sentent point qu'ils sentent, ils ne se voient pas, ils ne se connaissent pas, ils ne se replient point sur eux-mêmes, ils manquent en un mot de la *réflexion*, et ne pouvant pas suivre la filiation des idées, toute leur vie intellectuelle naît et s'éteint dans l'idée du moment. En revanche, l'instinct a plus de puissance chez eux qu'il n'en a dans l'homme. Et observons que s'il existe dans le règne animal une progression ascendante de l'intelligence, relative au développement du cerveau, il en est une autre en sens inverse de l'instinct. Pour ne citer qu'un seul exemple, prenons encore le castor. Cet animal, dont l'instinct est si remarquable, se trouve classé, sous le rapport de l'intellect, parmi les rongeurs. Il n'est point susceptible d'éducation. Quand on le fait passer de l'état sauvage à l'état de domesticité, il se familiarise un peu, mais il ne reconnaît jamais l'homme individuellement, il ne peut le connaître que comme espèce. S'il nous était possible, sans franchir les limites que nous nous sommes imposées, de suivre pas à pas ce parallèle sur tout le cadre zoologique, et

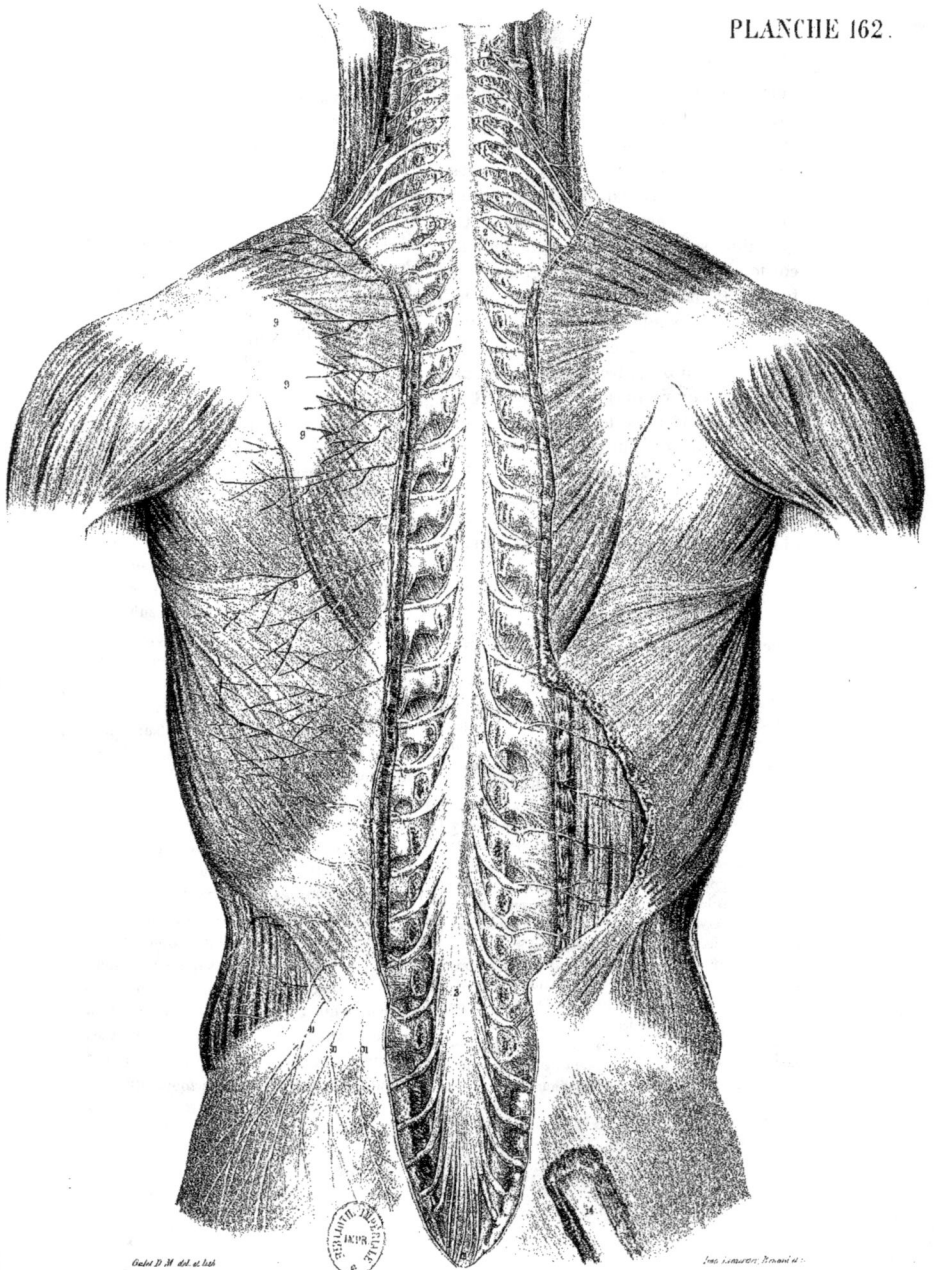

Gacht D. M. del. et lith.

Imp. Lemercier, Bernard et C.

postérieurs. Du reste, aux points où les deux ordres de filets se rencontrent, soit sur le ganglion même, soit sur le cordon plexiforme qui en résulte, il se fait entr'eux une fusion tellement intime qu'il est impossible de débrouiller les filets qui appartiennent à l'un ou à l'autre.

Malgré la grande analogie qu'ont entr'eux tous les nerfs spinaux à leur origine, ils ne laissent pas que d'offrir quelques différences dont il importe de signaler les principales. Ainsi d'abord, la série linéaire de chaque groupe postérieur est plus étendue que celle des groupes antérieurs, parce que ses filets sont à la fois plus gros et plus nombreux. Elle est aussi plus distante, au point d'émergence, de la ligne médiane de la moelle, et elle le devient davantage, à mesure qu'on examine la moelle plus inférieurement. En second lieu, l'obliquité qu'ont toutes les racines des nerfs spinaux, et qui est telle que le point où elles se réunissent en faisceau dans le trou de conjugaison se trouve quelquefois à un pouce au-dessous du point d'émergence, cette obliquité est beaucoup moindre pour les racines des nerfs cervicaux que pour celles des nerfs des autres régions. Il est même à remarquer que la 1re paire cervicale est oblique de bas en haut, que la 2e est horizontale, et que toutes les autres, les dorsales et les lombaires comprises, sont d'autant plus obliques de haut en bas qu'on se rapproche davantage de l'extrémité inférieure de la moelle. On trouve aussi cette particularité pour les racines des paires dorsales, c'est qu'avant

non-seulement dans les classes, mais encore dans les ordres, dans les espèces, nous verrions qu'à partir de l'homme jusqu'aux insectes au dessous desquels l'intelligence se confond avec la sensibilité générale, nous verrions que l'affaiblissement de cette noble faculté suit graduellement les déperditions du cerveau et coïncide en même temps avec l'extension de l'instinct. Il n'est point de preuves plus décisives du siége précis de l'intelligence que celles qui résultent de cet examen. Quant à l'instinct on croit qu'il a aussi l'encéphale pour instrument exclusif de sa production. Mais par cela même qu'il se rattache plus particulièrement à la vie nutritive qu'à la vie de relation, et que d'ailleurs sa puissance s'accroît en sens inverse des dimensions de l'encéphale, il nous paraît résider plutôt dans l'ensemble du système nerveux, dans les petits globes de substance nerveuse répandus çà et là aux environs des organes nutritifs que dans la portion intra-crânienne de ce système.

Revenons sur la formation des idées, examinons les différens aspects ou les forces diverses de l'intelligence de l'homme, et voyons si, comme on le soutient depuis quelque temps, avec un grand fracas d'expériences, il est possible d'assimiler l'organe cérébral à une carte géographique dont les nombreuses délinéations encadreraient des facultés distinctes.

Le centre physique commun ou nerveux est seul sensible aux impressions qui lui sont transmises. Or, la sensation peut être considérée comme *passive* ou comme *active*, comme brute ou comme guidée par la conscience qui travaille la sensation et la convertit en idée : ce dernier acte constitue l'intelligence, l'âme, l'esprit, les facultés de l'âme, les facultés intellectuelles et morales, dénominations toutes identiques. L'intelligence n'est donc qu'une forme de la sensation, une

de se séparer de la moelle, elles restent couchées sur celle-ci dans une longueur assez considérable pour qu'à leur arrivée au trou de conjugaison, elles aient déjà parcouru, dans le canal rachidien, une hauteur de deux vertèbres.

Tous les nerfs rachidiens, au moment de leur transformation en cordons plexiformes émanés des ganglions spinaux, communiquent avec le grand nerf sympathique, et se divisent immédiatement après en deux ordres de branches, les unes *antérieures* destinées aux régions antérieure et latérales du tronc, ainsi qu'aux membres thoraciques et aux membres abdominaux ; les autres *postérieures* destinées seulement aux muscles et à la peau de la région postérieure du tronc.

Pour suivre exactement et sans confusion cette vaste distribution nerveuse, examinons successivement chaque paire spinale en la prenant à l'endroit où elle émane du renflement gangliforme et où les deux faisceaux de racines sont confondus en un cordon unique plexiforme.

1re *Paire cervicale.* Sa *branche antérieure* se porte au-dessus de l'apophyse transverse de l'atlas, en donnant des filets ténus au muscle droit latéral et aux deux droits antérieurs de la tête ; elle se contourne en forme d'anse au devant de la base de cette apophyse, et se termine en s'anastomosant avec la 2e paire cervicale. La *branche postérieure*, plus grosse et plus étendue, se porte entre l'occipital et l'arc postérieur de l'atlas, puis entre le grand droit postérieur de la tête et les deux obliques, et se divise en 3 rameaux, l'un *interne* destiné aux

modification de la faculté de sentir. Condillac est tombé dans une grande erreur en ne reconnaissant que des sensations passives. Il n'a point vu que le principe central réagit quand il le veut sur les sensations, et que dès lors il doit être actif. Lorsqu'un corps étranger vient agir sur notre organisme il ne saurait dépendre de nous de ne point sentir ce corps, la sensation est alors passive. Mais si notre main se met à explorer les qualités de ce corps ce que nous sommes libres de faire ou de ne point faire, alors les conditions du principe central sont différentes, la sensation devient active. Cet aperçu fait parfaitement ressortir la justesse de la distinction qui existe entre *voir* et *regarder*, *entendre* et *écouter*, *toucher* et *palper*, *explorer*, etc. Et si l'homme jouit d'une si grande prééminence sur les animaux, il la doit à ce que ses sens sont gouvernés par son intelligence. Otez à l'homme un des cinq sens, il le remplacera par les autres. L'activité du centre sentant peut-elle s'entourer d'une évidence plus éclatante ?

Eh bien lorsqu'on observe l'homme dans l'exercice de son intellect, on voit que cette activité se présente sous quatre points de vue principaux. Ou elle s'applique sur deux et plusieurs objets déterminés, sur les idées perçues de ces objets, et elle compare ces idées, elle les juge : voilà *l'attention* de laquelle découle le *jugement*. Ou bien elle s'attentionne de nouveau sur ces jugemens eux-mêmes, elle les compare aussi, elle en déduit les rapports : voilà le *raisonnement*. Ou bien encore elle reproduit, elle réveille spontanément ses perceptions et ses jugemens antérieurs, en l'absence des objets qui leur ont primitivement donné lieu : voilà la *mémoire* de laquelle dérive la *réflexion*. Enfin elle désire, et elle cherche à satisfaire ses desirs : voilà la *volonté*. Tout se borne dans les opérations mentales à ces quatre modifications de la faculté de sentir sur les-

muscles grand complexus, grand et petit droits postérieurs de la tête ; un *externe* ramifié dans le petit oblique ; et un *inférieur* qui s'unit à la 2ᵉ paire cervicale et concourt à la formation d'un plexus appelé *cervical postérieur*.

2ᵉ *Paire cervicale.* Sa *branche antérieure* se dirige entre l'apophyse transverse de l'atlas et celle de l'axis, se contourne au devant de cette dernière et s'épanouit de suite en plusieurs rameaux, dont l'un *ascendant* s'anastomose avec la 1ʳᵉ paire cervicale, les autres *descendants* se perdent dans le ganglion cervical supérieur, dans le muscle grand droit antérieur de la tête, dans les nerfs hypoglosse et pneumo-gastrique, puis enfin dans le plexus cervical.

La *branche postérieure*, la plus volumineuse de toutes les branches postérieures des nerfs rachidiens, se porte entre l'arc postérieur de l'atlas et la lame correspondante de l'axis, se réfléchit de bas en haut sous le bord inférieur du muscle grand oblique de la tête, traverse le grand complexus dans une direction oblique en haut et en dedans, devient sous-cutané et finit par s'épanouir sur tout le cuir chevelu de l'occiput jusqu'aux régions pariétales. Dans son trajet, cette branche envoie successivement des rameaux aux 1ʳᵉ et 3ᵉ paires cervicales, aux muscles qu'elle touche ou qu'elle traverse, aux grand et petit complexus, au splénius, au trapèze et au sterno-mastoïdien.

3ᵉ *Paire cervicale.* La *branche antérieure* se dirige en avant, en bas et en dehors pour gagner la face postérieure du muscle sterno-mastoïdien. Là elle se

quelles repose tout l'entendement humain. L'enchaînement qu'elles ont entr'elles est intime et on le sent, on le suit aisément en soi dans l'exercice intellectuel. Mais il est une remarque à faire, c'est que depuis la simple perception jusqu'au raisonnement et à la volonté, il y a sur chaque organisme humain, une empreinte, une couleur particulière, laquelle toujours harmonique individuellement, résume l'âme de chacun de ces organismes. Assigner une cause à cette diversité d'intelligence n'est pas plus facile que de trouver la cause de l'intelligence elle-même. On ne peut pas l'attribuer essentiellement à une différence de texture encéphalique. Cette organisation y a sa part assurément aussi bien que le mode d'être de l'universalité des viscères. Mais comme la faculté de sentir est une chose *sui generis*, indépendante et bien distincte dans son essence de la matière, quoique cette matière soit le théâtre indispensable de son action, on ne peut pas dire d'une manière absolue, que les différences de capacité intellectuelle de chaque homme, soient sous l'empire exclusif des différences d'organisation cérébrale.

Sentir, penser, réfléchir et vouloir, telle est la gradation des actes de la vie animale. Les conditions matérielles de ces divers actes sont loin d'être les mêmes. Pour la sensation il suffit d'un nerf et de son origine ; pour la pensée et la réflexion il faut un appareil beaucoup plus compliqué. Non pas, disons-le encore, que l'intelligence dépende absolument d'une plus grande masse de cerveau, mais la fonction exige cette condition.

Pour que le *moi*, le principe sentant, réagisse sur les sensations, il faut un encéphale plus ou moins compliqué, et plus ce centre sera centralisé, plus il sera actif, plus il réagira avec force, plus l'intelligence sera puissante.

L'encéphale, dans tout le luxe de son dé-

divise en un grand nombre de rameaux dont certains se consument dans le sterno-mastoïdien, mais dont la plupart concourent à former le plexus cervical. Un de ces rameaux s'anastomose avec le nerf spinal. Un autre encore entre souvent dans la composition du nerf diaphragmatique.

La *branche postérieure*, très-petite, s'engage entre les apophyses transverses de l'axis et de la 3e vertèbre. Elle fournit de suite un rameau qui, s'anastomosant avec un rameau descendant de la 2e paire cervicale, contribue à former le plexus cervical postérieur. Puis elle se contourne transversalement en dedans entre le transversaire épineux et le grand complexus, et, parvenue sur le bord interne de ce dernier muscle, elle se divise en deux parties, l'une *ascendante* ou *occipitale* qui suit la ligne médiane du haut du cou et se consume dans le trapèze et dans les tégumens de l'occiput, l'autre *cervicale* et *horizontale* qui passe entre le ligament cervical postérieur et le grand complexus et se ramifie dans les tégumens de la région postérieure et supérieure du cou.

4e Paire cervicale. La branche antérieure, très-volumineuse, fournit, dès son origine, un gros rameau pour la formation du nerf phrénique; elle descend ensuite sur le muscle scalène antérieur, et, après dix lignes de trajet environ, elle se divise en plusieurs rameaux dont un s'unit à la 5e paire cervicale, tandis que tous les autres contribuent à former le plexus cervical.

La branche postérieure n'a rien de

veloppement, est si considérable qu'il remplit cette grande boîte osseuse dont l'édifice humain est surmonté. L'encéphale, produit, en quelque sorte, de tous les nerfs du corps, de ceux des sens qui aboutissent à lui directement, de ceux des mouvemens volontaires qui s'y rendent par l'intermédiaire de la moelle spinale, de ceux de la vie organique qui n'ont, par exception, avec lui, que quelques rares et faibles points de contact, l'encéphale se compose, au point de vue physiologique, de quatre parties principales : la moelle allongée, les tubercules quadrijumeaux, le cervelet et les hémisphères cérébraux. A chacune de ces quatre parties on a attribué des fonctions spéciales. Examinons ces attributions différentes, nous déduirons ensuite de cet aperçu les conséquences les plus légitimes.

La moelle allongée est l'extrémité supérieure et renflée de la moelle épinière. Elle est enfermée dans le crâne et elle supporte, à l'instar de la moelle spinale, plusieurs paires de nerfs. La circonstance seule de former le passage entre l'axe nerveux spinal et la masse encéphalique, devait faire supposer qu'un rôle important était dévolu à cette tubérosité nerveuse. Déjà depuis long-temps quelques observations pathologiques avaient appris qu'une simple lésion d'une partie de la moelle allongée déterminait subitement la mort; et un savant expérimentateur, Lorry, avait publié qu'en attaquant un point très-limité du centre nerveux, on coupait brusquement le fil de la vie. Ce point il le mettait aux environs de la 1re vertèbre cervicale. Legallois vint ensuite qui le plaça vers l'origine du nerf de la 8e paire, et il fit voir qu'en enlevant ce point la vie s'éteint par la cessation brusque de la respiration.

Eclairé par ces données, et inspiré par les idées de Ch. Bell sur la texture complexe de la moelle épinière, M. Flourens prit en sous-

remarquable : elle se comporte comme celle de la paire précédente.

Plexus cervical. La série d'anastomoses formées par les branches antérieures des 4 premières paires cervicales et par les rameaux de ces branches constitue un entrelacement nerveux qu'on appelle plexus cervical. Situé sur les régions latérales du cou, ce plexus peu compliqué du reste puisqu'on peut suivre ses cordons constitutifs dans tout leur trajet, ne dépasse point l'espace circonscrit par les 4 premières vertèbres cervicales. Il est couché sur les muscles scalènes, entouré de ganglions lymphatiques et de graisse, et recouvert par une aponévrose et par une portion du muscle sterno-mastoïdien. Indépendamment des filets qu'il fournit aux diverses parties sur lesquelles il siége, il donne encore des branches volumineuses distinguées en *ascendantes* et *descendantes.*

Les *branches ascendantes* sont : la *cervicale superficielle* , la *mastoïdienne* et *l'auriculaire.* Les *descendantes* plus nombreuses sont : la *descendante interne* , la *phrénique* , les *branches du trapèze* , de *l'angulaire* et du *rhomboïde :* les *sus-claviculaires* et *sus-acromiennes.*

La *cervicale superficielle* provenant, sur la partie postérieure du cou, des 2e et 3e paires cervicales , se porte transversalement en avant , et puis de bas en haut sur le bord postérieur du sterno-mastoïdien. Après avoir fourni un rameau particulier à ce muscle , elle se divise en un grand nombre de filets dont les uns se consument sous le muscle peaucier , tandis que les autres percent

œuvre les travaux de Lorry et de Legallois , et il démontra que le nœud de la vie , le point premier moteur du mécanisme de la respiration , se trouve exactement compris au niveau de la 8e paire et trois lignes au-dessous. Mais comment se fait-il que la moelle épinière qui porte tant de nerfs à l'organe respiratoire, ne puisse point pourvoir à la respiration , en l'absence de la moelle allongée ? C'est parce que la moelle allongée a été seule primordialement chargée de l'accomplissement de cet acte , qu'elle est l'organe excitateur et régulateur des mouvemens respiratoires , des mouvemens de conservation , et que la moelle épinière n'intervient que comme agent immédiat de certains mouvemens inspiratoires.

Ce n'est pas tout. Si au lieu de couper la moelle allongée , et de la couper sur la 8e paire , on se borne à la piquer sur un point quelconque de son étendue , on détermine alors de violens tremblemens dans tout l'appareil musculaire , on jette l'animal dans un état convulsif douloureux. Lorry avait démontré que ni les irritations du cerveau , ni celles du corps calleux lui-même , ne provoquent ce phénomène. « La seule partie , dit-» il , entre celles qui sont contenues dans le » cerveau , qui ait paru capable uniformément » et universellement d'exciter des convul-» sions, c'est la moelle allongée. C'est elle » qui les produit , à l'exclusion de toutes les » autres parties. » Les travaux de M. Flourens confirment pleinement ce résultat. Il pique, puis il enlève par couches successives les hémisphères du cerveau, le cervelet, les couches optiques , et il ne produit aucune contraction des muscles, aucune apparence de douleur dans l'animal. Mais quand il vient à faire les mêmes tentatives sur la moelle allongée , alors éclatent soudain un tremblement musculaire, des convulsions universelles qui s'opposent à un équilibre durable , et l'a-

ce muscle et vont se perdre dans la peau du cou et du menton.

La *mastoïdienne*, née de la 2ᵉ paire cervicale, monte le long du bord postérieur du sterno-mastoïdien, jusqu'à l'apophyse mastoïde, où elle se divise en plusieurs ordres de filets destinés, les uns à la région latérale de la tête, d'autres au pavillon de l'oreille, d'autres encore au muscle occipital.

L'*auriculaire*, plus volumineuse que la précédente et fournie par les 2ᵉ et 3ᵉ paires cervicales, contourne le bord postérieur du sterno-mastoïdien, se place entre la face externe de ce muscle et le peaucier, et, parvenue au niveau de l'angle de la mâchoire, se ramifie en avant sur la glande parotide et sur le pavillon de l'oreille, en arrière sur l'apophyse mastoïde et tout autour du conduit auditif externe.

La *branche descendante interne*, formée par les 2ᵉ et 3ᵉ nerfs cervicaux, descend au-dessous du sterno-mastoïdien et s'anastomose vers le milieu du cou avec la branche cervicale du nerf grand hypoglosse.

Le *phrénique* ou *diaphragmatique*, formé par un rameau du 4ᵉ nerf cervical et par deux ou trois filets du plexus brachial, descend le long de la face antérieure du scalène antérieur. Il donne quelques filets à ce muscle ainsi qu'au grand droit antérieur de la tête et au ganglion cervical inférieur, puis il plonge dans la poitrine entre l'artère et la veine sous-clavières, et se jette dans le médiastin antérieur et sur le diaphragme qu'il couvre d'une infinité de ramifications.

nimal ne peut plus conséquemment ni marcher ni se tenir debout.

Que conclut-on de ces expériences? que la moelle allongée n'est pour rien dans la production des sensations actives, de l'intelligence, de la volonté; et qu'au contraire elle est pour tout dans le phénomène de l'excitabilité musculaire, de la sensation passive. C'est sur elle qu'aboutissent toutes les impressions conduites par les nerfs, mais elle les transmet au cerveau centre unique des perceptions. Son rôle à elle, est d'exciter les contractions musculaires.

Passons aux tubercules quadrijumeaux.

On sait que ces tubercules sont quatre renflemens disposés par paires sur la face supérieure de la protubérance annulaire, en arrière des couches optiques, et en avant de la moelle allongée. On sait aussi que la paire antérieure de ces renflemens contient l'origine apparente des nerfs optiques. Du reste, on peut à la rigueur ne reconnaître que deux tubercules, l'un droit et l'autre gauche, car si on retranche l'une des deux paires, l'autre se charge de toute la fonction. Eh bien, la lésion des tubercules quadrijumeaux produit une partie des phénomènes que nous venons de signaler sur la moelle allongée, à savoir la douleur et les convulsions. Ces éminences doivent être considérées comme le point terminal ou comme l'origine de l'excitabilité, selon qu'on irrite la moelle en s'élevant successivement vers le cerveau, ou qu'on irrite le cerveau en se rapprochant graduellement de la moelle. Toutefois l'excitabilité s'y manifeste à un moindre degré que dans la moelle allongée, et on peut dire que sur les tubercules faiblit et disparaît tout ce qui se rapporte à la structure et aux attributions de la moelle spinale.

Mais les tubercules quadrijumeaux remplissent des fonctions spéciales. Lorsque sur un animal on enlève les tubercules d'un côté,

Le phrénique *droit*, situé plus en avant que le gauche, répand d'abord plusieurs filets sur la face supérieure du diaphragme, il s'accole ensuite à la veine cave inférieure pour entrer dans le ventre, et tout en s'irradiant sur la face inférieure du diaphragme s'anastomose plusieurs fois avec le plexus cœliaque et avec les filets stomachiques du pneumogastrique.

Le phrénique *gauche* ne diffère du précédent qu'en ce qu'il est situé un peu plus en arrière et qu'il se contourne sur la pointe du cœur pour traverser le diaphragme.

Les *branches du trapèze*, de l'*angulaire* et du *rhomboïde* sont considérées comme nerfs cervicaux profonds. Ils se portent en arrière, communiquent avec le nerf spinal, et se répandent sur les muscles dont ils portent le nom.

Les *sus-claviculaires* descendent sur le côté du cou jusqu'au devant de la clavicule où ils se divisent en plusieurs filets dont le grand pectoral, la mamelle, le moignon de l'épaule et le bras reçoivent la majeure partie.

Enfin, *les sus-acromiens* s'adressent particulièrement aux régions supérieures et postérieures du moignon de l'épaule.

5e, 6e, 7e *et* 8e *paires cervicales*.

Les branches postérieures se portent obliquement en bas et en dehors entre le grand complexus et le transversaire épineux. Elles donnent des filets à ces muscles et se consument dans la peau du cou et du dos.

Les branches antérieures bien plus volumineuses ont ceci de particulier, on détruit la vision dans l'œil du côté opposé. Cela tient à l'entrecroisement des nerfs optiques. Anatomiquement on ne peut, ni dans les mammifères, ni dans les oiseaux, démontrer cet entrecroisement qui est, au contraire, manifeste dans les poissons. Mais ce qu'on ne peut voir le scalpel à la main, dans les oiseaux et dans les mammifères, s'y démontre physiologiquement et devient même d'une évidence frappante. C'est la cécité de l'œil opposé dans l'ablation d'un tubercule qui sert alors de preuve péremptoire.

Une autre circonstance non moins remarquable, c'est qu'en même temps que la cécité arrive du côté opposé à celui où a été faite l'extirpation du tubercule, il y survient aussi une paralysie de l'iris. Cette paralysie n'existant point lorsque la cécité dépend de l'ablation du lobe cérébral, il est évident que le nerf optique aux irradiations duquel l'iris doit toute sa richesse nerveuse, ne provient point des lobes cérébraux, mais bien des tubercules quadrijumeaux. M. Flourens qui, par des expériences pleines d'intérêt, a mis au grand jour ce phénomène, détruit ainsi complètement l'opinion professée par les anciens, savoir : que la couche optique est le point d'origine du nerf de ce nom et partant le siége de la vision. Voici du reste à peu près comment M. Flourens formule son jugement sur les usages des tubercules quadrijumeaux. L'irritation de ces éminences produit un état convulsif de l'iris; leur ablation décide la paralysie de l'iris et la cécité. Mais ces dérangemens ne prouvent pas que les tubercules quadrijumeaux soient le siége de la sensation visuelle. Ils ne sont que des organes conducteurs, et leur extirpation n'entraîne la cécité que parce que l'œil cesse de communiquer avec le cerveau terme et centre de la sensation et de la perception.

C'est encore au physiologiste expérimentateur qu'il faut s'adresser quand on veut

qu'elles constituent par leur communication réciproque un vaste plexus qui sert d'origine à tous les cordons nerveux du membre thoracique, et que, pour cela, on appelle *plexus brachial.*

Plexus brachial. Formé par l'entrelacement des quatre dernières branches cervicales antérieures et de la première dorsale, ce plexus occupe l'espace compris entre la partie inférieure et latérale du cou, et le creux de l'aisselle. Il est situé, à son origine, entre les deux scalènes, et, dans le reste de son étendue, entre la clavicule, le muscle sous-clavier et le grand pectoral d'une part, la première côte et la partie supérieure du grand dentelé, de l'autre. Il entoure l'artère axillaire et fournit plusieurs branches qu'on distingue en *thoraciques*, *sus* et *sous-scapulaires* et *brachiales*, ces dernières subdivisées en nerfs *cutané interne*, *cutané externe*, *médian*, *radial*, *cubital* et *axillaire*.

1. Les *branches thoraciques*, au nombre de deux, l'une antérieure, l'autre postérieure, descendent derrière la clavicule et se répandent, la première dans les deux muscles pectoraux, la seconde dans le grand dentelé.

2. Les *scapulaires*, au nombre de deux aussi, l'une supérieure, l'autre inférieure, sont destinées, la première aux muscles sus et sous-épineux ainsi qu'au petit rond, la deuxième aux sous-scapulaire, grand rond et grand dorsal.

3. Le *nerf cutané interne*, la plus grêle des cinq branches brachiales, se détache, dans le plexus brachial, de la 8e paire cervicale et de la 1re dorsale. Il

bien juger le rôle du cervelet. Ce rôle l'antiquité tout entière l'ignora complètement, et les physiologistes modernes l'ont apprécié avec tant de vague, tant d'incertitude, que la science ne pouvait avoir son compte dans leurs timides interprétations. Tantôt l'on se bornait à déduire, de la dénomination même de l'organe, une participation générale aux fonctions du cerveau ; d'autrefois on tentait quelques expériences, mais ce n'était que pour y chercher des phénomènes relatifs à l'intelligence ou aux simples mouvemens des organes, et toujours le cervelet restait là, dans l'encéphale, comme une énigme dont on ne pouvait point trouver le mot. M. Flourens ayant piqué le cervelet sur un animal vivant, s'aperçut qu'il ne survenait ni douleur, ni convulsions ; il vit aussi que l'animal ne se tenait pas bien sûr ses jambes et qu'il était comme dans un état d'ivresse. Ce phénomène le porta à penser qu'il ne fallait point se borner à considérer, dans l'organisation du cervelet, une simple puissance productive du mouvement, mais qu'il y avait là quelque chose de tout spécial : la régularisation des mouvemens. M. Flourens signala donc, dans le cervelet, une force particulière, sans analogue dans le reste du système nerveux, une force qui coordonne les mouvemens partiels de l'animal et en forme un mouvement général, la marche, le saut dans un mammifère, le vol dans un oiseau, etc.

Il y a dans un mouvement général un nombre considérable de mouvemens partiels, lesquels sont très-distincts les uns des autres et ne se commandent point. Ainsi, on peut mouvoir le pied sans mouvoir la jambe, celle-ci sans mouvoir la cuisse, les bras, et réciproquement. Or, il est aisé de voir qu'autre chose est produire chacun de ces mouvemens partiels, et autre chose effectuer tous ces mouvemens à la fois, qui s'équilibrent et s'harmonisent de manière à ce que l'effet

descend accolé à la veine basilique, le long du bras et jusqu'à son tiers inférieur. Là il se divise en deux rameaux, l'un *interne*, qui, continuant à descendre près de la veine basilique sur le muscle brachial antérieur, couvre de filets les tégumens des deux faces de l'avant-bras et de la main, l'autre, *externe*, qui passe sur le milieu du pli du bras et se termine au niveau du poignet, après avoir jeté de droite et de gauche de nombreux filets à la peau de l'avant-bras, au rameau précédent et au nerf cutané externe.

4. Le *nerf cutané externe* ou *musculocutané*, intermédiaire en volume entre le nerf précédent et les trois autres nerfs brachiaux, provient des 5ᵉ et 6ᵉ paires cervicales. Il descend sur la face antérieure et externe du bras entre le brachial antérieur et le biceps, auxquels il fournit plusieurs rameaux. Devenant ensuite superficiel, en dehors du tendon du biceps, il traverse le pli du bras derrière la veine céphalique, et continue à descendre jusqu'au niveau du poignet, où il se divise en deux forts rameaux, l'un qui se consume sur la face dorsale du pouce et de l'indicateur, l'autre qui plonge dans les muscles de la paume de la main, et se répand sur la face palmaire des doigts.

5. Le *nerf médian*, le plus volumineux des nerfs brachiaux, et à la formation duquel concourent toutes les paires du plexus brachial, descend le long de la face interne du bras, embrassant, à son origine et entre ses racines, l'artère axillaire, et puis croisant obliquement de dedans en dehors l'artère humérale.

général acquière toute la justesse et la précision qui lui sont nécessaires. Or cette équilibration générale résultant de l'équilibration partielle ne reconnaît d'autre empire que celui du cervelet. Tous les mouvemens partiels existent chez un animal dont cet organe a été mutilé, mais il n'y reste plus aucun mouvement d'ensemble régulier et coordonné. Le trouble des mouvemens s'accroît à mesure que la lésion du cervelet devient plus profonde, et puis, lorsque le cervelet est complètement enlevé, toute précision, toute harmonie des mouvemens disparaissent sans retour. Les vivisections de M. Flourens ne laissent aucun doute sur ces résultats.

Disons en terminant qu'il y a effet croisé dans l'action de cet organe; car si on altère un côté du cervelet, les mouvemens sont troublés dans le côté du corps opposé.

Jusqu'ici la lésion des diverses parties encéphaliques que nous avons examinées, a laissé toujours intacte la haute fonction de l'intelligence. Mais abordons enfin les hémisphères du cerveau. Ici la scène change, car si l'on vient à blesser une des trois parties qui composent ces hémisphères, savoir : le corps strié, la couche optique et les circonvolutions, alors on voit l'intelligence affaiblie, altérée dans des proportions qui se rapportent à l'étendue de la lésion. Que si l'on enlève à la fois les deux hémisphères, alors toute intelligence, toute perception sont à jamais perdues. L'animal ainsi mutilé ne voit ni n'entend, il perd jusqu'à ses instincts. Il vit de sa vie organique, et il peut vivre long-temps de la sorte, mais il ne se meut plus volontairement. Il reçoit des impressions extérieures, mais il n'en a pas la perception, il ne les juge pas, et, par cela même, il ne peut se livrer à aucune détermination.

Conséquemment l'organe de l'intelligence

Parvenu au pli du bras, il s'enfonce entre les muscles brachial antérieur et grand pronateur, descend le long de la ligne médiane de l'avant-bras, entre les deux fléchisseurs communs des doigts, passe derrière le ligament annulaire du carpe, et s'épanouit dans la paume de la main pour se terminer dans les doigts.

PLANCHE CLXIII.

Fig. 1. Nerfs superficiels ou sous-cutanés de la région postérieure du membre thoracique.

N° 1. rameau cutané de l'épaule, fourni par le nerf axillaire. — 2. rameau du nerf cutané interne se perdant en 3, 3. sur la peau du coude et de l'avant-bras. — 4. rameau cutané interne du nerf radial, se perdant au niveau du coude. — 5. rameau cutané externe du radial, plus long que le précédent et répandu sur toute la région postérieure de l'avant-bras. — 6. anastomose entre les filets des deux cutanés radiaux. — 7. rameaux du nerf musculo-cutané s'anastomosant avec le cutané externe radial. — 8. rameau interne de la branche terminale antérieure du nerf radial, contournant le bord externe du poignet et glissant sur le métacarpe pour se répandre en 9, 9, 9. sur la face dorsale des 3 premiers doigts jusqu'à leur extrémité unguéale. — 10. branche dorsale et terminale du nerf cubital se distribuant en 11, 11, 11. sur la face dorsale des 3 derniers doigts. — 12. anastomose entre les filets cubitaux et radiaux.

Fig. 2. Nerfs superficiels de la région antérieure du membre thoracique.

N. 1. Branche thoracique du plexus brachial. — 2. rameau pour le petit pectoral. — 3. rameau pour le grand pectoral. — 4. nerf cutané interne. — 5. rameau du cutané interne pour la face antérieure du bras. — 6. division du cutané interne en rameau interne 7 et rameau externe 8. — 9. nerf cutané externe ou musculo-cutané à sa sortie du bord externe du biceps, près du pli du coude. — 10. filets anti-brachiaux du cutané externe. —11. division du cutané externe en rameau palmaire 12 et rameau dorsal du pouce 13.

est bien déterminé : c'est l'encéphale réduit à ses hémisphères; et la réalité de ce principe peut encore se démontrer par les exemples d'anatomie comparée, car, dans les diverses classes animales, ce n'est point l'encéphale tout entier qui grandit en raison de l'intelligence, ce sont les hémisphères seuls qui s'emparent de tout le développement.

Les trois parties constitutives des lobes cérébraux, corps strié, couche optique et circonvolutions n'ont – elles pas, indépendamment de leur concours dans l'intelligence, une fonction particulière ? L'observation a démontré que lorsqu'on coupe le corps strié au point où ses fibres sortant des pédoncules s'épanouissent en éventail, l'animal éprouve une impulsion brusque, irrésistible à se porter en avant. Ce phénomène qui n'a trait qu'aux mouvemens ne se présente plus dans la lésion des autres parties. Quant à ce qui concerne l'intellect, on ne découvre dans ses effets aucune différence, que l'on blesse à part les corps striés, ou les couches optiques ou les circonvolutions. Ceci prouve que les élémens de la fonction, la mémoire, le jugement, etc., ont pour théâtre de leur exercice la masse entière des lobes cérébraux.

A la vérité, on trouve dans les auteurs des observations très-nombreuses desquelles il résulte que le cerveau peut subir des altérations, des déperditions considérables, sans qu'il s'en suive perte de l'intelligence. On a vu le crâne s'ouvrir dans des chutes, des portions de substance cérébrale se détacher, et l'intelligence se maintenir au milieu d'un tel désordre, ou ne se perdre que momentanément. Ainsi l'on cite un ecclésiastique qui conserva l'intégrité de ses facultés mentales quoique toute une moitié de son cerveau fut réduite à l'état de putrilage. Même on lit dans les œuvres de Haller, qu'un homme imbécille devint spirituel à la suite d'une blessure de

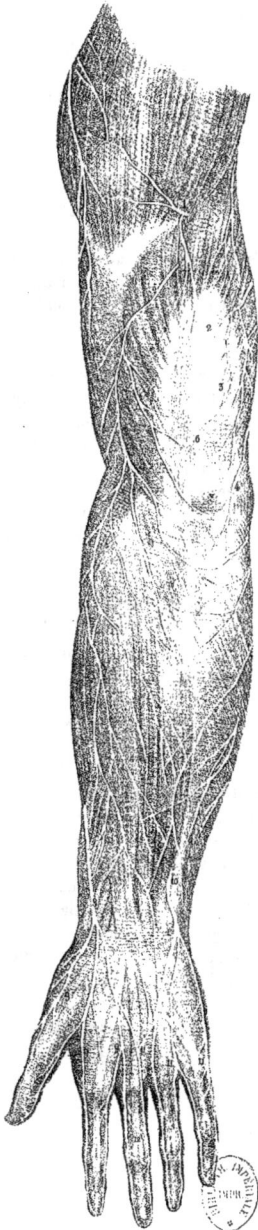

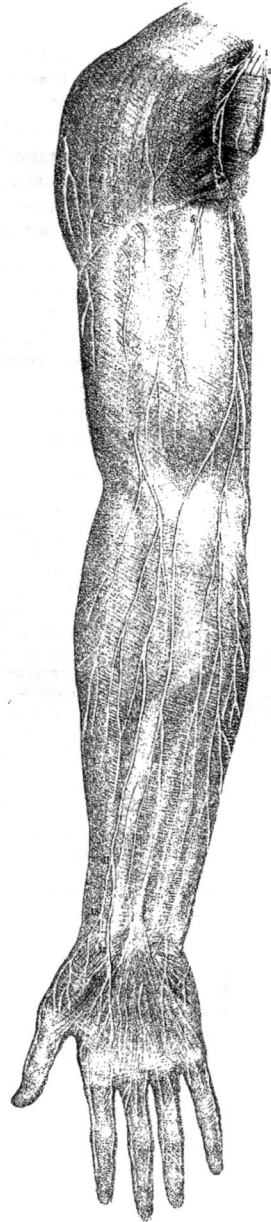

PLANCHE 163.

Fig. 1.

Fig. 2.

Im. Lemercier, Bénard et C.

Dans toute la longueur du bras, le médian ne fournit aucun rameau. Mais à l'avant-bras il en envoie à tous les muscles de la région antérieure, le cubital antérieur seul excepté, et puis, après avoir émis vers le quart inférieur de l'avant-bras le rameau cutané palmaire, destiné, comme son nom l'indique, aux tégumens de la paume de la main, il se divise, au-dessous du ligament antérieur du carpe, en quatre rameaux digitaux, que l'on désigne par leur nom numérique, en comptant de dehors en dedans.

Le 1er *rameau digital*, après avoir couvert de filets le faisceau charnu de l'éminence thénar, suit le bord externe du pouce, et se perd à l'extrémité de ce doigt.

Le 2e rameau digital se divise, dès son origine, en deux filets, dont l'un suit le bord interne du 1er os métacarpien et du pouce, et se perd à l'extrémité de ce doigt, tandis que l'autre longe le bord externe du 2e métacarpien et de l'index, et se termine dans la pulpe de ce doigt.

Les 3e et 4e rameaux digitaux se comportent par rapport à l'index, au medius et à l'annulaire, comme le précédent par rapport au pouce et à l'index. Il est à remarquer que le dernier filet digital s'anastomose dans la pulpe de l'annulaire avec la branche palmaire du nerf cubital, de la même manière que tous les filets digitaux précédens s'anastomosent entre eux, c'est-à-dire par arcade.

6. Le *nerf cubital*, formé par la 8e paire cervicale et par la 1re dorsale, descend verticalement sur le bord interne du bi-

Том. IV

tête, et qu'il retomba dans son premier état de stupidité dès qu'il fut guéri de cette blessure.

Il est certain que la citation de Haller est un cas tout exceptionnel qui se range dans la catégorie de ces bizarreries surprenantes et inexplicables, dont l'exercice de la vie offre quelquefois le spectacle. Quant à la circonstance du maintien de l'intellect au milieu des altérations de la substance cérébrale, elle prouve suffisamment que la fonction s'exerce d'une manière uniforme sur tous les points de cette substance, et qu'une partie de l'ensemble peut suppléer à l'élimination d'une autre partie, en tant néanmoins qu'une certaine limite ne se trouve point dépassée, car nous déclarons inexacts et mensongers les exemples cités d'individus ayant joui d'intelligence en l'absence totale de matière cérébrale.

Ces prétendus cerveaux pétrifiés, ossifiés, signalés par des bouchers et non par des médecins, n'étaient autre chose que des cerveaux qui avaient été comprimés, applatis, réduits presque à l'état membraneux par une excroissance intra-crânienne développée à côté de la matière cérébrale, et qui avaient pourtant conservé des conditions suffisantes à l'exercice de leurs fonctions.

Il faut, pour que le jeu des lobes cérébraux ne soit point enrayé, que la lésion de ces lobes ne dépasse point une certaine étendue, une certaine profondeur. L'intelligence est une, indivisible : toutes les facultés de l'esprit ne sont que des élémens, des parties intégrantes de l'intelligence, et il n'y a point de portion cérébrale qui préside plus particulièrement à tel ou tel autre de ces élémens ; c'est ce que prouvent les travaux de tous les physiologistes, à l'exception de Gall et de son école.

Nous venons d'esquisser les idées les mieux arrêtées, les plus généralement admi-

ceps brachial, puis, au niveau du coude, entre l'épitrochlée et l'olécrâne, puis encore, après avoir traversé les fibres du cubital antérieur, entre ce dernier muscle et le fléchisseur profond, et, arrivé au niveau du poignet, se divise en deux branches terminales, l'une *palmaire*, l'autre *dorsale*.

La *branche palmaire* continue à descendre le long du bord interne du muscle cubital antérieur, se glisse dans la paume de la main en passant à côté de l'os pisiforme, et s'épanouit de suite en deux groupes de filets, l'un *profond*, destiné aux muscles du petit doigt, aux interosseux et aux adducteur du pouce et abducteur de l'index, l'autre *superficiel*, appelé à aviver le bord interne de l'annulaire et les deux bords du petit doigt, auxquels n'a pas fourni le nerf médian.

La *branche dorsale* passe sous le tendon du muscle cubital antérieur, se porte sur la face dorsale interne de la main et se divise en deux rameaux, l'un *interne*, qui suit le bord interne du 5ᵉ os du métacarpe, et se consume sur la face dorsale du petit doigt, l'autre *externe*, qui descend entre les deux os métacarpiens et se répand sur les bords externe du petit doigt, interne et externe de l'annulaire, et interne du medius, en s'inosculant sur ce dernier point, et par arcade, avec le nerf radial.

7. Le *nerf radial*, composé par toutes les branches du plexus brachial, commence par descendre obliquement en arrière et en dehors, entre le corps de l'humérus et le biceps brachial auquel il laisse plusieurs rameaux qui achèvent

ses aujourd'hui sur le rôle que jouent les diverses parties constitutives de l'encéphale. Hâtons-nous d'ajouter que ces idées ayant pour principal appui les vivisections, c'est-à-dire les observations et expériences faites sur les animaux vivans inférieurs à l'homme, on ne peut pas conclure absolument de ce qui se passe dans les uns à ce qui a lieu chez l'autre. Nous connaissons la progression à laquelle sont soumis sur toute la ligne zoologique, l'enchaînement des fonctions et la concentration des actes nerveux. Nous savons que plus un animal occupe un rang élevé sur cette ligne, plus ses parties agissantes sont étroitement enchaînées, centralisées, solidaires les unes des autres. Dès lors peut-on raisonnablement s'emparer d'un phénomène d'une partie du cerveau des animaux inférieurs pour l'ajuster, sans restriction aucune, à la partie correspondante du cerveau de l'homme? Mais ce qui, d'une part, peut exister isolément, et jouir de toute son activité au milieu des débris d'une vaste mutilation, cela même exige d'autre part, pour condition de son existence, l'intégrité de tout le système nerveux central.

A notre avis, la meilleure division qu'on pût faire de l'encéphale dans la généralité des êtres organisés, serait celle qui distinguerait tout simplement les parties supérieures de celles de la base. Les hémisphères du cerveau et ceux du cervelet, voilà le siége des sensations actives pour la vie de relation; tout le développement nerveux est là chez les êtres les plus élevés. Les animaux les plus inférieurs sont réduits au contraire aux parties de la base, aux tubercules quadrijumeaux, à la moelle allongée, à la moelle épinière, souverain siége de la vie brute. Et véritablement il paraîtrait que la nature, quand elle a procédé à la composition du règne animal, n'a eu d'autre secret pour multiplier ses genres et ses espèces, que celui du balancement indéfiniment

de se fondre dans les tégumens de la région postérieure du membre, en prenant le nom de *rameaux cutanés, radiaux internes et externes;* puis, à partir du tiers inférieur de la région externe du bras, il descend verticalement entre le long supinateur et le brachial antérieur, parvient au-devant de la tête du radius, et là se divise en deux branches terminales, l'une *antérieure superficielle*, l'autre *postérieure profonde*.

La *branche antérieure superficielle* descend entre le long supinateur et le 1er radial externe, en dehors de l'artère radiale. Parvenue au tiers inférieur de l'avant-bras, elle se divise en deux rameaux, dont l'un, *externe*, se perd sur la face dorsale du pouce, et l'autre, *interne*, plus volumineux, sur les faces dorsale et latérale du pouce, de l'indicateur et du medius.

La *branche postérieure profonde* donne d'abord, près du coude, plusieurs filets aux muscles radiaux externes, anconé et court supinateur, après quoi, traversant ce dernier muscle obliquement de haut en bas et d'avant en arrière, elle se place entre les deux couches des muscles superficiels et profonds de la région postérieure de l'avant-bras, et se divise en un grand nombre de rameaux qui s'adressent soit à la double couche charnue de la face postérieure anti-brachiale, soit aux articulations carpienne et carpométacarpienne.

8. Enfin, le *nerf axillaire* ou *circonflexe*, d'un volume peu considérable, fourni généralement par les trois dernières branches cervicales et par la 1re dorsale, et quelquefois par le nerf

varié des deux portions du centre nerveux. Toutes les fois qu'elle a voulu perfectionner un être, elle a développé l'appareil supérieur au préjudice de l'inférieur, afin que cet être put mieux percevoir les impressions et réagir plus efficacement sur elles.

Le caractère distinctif par excellence de l'homme consiste donc dans l'ampliation relative des hémisphères cérébraux. Nul autre animal n'a dans les hémisphères des circonvolutions plus nombreuses, plus profondes, mieux dessinées, parce que les circonvolutions ont servi à placer dans un seul point une plus grande quantité de substance nerveuse. Or, ce cerveau semble au premier coup d'œil, quand on le divise par tranches, composé de parties bien distinctes. Mais en l'examinant de près, comme nous l'avons fait plus haut, dans la partie graphique, on voit qu'il est dans sa totalité, sans en excepter même le cervelet, le résultat de l'irradiation de la moelle allongée. Et lors même que cette continuité fibrillaire n'aurait pas été découverte, pourquoi donc refuscrait-on au cerveau le droit de remplir ses fonctions de la même manière générale que le foie ou le poumon composés aussi de plusieurs lobes parfaitement distincts? Il ne serait point raisonnable d'attacher un usage particulier à chaque circonvolution, à chaque bosselure, à chaque masse de circonvolution. Sans doute qu'on ne peut plus désormais rayer du livre de la science les pages si curieuses où brille la spécialité des usages des 4 divisions encéphaliques que nous venons d'apprécier séparément. Mais il faut reconnaître que cette spécialité est peut-être plus apparente que réelle, ou que du moins elle n'est pas aussi tranchée, aussi absolue qu'on a voulu la faire, et que toutes les fonctions du cerveau se tiennent si étroitement que l'une venant à manquer, les autres doivent s'affaiblir et disparaître. Cette vérité est surtout applicable aux cerveaux très-perfectionnés.

radial, se dirige en bas et en dehors entre l'articulation scapulo-humérale et le muscle sous-scapulaire. Il contourne ainsi en dedans, et puis en arrière, le col de l'humérus, en donnant un rameau aux muscles petit et grand ronds, et, parvenu à la face interne du deltoïde, il se divise en un grand nombre de filets qui se répandent dans ce muscle.

PLANCHE CLXIV.

Fig 1. Nerfs profonds de la région postérieure du membre thoracique.

N. 1. Nerf axillaire. — 2. ses ramifications dans le deltoïde. — 3, 4. rameaux des grand et petit ronds. — 5. nerf radial. — 6. son passage sur la région externe du bras. — 7, 7. ses rameaux pour la portion externe du triceps. — 8, 8. autres rameaux pour les portions longue et interne du même muscle. — 9, 9. filets qui traversent l'aponévrose brachiale et vont se perdre dans la peau de la région postérieure de l'avant-bras. — 10. branche terminale postérieure du nerf radial. — 11. filet du court supinateur. — 12. ceux de l'extenseur commun des doigts. — 13. ceux du cubital postérieur. — 14. ceux des abducteur et extenseur du pouce. — 15. ceux de l'extenseur de l'index. — 16, 16. filets de terminaison destinés aux articulations carpienne et carpo-métacarpienne.

Fig. 2. Nerfs profonds de la région antérieure du membre thoracique.

N. 1. Nerf musculo-cutané. — 2. nerf radial. — 3. nerf médian. — 4. nerf cubital. — 5, 5, 5, 5, divisions du médian dans tous les muscles de la région antérieure de l'avant-bras. — 6. rameau cutané palmaire coupé. — 7. division terminale du médian en rameaux digitaux. — 8. 1er rameau digital. — 9, 10, 11. 2e, 3e et 4e rameaux digitaux. — 12. passage du nerf cubital entre l'épitrochlée et l'olécrâne. — 13. son passage entre les muscles fléchisseur profond et cubital antérieur. — 14. sa division terminale en branches dorsale 15 et palmaire 16. — 17. rameau profond de la branche palmaire. — 18. rameau superficiel fournissant les filets digitaux de l'annulaire et de l'auriculaire. — 19. branche terminale antérieure du nerf radial.

Le cerveau est symétrique, double comme la moelle épinière, comme la moelle allongée, comme l'œil, l'oreille, etc. Chaque cerveau remplit sa tâche à lui seul, ce qui explique pourquoi on peut enlever l'un des deux sans faire perdre à l'animal son intelligence. Mais ces cerveaux ne sont pas tout-à-fait distincts, ils réunissent leur action, et pour cela, des moyens d'union ont été ménagés qui fixent la communauté d'action du centre nerveux sans néanmoins jouir eux-mêmes d'usages spéciaux.

Pour la moelle épinière, la moelle allongée, les tubercules quadrijumeaux, la connexion se fait par des engrenures, par un simple entrelacement des fibres constitutives. Pour le cerveau et le cervelet, on trouve diverses commissures, entre autres la protubérance annulaire, le corps calleux, la voûte à trois piliers, moyens d'union fondés du reste sur le même procédé que celui qui marie les deux faisceaux de la moelle épinière. Or ces liens encéphaliques grossissent et se multiplient en proportion de l'accroissement du viscère. Ainsi chez les oiseaux, dont le cerveau privé de lobes, de circonvolutions, n'est presque constitué que par les fibres des corps striés, on ne rencontre point de corps calleux. Du moment, au contraire, que dans les animaux supérieurs, les hémisphères se renflent et se plissent, le corps calleux prend un volume relatif à celui des masses qu'il doit unir.

Le système cérébral est donc fondé sur un type très-simple dont les proportions se mesurent sur la conformation de l'organisme entier ; et ce grand appareil d'organes encéphaliques si varié et si distinct en apparence, repose sur ce principe unique : la *nécessité de jonction.* Ajoutons que si le cerveau s'accroît graduellement dans la série des êtres animés, c'est pour acquérir une plus grande somme de forces et non point pour recevoir

PLANCHE 164.

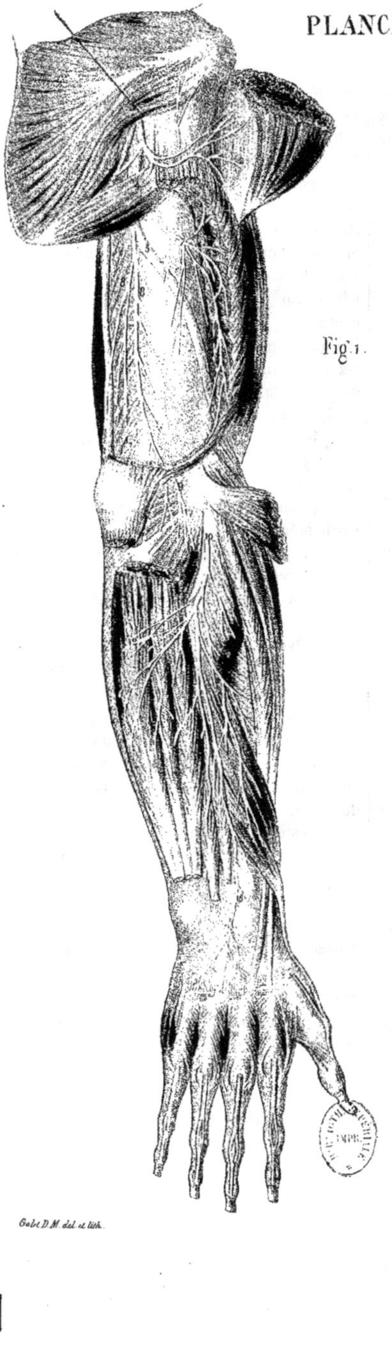

Fig. 1.

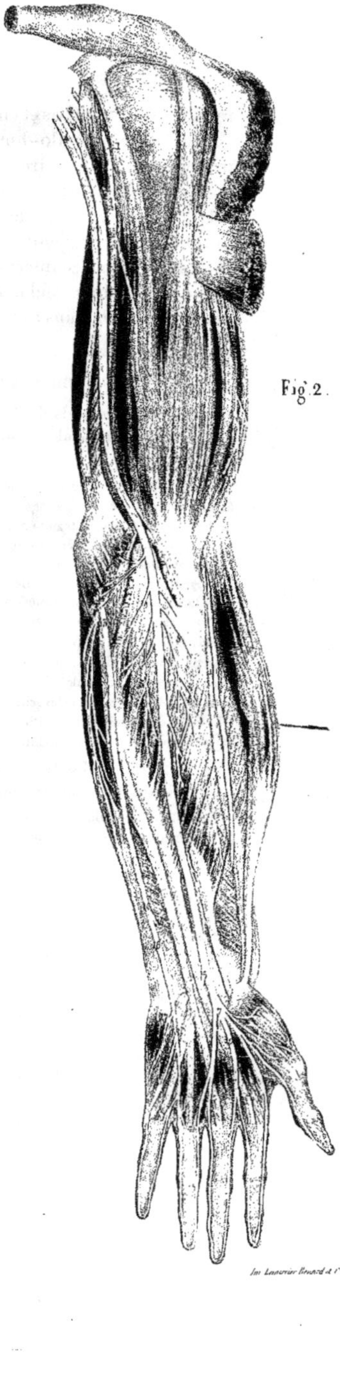

Fig. 2.

Gabe D.M. del et lith.

Im. Lemercier Benard et C.ie

Paires dorsales. L'analogie est tellement grande entre les nerfs dorsaux, que nous pouvons les embrasser tous du même point de vue. Leurs *branches postérieures* se portent entre les apophyses transverses des vertèbres, percent le muscle sacro-spinal en lui laissant plusieurs rameaux, et se répandent par d'innombrables divisions dans les couches charnues et tégumentaires du dos. Les *branches antérieures*, dirigées en dehors le long du bord inférieur de la côte correspondante et entre la double couche des muscles intercostaux auxquels ils laissent plusieurs filets, se ramifient et se perdent, les supérieurs dans les muscles et les tégumens du bras et de la poitrine, les inférieurs dans les muscles et les tégumens des parois abdominales. Mais une particularité se rattache à la 1re et à la dernière branches antérieures dorsales : c'est que l'une envoie au-devant du col de la 1re côte un rameau de renforcement au plexus brachial, et que l'autre, qui rampe au-dessous de la dernière côte, communique, par un rameau anastomotique, avec la 1re branche lombaire antérieure.

Paires lombaires. Ces nerfs, qui émanent tous de la queue de cheval, ont aussi entr'eux une disposition parfaitement analogue. Leurs *branches postérieures* traversent d'abord le muscle sacro-spinal en lui abandonnant plusieurs filets, et ensuite elles percent l'aponévrose abdominale postérieure pour se ramifier dans la peau des lombes et des fesses. Les *branches antérieures* plus volumineuses s'anastomosent successive-

des facultés nouvelles avec de nouvelles parties. Du point de vue où nous venons de nous placer, cette question, qui a tant agité et agite encore la science : le *cerveau est-il un organe composé de plusieurs organes différens,* se trouve presque résolue. Pour nous, l'homogénéité, l'unité du cerveau est une vérité incontestable, prouvée par des considérations que nous allons réunir en faisceau pour rendre plus profonde et plus assurée la conviction que nous voulons porter dans l'esprit de nos lecteurs.

1° Le cerveau continu dans tout son ensemble, et composé d'une même substance et des mêmes fibres, doit être un même instrument, identique dans toute son organisation. Il possède, à la vérité, des lobes et des bosselures : mais il y a aussi dans les poumons et dans les glandes des lignes d'intersection et des lobes qui ne préjudicient point à l'unité d'action de ces viscères. Le cerveau n'est que le prolongement, l'épanouissement des fibres de la moelle allongée, et on ne peut pas lui assigner des limites pour telle ou telle de ses actions. Si donc un organe offre de l'unité physique c'est assurément celui-là.

2° La forme extérieure sensible, la disposition matérielle d'un organe n'expliquent point l'essentialité d'une fonction. Les propriétés des corps vivans dérivent de certaines forces profondes, occultes, de circonstances parfaitement indépendantes des propriétés physiques, ce qui fait qu'un organe quelconque étant donné, on ne pourrait pas déterminer *a priori* la spécialité de ses usages.

3° Le volume d'un organe est assez généralement lié à l'énergie de sa puissance. Mais cela ne touche en rien à l'essentialité de ses actes. Les effets peuvent être plus vifs, plus soutenus, plus intenses, mais, au fond, la nature de l'acte reste toujours la même. Ni la capacité d'un organe, ni aucune particula-

ment entr'elles, et constituent un plexus appelé *lombaire*.

Plexus lombaire. Situé entre le muscle grand psoas et les apophyses transverses des vertèbres lombaires, ce réseau nerveux, plus large en bas qu'en haut, fournit trois branches musculo-cutanées, une branche génito-crurale, et se

PLANCHE CLXV.

Fig. 1. **Nerfs superficiels ou sous-cutanés de la région antérieure du membre abdominal.**

N. 1. Rameau antérieur de la 1ʳᵉ branche musculo-cutanée du plexus lombaire, destiné au scrotum et aux grandes lèvres. — 2. rameau de la 2ᵉ branche musculo-cutanée ayant même destination. — 3, 3. rameau de la 3ᵉ branche musculo-cutanée. — 4. branche génito-crurale offrant en 5, 5. ses divisions nombreuses sur la face antérieure de la cuisse. — 6, 6. rameaux cutanés du nerf crural. — 7. nerf saphène interne au point où il perfore le couturier et devient sous-cutané. — 8. son trajet le long de la jambe et du gros orteil. — 9, 9. ses rameaux sur la face antérieure de la jambe. — 10, 10. ses anastomoses avec le saphène externe. — 11. branche musculo-cutanée du nerf poplité externe, au point où elle perce l'aponévrose pour devenir superficielle et se répandre en 12, 12, 12, 12, 12. sur tous les doigts du pied.

Fig. 2. **Nerfs superficiels de la région postérieure du membre abdominal.**

N. 1. Nerf fessier inférieur ou petit sciatique. — 2, 2, 3, 3. ses rameaux au jarret et jusqu'au talon. — 4, 4. rameaux cutanés du nerf crural. — 5, 5. rameaux postérieurs de la 3ᵉ branche musculo-cutanée du plexus lombaire. — 6. nerf saphène externe. — 7. son passage entre les jumeaux. — 8, 8, 9, 9. ses divisions terminales sur le talon, la face externe du pied et les deux derniers orteils. — 10, 10, 10. ses anastomoses avec le musculo-cutané du nerf poplité externe 11. — 12. nerf saphène péronier fourni par le sciatique poplité externe et ramifié sur tout le mollet.

rité de sa conformation ne peuvent donc offrir l'idée d'une fonction nouvelle.

4° Les parties sensibles de l'encéphale ne sauraient être considérées comme parties distinctes, appropriées chacune isolément aux facultés diverses de l'intellect. La direction et la convergence des fibres de cet organe confirment au contraire son unité. Ces parties réduites à leurs élémens véritables sont ou des renflemens, sources d'énergie, ou des commissures, moyens de connexion; mais en cela on ne peut raisonnablement pas reconnaître des organes distincts.

5° L'opposition de la substance grise et de la substance blanche du cerveau n'est point fondamentale et ne peut rien expliquer non-seulement pour l'essentialité, mais encore pour la modification de l'acte. La matière grise ne diffère de la blanche qu'en ce qu'elle reçoit une plus grande somme de tubes capillaires sanguins. Or, de cette simple particularité on ne peut point déduire une distinction de propriétés.

6° Les circonvolutions cérébrales ne peuvent pas non plus être prises pour des organes distincts exerçant chacun une fonction spéciale. Ces bosselures ne diffèrent en rien de celles qui affectent le tube intestinal. Comment donc concevoir des organes divers placés sur un tissu continu et produisant des effets isolés avec des conditions matérielles parfaitement identiques?

7° Le cerveau se compose des mêmes élémens fondamentaux, à partir du pied de l'échelle zoologique jusqu'à son sommet. Ces élémens ne se distinguent que par leur plus ou moins de développement. Or, l'opinion qui fait passer le cerveau de l'homme, depuis l'état embryonnaire jusqu'à sa complète évolution, à travers la forme du cerveau de tous les animaux, cette opinion exprime exacte-

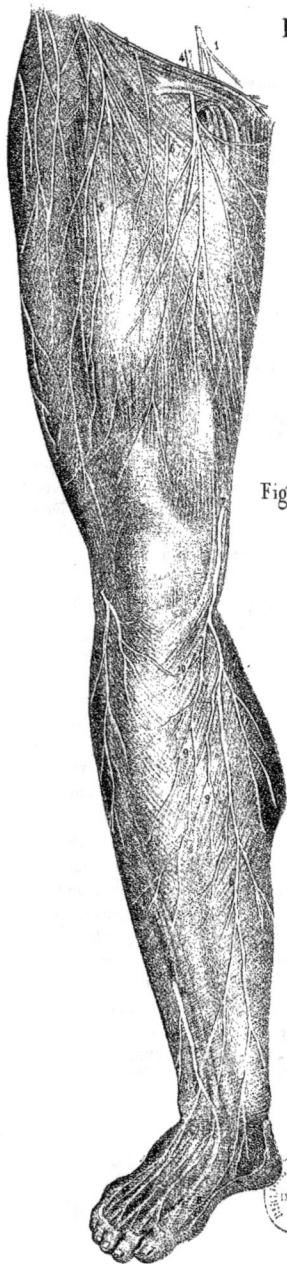

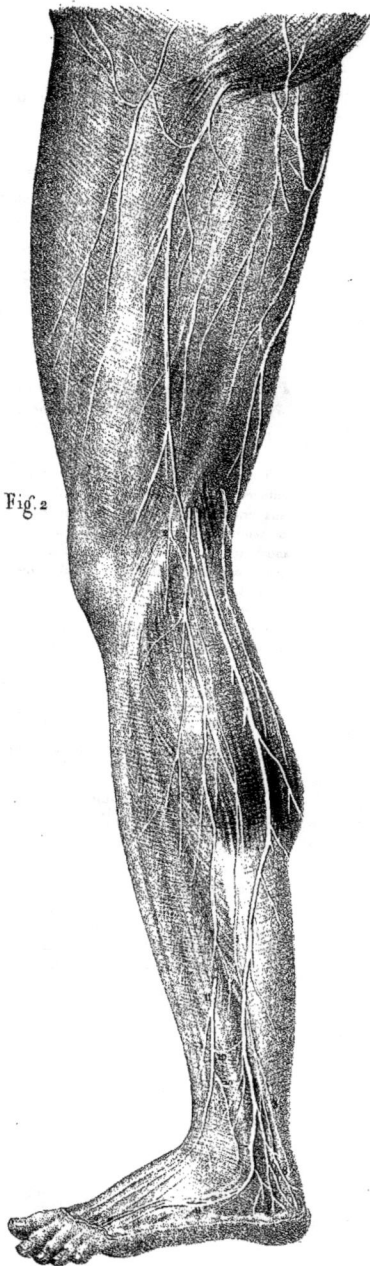

Fig.1.

Fig.2.

Im. Lemercier Bonard et C.

termine par les nerfs *crural*, *obturateur* et *lombo-sacré*.

1. La 1ʳᵉ *branche musculo-cutanée*, venant du 1ᵉʳ nerf lombaire, descend sur le carré des lombes jusqu'à la crête iliaque, perce le muscle transverse abdominal et se divise en deux rameaux, l'un *supérieur*, qui se distribue dans les parois de l'abdomen, l'autre *antérieur*, qui suit l'arcade crurale jusqu'à l'anneau inguinal, d'où il sort avec le cordon testiculaire chez l'homme, ou le ligament rond chez la femme, pour se répandre dans la peau du pubis et du pli de l'aîne, dans le scrotum ou dans les grandes lèvres.

2. La 2ᵉ *musculo-cutanée* descend d'abord sur le côté externe du psoas, traverse, près de la crête iliaque, les muscles de l'abdomen, en leur laissant plusieurs filets, et se termine par un cordon très-délié qui s'engage dans l'anneau inguinal pour se perdre dans le scrotum.

3. La 3ᵉ *musculo-cutanée*, fournie par le 2ᵉ nerf lombaire, se dirige, en croisant obliquement la face postérieure du psoas, vers l'épine iliaque antérieure et supérieure. Elle sort du bassin au-dessous de cette épine, et se termine par deux ordres de rameaux dans les faces sous-cutanées postérieure et antérieure de la cuisse.

4. La *branche génito-crurale*, née de la 2ᵉ paire lombaire, traverse obliquement en bas et en avant le muscle psoas, descend ensuite au-devant de ce muscle, et se divise près de l'arcade crurale en deux rameaux, l'un *interne*, satellite du cordon spermatique, et destiné au scro-

ment la concordance intime établie entre la capacité matérielle et l'activité fonctionnelle.

8° Quoique l'essentialité des fonctions cérébrales ne réside point dans la texture de l'encéphale, il n'en est pas moins vrai que, dans cet organe, se trouve le siége de la sensation perfectionnée ou de l'intelligence, et que par cela même qu'une plus grande énergie fonctionnelle coïncide généralement avec un développement organique plus considérable, les aptitudes et les passions de l'homme doivent se déduire du volume et de la masse de l'encéphale, sans préjudice pour l'influence que mille autres causes peuvent exercer sur ces passions et aptitudes.

9° On peut, à la rigueur, fonder un système d'idéologie raisonnable sans connaître l'instrument matériel de la pensée. Longtemps on a étudié les facultés de l'âme en dehors du domaine de l'anatomie. Les écrits de Platon, de Descartes, de Condillac, etc., etc., reposent sur d'autres bases que les fibres de l'encéphale, et pourtant on peut dire que ces écrits ont révélé des mystères, à la faveur desquels la science de l'entendement humain s'est successivement élevée au degré de noblesse et d'utilité où nous la voyons aujourd'hui. L'observation aidée d'une réflexion forte avait suffi à des esprits supérieurement constitués pour énoncer la connexion et la subordination des phénomènes intellectuels. Les travaux modernes plus positifs ont confirmé la justesse de la plupart des idées anciennes sur la psychologie. Toutefois il faut reconnaître que ces systèmes étaient très-imparfaits et qu'ils obscurcissaient souvent des phénomènes excessivement simples, obligés qu'ils étaient de créer des êtres métaphysiques avec lesquels l'erreur se glissait autour de la vérité et la rendait inaccessible.

10° Toutes les modifications de la vie animale soit passives, soit actives, ne sont que des nuances d'une seule et même propriété :

144   LE CORPS DE L'HOMME.

tum ou aux grandes lèvres ; l'autre *externe*, qui sort par l'anneau crural et se distribue dans la peau de la face antérieure de la cuisse.

5. Le *nerf crural*, d'un volume considérable, résulte de l'union des 3ᵉ et 4ᵉ paires lombaires. Il suit le bord externe du psoas, et, sortant du bassin par le canal iliaque en arrière et en dehors de l'artère crurale, il se divise en plusieurs rameaux, les uns *cutanés*, les autres *musculaires*.

Les *rameaux cutanés*, très-variables pour le nombre, percent à diverses hauteurs l'aponévrose fémorale et se répandent sur toute la peau des régions antérieure et interne de la cuisse et du genou.

Les *rameaux musculaires*, distingués en *externes* et *internes*, se répandent, les premiers dans les muscles couturier, iliaque, crural antérieur et triceps fémoral, les seconds dans la portion interne du triceps, dans le pectiné, le couturier et autour de l'artère crurale jusqu'au genou. Parmi ces derniers, il en est un plus considérable qu'on appelle *nerf saphène interne*, et qui, pour sa vaste distribution, mérite une mention spéciale.

Ce *nerf saphène interne* descend le long de la cuisse, accolé à l'artère fémorale et couvert par le muscle couturier. Près du genou il perfore le couturier, devient sous-cutané et accompagne la veine saphène interne tout le long de la jambe et jusqu'au gros orteil, où il se termine. Dans son trajet, il fournit de rameaux les tégumens de la face interne et postérieure de la cuisse et de la *sensibilité*. La sensibilité est soumise à une infiniment grande variété de formes, mais son essence est immuable. Ces métamorphoses sont plutôt relatives à la nature et à la disposition des organes externes qu'à des circonstances physiques de l'encéphale. Vitalement et moralement un même organe, un même point d'organe sont susceptibles de sentir de plusieurs manières distinctes. Ainsi la variole, la scarlatine, la rougeole, et l'immense cohorte des affections dartreuses sont des formes particulières de la sensibilité de la peau. L'estomac, chez les divers individus, manifeste des goûts innombrables. Faut-il dire qu'il y a des fibres nerveuses pour chacune de ces affections ? En vain opposera-t-on, pour conclure à la multiplicité des organes intellectuels, l'existence des cinq sens adaptés chacun à des sensations spéciales. Mais il est facile de voir que la lumière étant soumise à des lois physiques autres que celles du son, il fallait, pour la perception de l'une, un appareil autrement conformé que pour la perception de l'autre. Mais l'intelligence n'est pas divisée pour cela : elle reste toujours la même dans son principe.

Si une même partie est susceptible de percevoir des impressions différentes, si le même point de l'œil, par exemple, peut percevoir diverses couleurs, sera-t-il vrai de dire qu'il y a dans le cerveau des fibres nerveuses pour chaque genre de sensation ? Y a-t-il des fibres spéciales pour la faim, pour la soif, pour les appétits vénériens ? Accordons que le cervelet, comme l'a voulu Gall, ait des rapports directs avec les parties génitales, est-ce à dire que l'encéphale aura des fibres particulières pour les sensations des parties sexuelles ? Non sans doute. L'encéphale sent par toute sa masse. Placez la faim dans l'estomac : croyez-vous qu'il y aura dans l'estomac un instrument propre de la faim séparé des autres sensations de l'organe ? Cette

jambe, il s'anastomose avec plusieurs filets de la saphène externe, et sur le coude-pied et sur la face interne du tarse il communique plusieurs fois avec la branche cutanée péronière.

6. Le *nerf obturateur* provient des 3e et 4e paires lombaires. Après avoir longé le bord interne du psoas et le détroit supérieur du bassin, il sort de cette cavité par la partie supérieure du trou sous-pubien, et de suite se partage en deux branches, l'une *postérieure*, qui passe entre les petit et grand adducteurs et se perd dans ces muscles ainsi que dans l'obturateur externe, l'autre *antérieure*, qui se place entre les adducteurs moyen et petit pour se consumer dans ces muscles et dans le droit interne.

7. Le *nerf lombo-sacré*, né de la 5e paire lombaire, plonge de suite dans le petit bassin pour concourir, en s'unissant à la 1re paire sacrée, à la formation du plexus sacré et du nerf sciatique. Dans son trajet, qui est d'ailleurs fort court, il ne fournit qu'une branche, le *nerf fessier*, lequel traverse l'échancrure sciatique au-dessus du muscle pyramidal, et se répand dans les muscles petit et moyen fessiers.

Paires sacrées. Formés par l'extrémité inférieure de la queue de cheval, ces nerfs, qui ont aussi entr'eux et avec les paires précédentes une analogie très-marquée, donnent pareillement des branches postérieures et antérieures. Les *branches postérieures* s'inosculent toutes entr'elles à leur sortie des trous sacrés postérieurs, et se répandent dans les muscles sacro-spinal et grand fessier, ainsi que dans les tégumens de la fesse et du

opinion tomberait dans le ridicule et dans l'absurde.

11° Chaque opération de la vie animale suppose l'action de tout l'encéphale. Sans doute les services déterminés que l'expérience rattache à la moelle allongée, au cervelet, aux hémisphères cérébraux ne sont point de pures chimères. C'est la concentration absolue de ces actes dans des départemens respectifs qui est fautive et mensongère. Réduit aux parties de la base, c'est-à-dire à la moelle allongée, le centre nerveux n'est susceptible que de quelques sensations vagues et de mouvemens fort simples. Avec le cervelet et les tubercules quadrijumeaux, cette sensibilité s'accroît et se perfectionne, les mouvemens sont plus compliqués et tant mieux régularisés. Avec les lobes cérébraux l'intelligence paraît et cette intelligence prend plus d'activité et de variété à mesure que ces lobes s'enflent et s'ornent d'un plus grand nombre de circonvolutions. Mais tout cela se tient, s'enchaîne, se fortifie mutuellement par les rayons dynamiques, lesquels lancés de chaque partie constitutive, se confondent et se réduisent en un effet unique, savoir, une sensibilité plus vive, plus perfectionnée et plus productive.

12° Le cerveau peut éprouver des lésions très-considérables, sans qu'il en résulte aucun trouble des actes de l'intelligence. Nous ne disons pas qu'un homme sans cerveau puisse penser : mais il est de notoriété générale que l'encéphale a beau subir des lésions vastes et profondes, pourvu que ces lésions s'opèrent lentement, la pensée reste dans toute son intégrité. Cela tient à ce que toutes les parties de l'organe sont solidaires les unes des autres, et que, l'une venant à manquer, les autres redoublent d'énergie et la remplacent dans son office.

13° On ne peut pas séparer, dans l'appareil de combinaison, les sensations de même

pourtour de l'anus. Les *branches anté-rieures*, unies aussi entr'elles, sont appelées à former un plexus dit sciatique ou sacré, à l'exception de la dernière et de l'avant-dernière, qui ne donnent qu'un petit filet à ce plexus, et qui se distribuent particulièrement aux muscles ischio-coccygien, releveur et sphincter de l'anus.

Plexus sacré ou *sciatique*. Placé dans le petit bassin devant le muscle pyramidal et derrière les vaisseaux hypogastriques, et résultant de la jonction successive de la 5ᵉ paire lombaire et des quatre premières paires sacrées, ce plexus est presque entièrement destiné à former le grand nerf sciatique. Il fournit cependant, avant de se réduire en ce cordon unique, plusieurs petites branches qui sont :

En avant, le *nerf fessier inférieur* ou *petit nerf sciatique*, qui sort du bassin avec le grand nerf sciatique, et s'irradie dans le muscle grand fessier, dans les tégumens du périnée et de la verge, ainsi que dans ceux de la région postérieure de la cuisse et de la jambe jusqu'au talon ; *le nerf honteux*, sortant du bassin avec le précédent, et allant se répandre sur toutes les parties constitutives des organes génitaux externes ; en arrière, les *nerfs hémorrhoïdaux* s'épanouissant sur la face postérieure du rectum et de l's iliaque du colon dont ils pénètrent toutes les tuniques ; les *vésicaux*, affectés aux tuniques musculaire et muqueuse du bas-fonds de la vessie, de la prostate et des vésicules séminales ; enfin, les *utérins* et *vaginaux*, départis aux organes dont ils portent le nom.

ordre. Les points du cerveau dans lesquels aboutissent les courans de fluide nerveux développés sur les organes externes, réunissent ces courans et les centralisent. Il faut donc que le cerveau perçoive toutes les sensations de la vue, toutes celles de l'ouïe et autres par tous ses points à la fois. Bien plus, on ne saurait séparer, dans ce même appareil, les sensations d'ordres différens. C'est ainsi que la connaissance d'un corps se réalise simultanément par la sensation du tact, par celles de l'ouïe, de la vue, du goût et de l'odorat.

14° On ne peut séparer, dans le centre nerveux, la sensation de la réaction, la passivité de l'activité. Quand on irrite un point quelconque du corps, c'est ce même point qui sent et qui réagit sur la stimulation. Il en est de même pour le cerveau, dont les sensations deviennent des idées quand il réagit.

15° On ne peut séparer non plus les diverses forces intellectuelles et morales. La première force, le premier élément de l'esprit humain est l'*attention*. Or, l'attention n'étant autre chose qu'une sensation active, ne peut être disjointe de la perception elle-même. Et l'*imagination* qu'est-elle, si ce n'est le rappel et la combinaison d'impressions antérieures et des rapports qui existent entre ces élémens ? c'est le plus grand effort de l'intelligence humaine. Or, n'est-ce pas la même partie matérielle qui ayant reçu autrefois les impressions, les rappelle aujourd'hui, les classe et les combine ? L'imagination est une activité plus grande, une puissance plus vigoureuse de l'intellect, et non point une force nouvelle surajoutée à l'intelligence et siégeant sur un trône distinct. L'imagination peut aller jusqu'à faire croire que les objets dont elle rappelle les impressions sont matériellement présens. Cela tient à l'intensité de son jeu. Mais que la sensation réelle, primitive se renouvelle, alors le souvenir revient dans sa juste position et le jugement se re-

Tous ces divers cordons, avec les divisions nombreuses qu'ils subissent, sont tellement enlacés et entremêlés entr'eux, ainsi qu'avec les filets de l'extrémité terminale du grand nerf sympathique qu'ils enveloppent le rectum et les organes génito-urinaires de cette trame inextricable à laquelle nous avons donné plus haut la dénomination de *plexus hypogastrique*.

Le *nerf grand sciatique*, remarquable par son volume supérieur à celui de tous les nerfs du corps, et par sa forme rubanée qui lui donne une largeur de 6 à 7 lignes dans sa portion fessière, sort du bassin par le grand trou sciatique entre le muscle pyramidal et le jumeau supérieur, glisse, en se contournant un peu, sur l'ischion et le grand trochanter, et, descendant sur la face postérieure de la cuisse, se divise bientôt en deux branches, dont l'une est le *nerf poplité externe*, l'autre le *poplité interne*.

Mais avant cette bifurcation, le grand nerf sciatique envoie plusieurs rameaux aux muscles qui l'entourent, savoir : aux pyramidal, jumeaux, obturateur interne, carré, demi-tendineux, demi-membraneux, et à la double portion du biceps, et il ne laisse pas que d'en fournir aussi aux tégumens dans toute l'étendue du membre.

1. Le *nerf poplité externe* ou *péronier*, division terminale externe du grand nerf sciatique, se dirige obliquement en dehors sur le tendon du biceps et sur l'insertion supérieure du jumeau externe, couvrant de filamens ces muscles et la face externe du genou, donnant aussi un rameau particulier très-volu-

dresse. Or, tout cela suppose un siége unique dans l'organe et établit bien positivement l'incompatibilité de cases distinctes.

Prenons encore la *mémoire*, un des élémens de l'imagination. La mémoire est tout simplement le rappel de l'acte qui a fait l'idée. Or, si elle n'est que la répétition d'un acte antérieur, elle ne peut avoir son siége que sur l'organe où l'acte antérieur a été produit. Certains philosophes ont tellement matérialisé cet élément de l'intellect qu'ils l'ont attribué à une empreinte déposée sur la pulpe nerveuse comme un cachet sur une lettre, ou à un pli formé sur une lame cérébrale. On trouve dans ces auteurs que les idées laissent des traces dans le cerveau comme dans un livre. Nous ne saurions trop censurer de pareilles puérilités. Assurément il n'existe point d'organe de la mémoire dans le sens qu'on l'entend. Les actes de la vie animale sont susceptibles de se répéter comme ils ont eu lieu une fois, et avec d'autant plus de facilité qu'ils ont eu lieu plus souvent et qu'ils ont eu plus d'énergie. On les voit même quelquefois se reproduire d'une manière imparfaite et tronquée. Les livres de pathologie parlent d'individus qui, après certaines maladies cérébrales, ont perdu la mémoire des noms propres, ou celle des substantifs, ou celle des nombres, voir même celle de leur propre langue. Comment s'opèrent ces singularités ? On n'a jamais pu établir de relation entre l'espèce de mémoire perdue et le point du cerveau lésé dans la maladie. Il est donc impossible d'assigner dans le cerveau un siége spécial à la mémoire, et si l'on veut déduire une conclusion qui ne soit pas extravagante, on dira que le même point du cerveau qui a eu l'idée est celui qui en rappelle le souvenir.

16° Enfin on ne peut séparer, dans le centre nerveux, les passions de l'intelligence. Soit donnée une impression quelconque. Si

mineux, du nom de *saphène péronier*, lequel descend jusqu'au bas de la jambe. Le poplité externe s'engage ensuite entre le bout supérieur du péroné et le muscle long péronier latéral, et de suite il subit une bifurcation de laquelle résultent les *nerfs musculo-cutané* et *tibial antérieur*. — Le premier descend en avant, entre

---

PLANCHE CLXVI.

Fig. **1. Nerfs profonds ou musculaires de la région antérieure du membre abdominal.**

N. **1.** Nerf crural à sa sortie du bassin par le canal iliaque. — **2, 2, 2.** ses rameaux cutanés coupés. — **3, 3, 3.** ses rameaux musculaires externes. — **4, 4, 4.** les musculaires internes. — **5.** nerf saphène interne. — **6.** nerf poplité externe contournant la face externe du genou. — **7.** sa division en nerf musculo-cutané **8** et nerf tibial antérieur **9.** — **10, 10.** filets du musculo-cutané pour les muscles péroniers. — **11.** nerf musculo-cutané, coupé à l'endroit où il perce l'aponévrose jambière pour devenir superficiel. — **12, 12.** rameaux du nerf tibial antérieur pour les muscles antérieurs de la jambe. — **13.** division terminale du tibial antérieur.

Fig. **2. Nerfs profonds de la région postérieure de membre abdominal.**

N. **1.** Nerf grand sciatique. — **2.** son glissement sur l'ischion et le grand trochanter. — **3, 3, 3, 3.** ... ses ramifications nombreuses dans les muscles de la fesse et de la région postérieure de la cuisse. — **4.** nerf petit sciatique. — **5.** division du grand sciatique en poplité externe **6** et poplité interne **7.** — **8.** nerf saphène péronier coupé. — **9.** passage du poplité interne derrière l'articulation du genou, entre les jumeaux. — **10.** son passage sous le soléaire. — **11.** son trajet le long de la jambe sous le nom de nerf tibial postérieur. — **12.** nerf saphène externe coupé. — **13, 13, 13,** **13.** rameaux du poplité interne pour les muscles jumeaux, soléaire et poplité. — **14, 14, 14.** ... rameaux du tibial pour tous les muscles de la jambe, tant superficiels que profonds. — **15.** passage du tibial postérieur derrière la malléole interne. — **16.** nerf plantaire interne. — **17.** n. plantaire externe.

le cerveau travaille cette impression pour la convertir en idée, il fait là de l'intelligence. S'il agit au contraire sur elle par rapport à nos goûts, à nos inclinations; s'il la désire parce que l'objet dont elle émane est doux, s'il la repousse parce que cet objet est amer, il fait alors de la passion. Les actes affectifs ne peuvent donc être disjoints des actes intellectuels. Plusieurs auteurs ont rangé néanmoins dans des catégories distinctes les idées et les passions, et leur ont assigné comme instrumens de leur puissance des organes très-éloignés les uns des autres.

Ainsi Bichat, se fondant sur le resserrement que subit le centre épigastrique dans les émotions fortes de l'âme, sur le trouble du cœur et sur l'altération des actes digestifs, Bichat attribuait toutes les facultés affectives au système nerveux de la vie nutritive. Cela prouve que cet illustre physiologiste n'avait aucunement analysé cet ordre de phénomènes et qu'il n'avait pas su distinguer les effets de leurs causes. Déjà, avant Bichat, Cabanis avait développé largement cette doctrine. Mais si nous admettions avec lui tout à l'heure la puissance bien manifeste qu'ont **tous** les organes internes de colorer de mille nuances les actes intellectuels et moraux, nous ne saurions avec lui reconnaître les organes internes comme causes premières de l'émanation de ces actes.

Broussais vint en dernier lieu, qui tout en admettant le centre cérébral comme siége des actions affectives, offrait pourtant les besoins des organes comme source première des instincts et des passions. La manière dont il explique le développement des passions à l'occasion des besoins, est intéressante à connaître. Qu'un aliment s'offre à la vue ou à l'odorat. Si l'estomac a faim, la perception sera agréable et le désir naîtra de s'approprier l'aliment. Dans le cas contraire, l'aliment sera repoussé à cause de la répugnance qu'il ins-

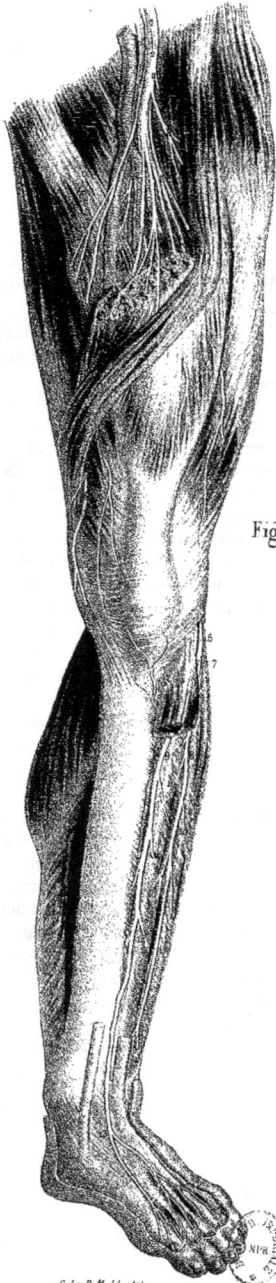

Fig. 1.

Fig. 2.

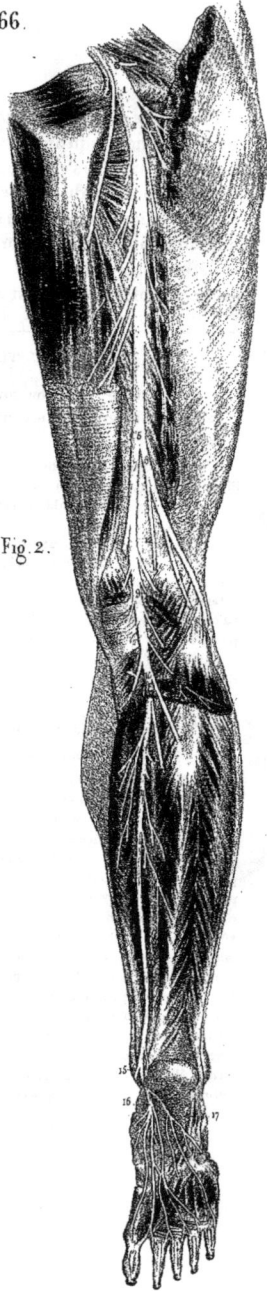

Im. Lemercier, Benard et C.

l'extenseur commun des orteils et le grand péronier latéral, cédant à ces muscles et aux deux autres péroniers petit et latéral de nombreux filamens; puis, arrivé au bas de la jambe, il traverse l'aponévrose jambière et va se répandre et se consumer sur le dos du pied, au moyen d'une bifurcation qui s'étale, en s'anastomosant avec des filets des nerfs saphène interne et externe, dans la peau et les muscles du tarse, sur la face dorsale et sur les bords externe et interne de chacun des 5 orteils. — Le *second* ou *tibial antérieur*, plus volumineux, se glisse entre le long péronier latéral et l'extenseur commun, puis audevant et sur la longueur du ligament interosseux avec l'artère tibiale antérieure, qu'il croise de dedans en dehors vers le milieu de la jambe, puis encore entre le jambier antérieur et les extenseurs des orteils qu'il fournit de nombreux filets, et, parvenu sous le ligament annulaire du tarse, il se bifurque et donne lieu à deux rameaux dont l'un, *externe*, se distribue sous le pédieux et dans les interosseux dorsaux, tandis que l'autre, *interne*, s'avance dans l'intervalle des deux premiers os du métatarse et se termine le long du bord externe du gros orteil et du bord interne du 2e orteil.

2. Le *nerf poplité interne*, qu'il faut considérer, à cause de son fort volume et de sa direction, comme la continuation directe du tronc grand sciatique, traverse perpendiculairement le centre du creux du jarret, derrière les vaisseaux poplités dont le sépare un gros paquet de tissu graisseux, et entre l'insertion pire. Or, « pour que ce jugement ait lieu , » ajoute Broussais , il est indispensable » que l'impression perçue par les sens ex- » ternes , et transmise par les nerfs au cer- » veau, soit à l'instant réfléchie par celui-ci » dans les viscères, et ce n'est pas seulement » dans les viscères que ces impressions inté- » ressent qu'elles sont réfléchies, mais encore » dans tous les viscères à la fois. » Citons, pour faire ressortir ce qu'il y a de ridicule dans cette théorie, le spirituel passage des lettres à un médecin de province.

« Une pomme frappe ma vue, dit Miquel : » l'impression faite sur ma rétine est trans- » mise au centre de relation (le cerveau) : » celui-ci ne sachant que faire de cette im- » pression , puisqu'elle n'a encore pour lui » aucune valeur, la renvoie, par le moyen » des nerfs, dans tous les viscères à la fois. » Le poumon n'y fait aucune attention; le » cœur ne la connaît pas ; le foie ne répond » rien ; la rate pas plus que le foie ; les or- » ganes génitaux sont muets ; les intestins se » soulèvent à peine ; mais l'estomac recon- » naît la pomme et crie au cerveau : elle est » pour moi; alors , seulement , le cerveau la » reconnaît lui-même , et ordonne à la main » de s'en saisir, à la mâchoire de la triturer » et aux muscles du pharynx de l'avaler. » Mettez un livre à la place de la pomme; quel » est le viscère qui le demandera pour lui? »

Le fondateur de la phrénologie, Gall, n'est pas allé chercher si loin l'origine des facultés affectives : il l'a trouvée là où elle existe réellement. Instincts, intelligence et passions, il a avec raison tout concentré dans la pulpe nerveuse encéphalique. Mais sur cette masse pulpeuse il a tracé une vraie carte départementale, et au centre de chaque circonscription il a fait trôner une faculté particulière, reconnaissant ainsi dans le cerveau tout autant d'organes distincts qu'il y a des élémens dans l'entendement, des passions diverses.

supérieure des deux muscles jumeaux. Au-dessous du jarret et derrière le muscle poplité, il traverse l'origine aponévrotique du soléaire, et prenant alors le nom de *nerf tibial antérieur*, il continue à descendre sur la ligne médiane de la jambe, placé en dehors de l'artère tibiale postérieure et entre le soléaire d'une part, le jambier postérieur et le fléchisseur commun de l'autre. Parvenu enfin au bas de la jambe, il passe derrière la malléole interne et l'articulation tibio-tarsienne, s'engage sous la voûte du calcanéum et se partage en *nerf plantaire interne* et nerf *plantaire externe*.

Dans son trajet et jusqu'à sa bifurcation, le poplité interne fournit aux muscles qui l'entourent un très-grand nombre de rameaux dont le plus important et le plus gros est le *nerf saphène externe*. Ce nerf émane de son tronc un peu au-dessus du niveau des condyles du fémur. Il descend avec la veine saphène postérieure sur la partie moyenne des jumeaux, en ne donnant que de rares filets aux tégumens, puis il traverse en diagonale de dedans en dehors le tendon d'Achille, se contourne derrière la malléole externe pour gagner la partie externe du dos du pied, et là il s'épanouit en une infinité de filets dont l'un sert de collatéral externe au petit orteil.

a. Le *nerf plantaire interne*, l'une des portions terminales du tibial postérieur, est destiné aux muscles et à la peau de la plante du pied. Plus volumineux que le plantaire externe, il se réfléchit au-dessous de la malléole interne, s'introduit dans la gouttière calcanienne, se

Cette théorie est déjà jugée par les considérations que nous venons de développer. Nous devons cependant l'offrir dans son ensemble avec tous les principes qui lui servent de base, à cause de l'immense retentissement qu'elle a eu dans la science, et des erreurs nombreuses dont elle a débarrassé la psychologie. Mais avant de nous engager dans cet esquisse, touchons un mot de cet arrêt des fonctions relatives, qui porte le nom de *sommeil*.

Le sommeil n'est point l'image de la mort, quoiqu'en aient dit certains physiologistes. Il est la suspension momentanée et périodique d'une moitié de la vie, ou, pour mieux dire, d'une des deux vies de l'organisme, de la vie de relation : les organes des sens externes et des mouvemens se reposent, dans le sommeil, pour réparer leurs forces. Mais cet arrêt n'entraîne point celui du jeu des organes assimilateurs. Le cœur, pendant le sommeil, continue à lancer le fluide nutritif dans toutes les parties du corps, les poumons procèdent toujours à l'hématose, les viscères abdominaux à l'élaboration et à l'absorption du chyle, les glandes à la fabrication de leurs humeurs. Le cerveau seul reste plongé dans l'inaction. Non-seulement il est alors inaccessible aux impressions des corps externes, mais il ne réagit même plus par sa spontanéité. L'exaltation progressive qu'éprouvent les forces agissantes dans l'état de veille a, pour effet définitif, l'entraînement des organes vers l'épuisement. Une cause réparatrice était donc nécessaire pour remplir le vide que laisse après elle l'émission continue du fluide nerveux. Or, la puissance du suc alibile produit des actes digestifs, ne suffit pas à la réparation. Cette puissance s'userait elle-même. La nature devait fermer de temps à autre les conduits d'effusion pour que les canaux afférens eussent un plein effet. Le repos du cerveau est donc, comme la présence du suc ali-

porte en avant à côté du tendon du long fléchisseur du gros orteil , puis entre le court fléchisseur de ce même orteil et le court fléchisseur commun , envoie dans ce trajet des filamens nombreux aux muscles et à la peau de la partie interne et inférieure du pied, et, parvenu à l'extrémité postérieure du premier os du métatarse , se partage en 4 rameaux qui vont former les nerfs collatéraux des trois premiers orteils et le collatéral interne du quatrième.

Le premier nerf collatéral , remarquable par son volume qui peut le faire considérer comme la continuation du nerf plantaire interne, se dirige en avant le long du bord interne et inférieur de la première phalange du gros orteil. Il donne, dans sa marche , plusieurs filets au muscle court fléchisseur , et , arrivé sur la seconde phalange , il se divise sur toute la périphérie de cet orteil , comme à la main le premier nerf digital.

Les trois autres collatéraux s'avancent dans les trois premiers espaces interosseux et donnent un filet au muscle lombrical correspondant, après quoi chacun d'eux se bifurque pour former les lacis nerveux sur le côté externe du gros orteil, sur les deux côtés des 2ᵉ et 3ᵉ , et sur le côté interne du 4ᵉ. A l'instar des nerfs digitaux , les collatéraux se terminent dans la pulpe des orteils.

b. Le *nerf plantaire externe* , seconde portion terminale du tibial postérieur, pénètre , comme le plantaire interne , dans la gouttière calcanienne , se dirige en avant et en dehors entre le court fléchisseur commun des orteils et l'accès-

bile, une cause essentielle de la régénération organique. Comme la faim , le besoin du sommeil est impérieux, irrésistible. Lutter contre ses exigences, serait irriter la sensibilité des organes, précipiter l'économie dans sa ruine.

Lorsqu'à la fin du jour la tension permanente et laborieuse des organes des sens a dépensé une certaine dose de fluide nerveux, l'action des agens extérieurs nous devient alors importune , elle nous fatigue ou ne produit sur notre esprit qu'une faible impression. Les muscles perdent insensiblement leur aptitude à la contraction , le cerveau cesse de réagir , tous les actes de relation se suspendent ; en un mot , le balancier de la vie animale arrête ses oscillations. Et si , dans cet état , quelques actes intellectuels , quelques mouvemens des organes des sens se montrent encore , comme il arrive dans les *rêves* , les *songes* , le *somnambulisme* , on peut affirmer que ces phénomènes ne tiennent point à une spontanéité de l'âme , que la volonté n'est pour rien dans leur production , que tout en eux est irrégulier , incohérent et le produit d'un état insolite de l'encéphale.

Mais quelle est donc la cause prochaine de cet arrêt périodique de la vie animale? S'il existait la moindre similitude entre ce phénomène et l'état de torpeur , d'affaissement où tombe l'organisme dans certaines maladies du cerveau, on pourrait dire que la plénitude du système sanguin de l'encéphale explique seule la suspension des actes de relation. C'est presque à une théorie de ce genre qu'avaient recours les physiologistes qui attribuaient le sommeil à un affaissement des lames du cervelet, et l'état de veille à un redressement de ces lames. Mais si l'on considère, comme l'a fait très-judicieusement Richerand, que tous les excitans du système circulatoire et par contre-coup du cerveau, tels que le café et les spiritueux pris en pe-

soire du long fléchisseur, et, parvenu au-dessous de l'extrémité postérieure du 5e os du métatarse, se divise en deux rameaux, un *superficiel* et un *profond*. Le premier suit la direction du cordon d'origine au-dessous du court fléchisseur du petit orteil. Il fournit d'abord de filets les deux derniers muscles interosseux, le 4e lombrical et la peau. Il communique ensuite avec le nerf plantaire interne et finit par former les nerfs collatéraux externe du 4e orteil, interne et externe du 5e.

Le second ou rameau profond s'enfonce sous l'abducteur du gros orteil en décrivant une arcade à convexité antérieure et externe, après quoi il se divise en un grand nombre de filets qui se distribuent et se perdent dans les muscles interosseux, dans les lombricaux et dans les articulations métatarsiennes et tarso-métatarsiennes.

tite quantité, décident l'insomnie, et qu'au contraire tout ce qui porte le sang loin du cerveau, ou abat les forces générales, comme un froid excessif, des saignées abondantes, des bains de pieds, la digestion, etc., provoque énergiquement le sommeil, force sera de reconnaître que l'arrêt des fonctions relatives se rattache à une toute autre chose qu'à la compression du cerveau.

Il en est de ce phénomène comme de toutes les merveilles dont l'économie animale nous offre le tableau. Il dérive d'une loi primordiale de la nature, d'une condition de nécessité, d'une force occulte, en un mot, dont il faut étudier les effets dans les rapports qui les enchaînent, mais dont l'essence sera toujours sans doute un mystère pour l'humanité.

SYSTÈME DE GALL.

C'était sur la fin du 18ᵉ siècle. Un homme jeune encore faisait à Vienne un cours d'anatomie et de physiologie du cerveau. Autour de lui se pressait une jeunesse studieuse qui, adoptant avec enthousiasme les principes du maître, signalait l'aurore d'une science nouvelle, de la *cranologie*. De toutes parts arrivaient les curieux, les oisifs. On avait su qu'à Vienne un jeune Badois, un docteur, découvrait le cerveau et traçait à la superficie de cet organe un nombre de sphères à chacune desquelles répondait une faculté morale particulière. Mais on disait surtout que ce docteur prédisait l'avenir par l'inspection du crâne; et de toutes parts on venait à lui pour connaître son horoscope. Un jour deux étrangers se présentent. Le doute dans l'esprit, l'ironie sur les lèvres, ils sollicitent l'examen de leur crâne. Gall reconnaît dans l'un, au milieu de qualités brillantes, un instinct carnassier dominant, un entraînement à l'assassinat, et dans son ami une grande force d'imagination jointe à une faiblesse extrême de caractère. Il tremble pour leur avenir. Ces étrangers, l'un Corse, l'autre Français, étaient le statuaire Céracchi et le peintre Topino-Lebrun qui, un an après, périrent ensemble sur l'échafaud pour avoir attenté à la vie de Napoléon alors premier consul.

Ce fait est avéré. Gall arrivait à Paris peu de jours avant l'exécution des deux conspirateurs. Il se procura leurs têtes et l'une d'elles se trouve dans la collection de crânes qu'il a léguée au cabinet d'anatomie comparée du Jardin des Plantes d'où nous avons tiré le dessin que nous offrons de cette tête. (*pl.* 169.)

Que répondre à cela? Que répondre à cent autres faits du même genre tout aussi authentiques, et que nous citerions si les limites de notre cadre nous le permettaient? Il faut suivre la marche des travaux du docteur Allemand pour juger s'il y a un corps sous les apparences frivoles de cet art de divination. Il faut exposer ses principes et examiner s'ils s'accordent avec ce que la science dogmatique et expérimentale a de plus positif sur la nature de l'homme.

Mais avant tout, disons que le secret de ces divinations réside en entier dans l'appréciation de certains rapports entre les phénomènes qui se produisent à l'extérieur du corps et les sentimens intérieurs. A ce titre la chiromancie n'a rien à y prétendre. De tout temps les philosophes et les moralistes ont fait de grands efforts pour découvrir des signes exprimant les facultés intellectuelles et morales. Nous avons vu plus haut le merveilleux parti que Lavater a su tirer de l'étude attentive des manifestations extérieures pour découvrir le caractère des individus. La méthode de l'illustre physionomiste était peut-être la plus sûre parce qu'il n'était rien dans l'aspect général du corps qu'elle ne mit à contribution pour établir un jugement. Ensuite la recherche des signes s'est trouvée circonscrite dans la seule région céphalique. Camper, Daubenton et Cuvier ont voulu préjuger le degré d'intelligence d'un animal d'après les proportions respectives qui existent entre le crâne siége de l'intelligence et la face siége des besoins matériels. De là *l'angle facial de Camper*, *l'angle occipital de Daubenton*, *le parallèle des aires de la face et du crâne de Cuvier.*

Ce qu'a d'original le système de Gall c'est d'avoir concentré la recherche des signes sur le cerveau seulement et d'avoir précisé, tracé au compas le théâtre de chaque faculté primitive et originelle du moral.

D'après Gall il n'y a de manifestations possibles de toutes les dispositions intellectuelles et affectives qu'à l'aide d'un instrument matériel. Le cerveau est cet instrument. Tous les physiologistes aujourd'hui en conviennent. Mais selon Gall cet instrument n'agit pas par son ensemble dans l'exercice de toutes les facultés : il agit par autant de petits organes particuliers qu'il existe de qualités morales et de facultés intellectuelles distinctes. C'est une république substituée à une monarchie.

C'est en comparant la forme des crânes aux dispositions affectives et intellectuelles dont les sujets étaient doués, pendant leur vie, que l'on parvient à déterminer le siége respectif des instrumens particuliers de l'âme.

Gall place ces instrumens à la superficie du cerveau et voici ses raisons :
» Chaque nerf, dit-il, après avoir été suffisamment renforcé, se ramifie et s'épa-
» nouit dans la partie où il doit exercer son action. Les nerfs de la sensibilité et
» des mouvemens s'épanouissent dans la peau et dans les muscles ; les nerfs des
» sens chacun dans l'instrument extérieur auquel il appartient ; par exemple, le
» nerf olfactif dans la membrane pituitaire du nez, le nerf du goût dans la langue,
» et l'épanouissement du nerf optique forme la rétine. La nature suit la même loi
» dans le cerveau. Les différentes parties cérébrales naissent et se renforcent en
» différens endroits : elles forment des faisceaux fibreux plus ou moins considérables
» qui finissent par s'épanouir. Tous ces épanouissemens des différens faisceaux
» réunis, forment les hémisphères du cerveau. Les hémisphères ne sont donc qu'une
» membrane nerveuse épaisse d'une à deux lignes, recouverte à toute sa surface externe
» d'une matière pulpeuse ou gélatineuse grisâtre. Que l'on imagine cette grande mem-
» brane nerveuse telle qu'on la voit dans les hydrocéphales considérables, plissée
» comme un falbala, de manière que chaque pli ait à peu près 12 à 16 lignes de
» profondeur, il naîtra les circonvolutions dont les intervalles ont reçu des anato-
» mistes le nom d'*anfractuosités*, et nous aurons les deux hémisphères tels que la
» nature les a placés dans le crâne, dans leur état de plissement : l'épanouisse-
» ment du nerf olfactif forme des plis analogues dans les cornets du nez. »

C'est par conséquent dans les circonvolutions cérébrales que siégent, en phrénologie, les organes des facultés de l'homme et des animaux. Ces circonvolutions,
dans leurs groupes divers, se prononcent à la superficie du crâne sous le même
type. Voilà pourquoi la science connue aujourd'hui sous le nom de *phrénologie* a
porté primitivement celui de *cranologie.*

On doit bien présumer qu'une des préoccupations principales du docteur Gall était
de démontrer que les surfaces externe et interne du crâne offrent l'empreinte fidèle
de la surface extérieure du cerveau, sans quoi elles ne seraient point la manifestation des forces primitives de l'âme et du siége de leurs organes.

Le crâne étant l'enveloppe du cerveau doit représenter extérieurement la forme générale de cet organe, lequel touche partout la table interne crânienne. Dans les premiers temps qui suivent la conception, le cerveau est simplement recouvert par 4 membranes, la pie-mère, l'arachnoïde, la dure-mère, et une membrane cartilagineuse transparente. La première de ces membranes adhère au cerveau, les suivantes sont superposées et adhèrent entre elles, et comme elles sont toutes très-minces, elles représentent à l'extérieur les contours du cerveau. Mais à partir de la 7e ou 8e semaine, la membrane cartilagineuse, pièce rudimentaire du crâne, commence à s'ossifier et finit par constituer une véritable boîte un peu épaisse, dure, résistante, la boîte osseuse du crâne. Il faut donc que cette boîte soit encore moulée sur le cerveau puisqu'elle n'a point changé de place en s'ossifiant, qu'elle n'a fait que s'encroûter de matière osseuse.

Mais lorsque, long-temps après la naissance, les os du crâne ont acquis plus de dureté et d'épaisseur et se sont joints intimement par la disparition des fontenelles, le cerveau continue-t-il encore d'imprimer sa forme à la boîte osseuse? Pour l'auteur du système cette question n'entraîne pas le moindre doute. Le cerveau d'un enfant de deux ans est manifestement plus grand que celui d'un enfant d'un an. A dix ans il est plus gros qu'à deux. La boîte osseuse suit exactement les progrès de la masse nerveuse encéphalique, et jusqu'à la fin de la croissance de la tête, cette simultanéité d'expansion se maintient. Le crâne cède donc toujours au cerveau. Or comme jusqu'à la puberté les os du crâne sont minces comparativement à ce qu'ils doivent être plus tard, il faut bien que les contours extérieurs de la boîte osseuse suivent toujours ceux du cerveau.

Telles sont les bases anatomiques sur lesquelles le docteur Gall fonda son système de phrénologie. Il nous serait facile de les ébranler par l'opposition seule de faits nombreux d'anatomie comparée et d'anatomie humaine dans lesquels la face externe du crâne ne répond nullement à la face externe du cerveau. Mais notre objet ici consiste seulement à donner une idée, à signaler l'esprit du système de Gall dont la partie faible a été suffisamment appréciée dans notre analyse des actes cérébraux.

Nous passons donc de suite à la partie physiologique du système.

Doué d'un esprit rare d'observation et d'une grande force de réflexion, Gall avait remarqué de bonne heure que ses frères et ses condisciples se distinguaient chacun par quelque chose de particulier dans le caractère et dans les aptitudes. L'un était bon et paisible, un autre querelleur et méchant, celui-ci franc et modeste, celui-là fier ou dissimulé. Tel avait un goût prononcé pour l'étude des langues, tel autre pour les mathématiques, pour la musique, le dessin, etc. Il en voyait certains qui l'emportaient sur lui par l'étendue de leur mémoire, et ceux-ci avaient tous des yeux gros et saillans. Cette coïncidence de la saillie des yeux avec la force de la mémoire il l'observa toujours dans les diverses écoles où il alla successivement. Il soupçonna dès lors, et ce fut là le premier rayon de sa gloire, qu'un rapport constant existait entre la mémoire et cette conformation des yeux. Puis il imagina que les autres facultés intellectuelles devaient se réfléter aussi par quelques signes extérieurs. Fixant, pour s'en convaincre, toute la puissance de son attention sur chaque individu mis en relief par une faculté quelconque, il vit bientôt sa présomption justifiée, et, poussant encore plus loin ses recherches, il finit par résumer toutes ses idées dans les deux formules suivantes :

1° La différence de la forme des crânes a pour cause essentielle la différence de la forme des cerveaux.

2° Le cerveau est le siége de toutes les opérations de l'âme, et il les contient toutes dans des cases distinctes.

Fort de sa découverte, Gall prit à partie cette philosophie ancienne qui frappait tous les hommes de facultés égales et déduisait de l'éducation, de l'habitude, de la volonté ou de quelques circonstances accidentelles la diversité des inclinations. Cette inégalité de mœurs et de facultés, il l'observait non-seulement dans l'homme, mais encore dans tous les animaux que n'influencent ni la volonté, ni l'éducation : d'où il conclut encore que les facultés de l'animalité entière sont innées, qu'elles correspondent à une structure spéciale du cerveau, et qu'elles sont d'autant plus nombreuses et plus actives que le cerveau contient des organes plus multiples et plus développés.

Il s'agissait alors pour Gall de fixer le nombre des facultés élémentaires de l'âme. La difficulté était grande. La division ancienne ne pouvait lui servir, car elle n'indiquait que des attributs vagues, des généralités de l'esprit, l'*attention*, le *jugement*, la *réflexion*, la *volonté*, et il avait besoin, lui, d'exprimer des spécialités, les dispositions diverses des hommes, leurs aptitudes si nuancées, leurs qualités prédominantes. Or ce fut pour atteindre ce but que le génie de Gall prit tout son essort, et que sa puissance d'observation acquit une vigueur et une opiniâtreté dont les travaux des philosophes ses prédécesseurs n'offrent que peu d'exemples.

Les têtes des hommes vivans, celles des animaux de toute espèce, les crânes et les plâtres tout fut mis à contribution. Il compara tous les instincts, tous les penchans, toutes les vocations prédominantes, les vertus et les vices les plus décidés, examinant avec un soin minutieux les têtes des individus qui lui montraient ces phénomènes, et notant jour par jour, heure par heure, toutes les circonstances qui pouvaient le conduire à la détermination rigoureuse du siége d'une psychologie spéciale. Il faut lire le livre de ce grand philosophe, étudier en détail cette œuvre monumentale, si on veut se faire une idée de ce qu'il a fallu de génie, de labeur et de temps pour fonder un système dont il serait injuste de rejeter les conséquences instructives, les applications utiles et attachantes, quoique les principes en soient erronés.

Riche d'observations et de faits de tout genre, Gall arrêta le nombre des facultés fondamentales de l'homme et des organes cérébraux qui leur correspondent. Il les porta à 27, laissant aux héritiers de sa doctrine le soin d'agrandir le tableau (1),

---

(*) C'est ce qu'a fait Spurzheim, disciple et collaborateur de Gall. Il a élevé jusqu'à 42 le nombre des facultés primitives de l'âme. Mais il faut remarquer que Spurzheim a souvent pris pour des forces fondamentales de simples applications, quelques nuances plus ou moins tranchées d'un type primitif. Ainsi voit-on figurer dans son cadre l'amour de la géniture, l'amour du prochain, l'amour de soi, l'amour de l'habitation, l'amour de l'approbation etc., qui ne sont que des spécialités d'une faculté générale. C'est assez dire que la classification de Spurzheim, qui ne pêche pas par ce seul défaut, nous semble nadmissible.

PLANCHE 167.

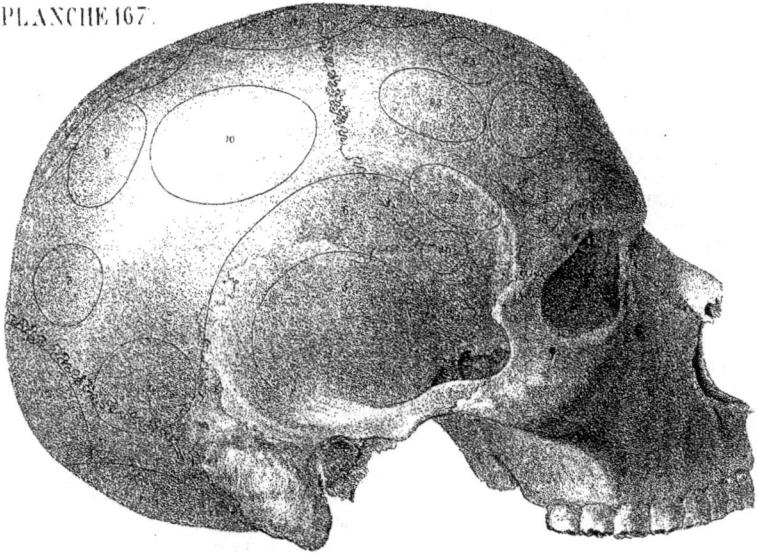

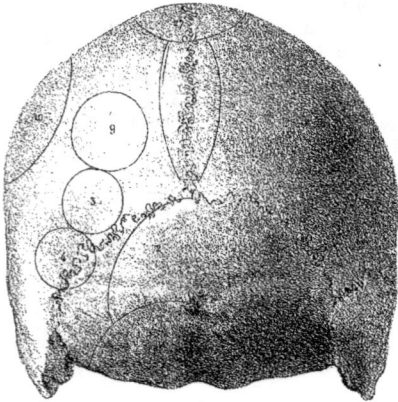

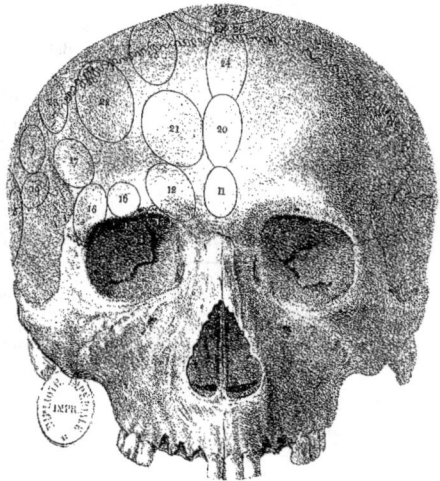

S

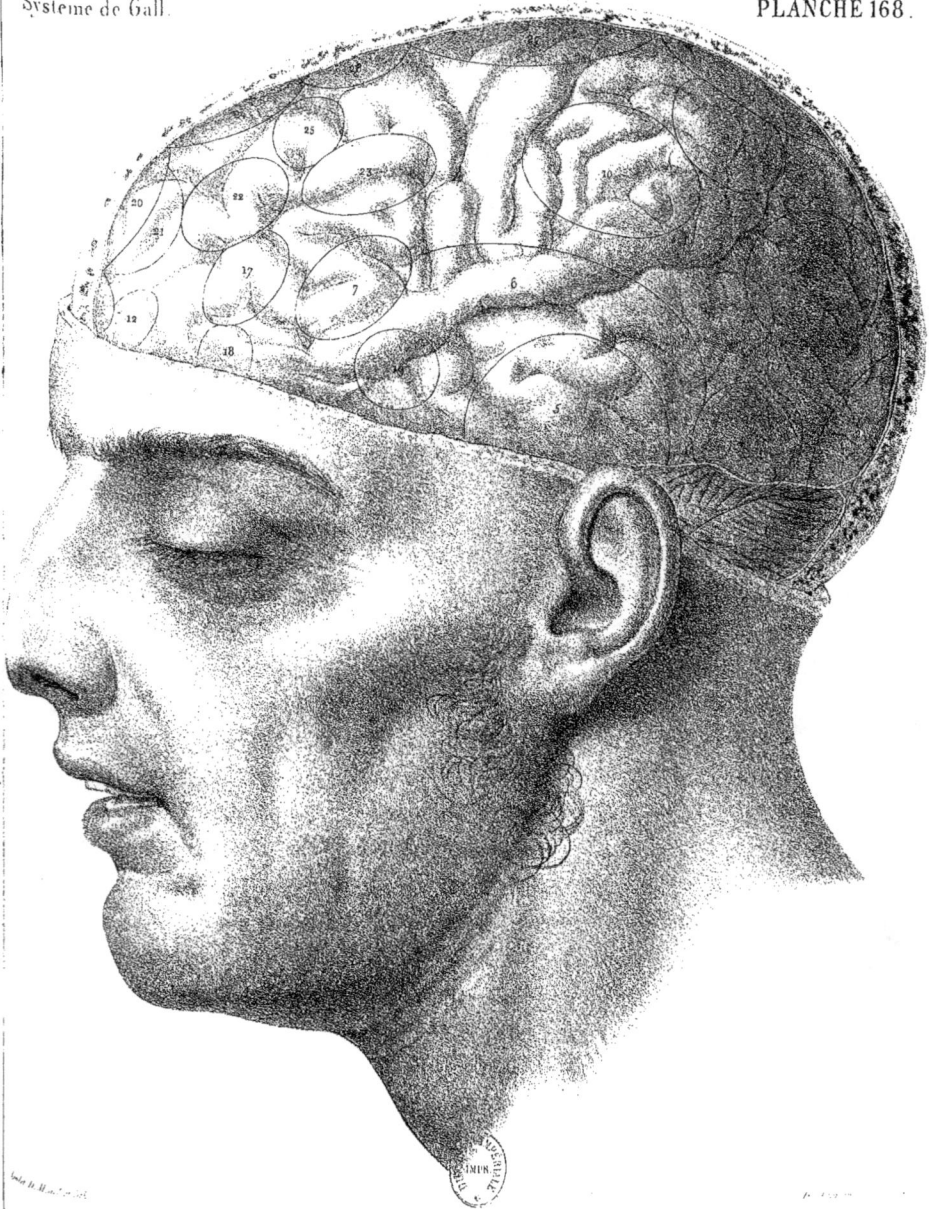

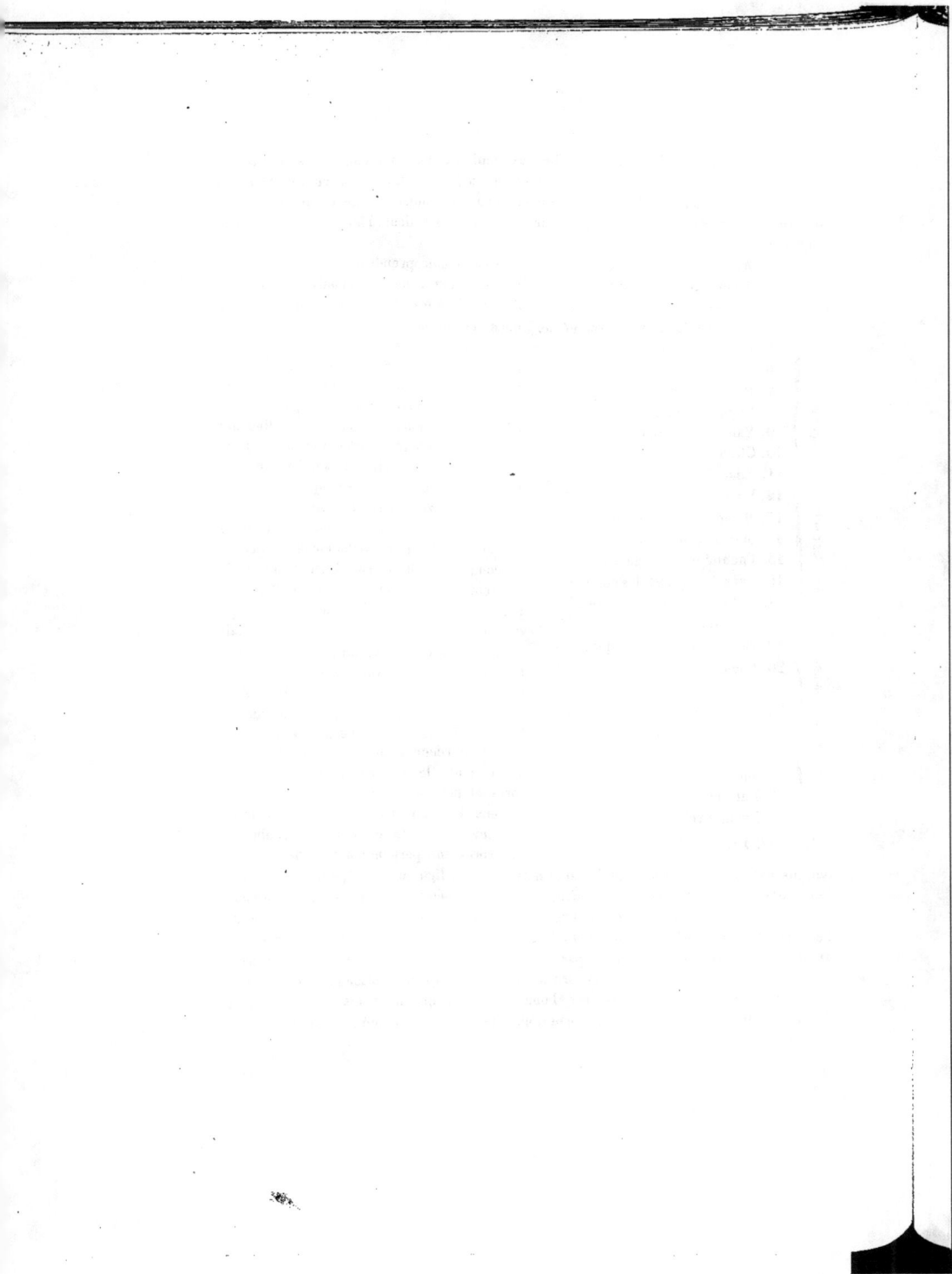

s'ils en découvraient de nouvelles. De ces facultés, 19 sont communes à tous les animaux, les 8 autres appartiennent en propre à l'humanité. Les premières occupent les régions latérales et postérieures du cerveau, les autres siégent sur les parties supérieures et antérieures, c'est-à-dire sur le front dont l'homme seul a reçu l'apanage.

Facultés communes à l'homme et aux animaux.

1. Amour physique.
2. Amour de la géniture.
3. Amitié.
4. Instinct de la défense de soi-même.
5. Instinct carnassier.
6. Ruse.
7. Penchant au vol.
8. Orgueil, fierté.
9. Vanité, ambition.
10. Circonspection.
11. Educabilité.
12. Instinct des localités.
13. Mémoire des personnes.
14. Mémoire des mots.
15. Faculté du langage articulé.
16. Sens du rapport des couleurs.
17. Celui du rapport des sons.
18. Celui du rapport des nombres.
19. Instinct de la mécanique.

Facultés propres à l'homme.

20. Sagacité comparative.
21. Esprit métaphysique.
22. Esprit de saillie et de répartie.
23. Talent poétique.
24. Bonté.
25. Imitation.
26. Fermeté.
27. Instinct religieux.

Voyez pl. 167 et 168.

Nous n'entreprendrons point de suivre l'auteur du système dans l'analyse de chacune de ces facultés. Les limites du cadre où nous devons nous renfermer s'y opposent. Nous nous contenterons de prendre au hasard deux de ces facultés, l'instinct du meurtre par exemple, et celui de la propagation, et nous montrerons par quelles admirables ressources l'illustre Allemand met en relief tout ce qu'il touche, et avec quel merveilleux talent il soutient la réalité de sa doctrine cranalogique.

Instinct carnassier, penchant au meurtre. Le siége de ce sinistre entraînement se présente à la tempe immédiatement au-dessus du conduit auditif externe. La majeure partie des têtes tombées sous la hache de la justice porte à cet endroit une saillie fatale qui dénote la trop grande énergie dont était animée la partie de substance cérébrale correspondante. Nous avons sous les yeux un nombre assez considérable de crânes d'assassins et nous prenons acte sur chacun d'eux de l'existence de cette conformation. Gall avait reconnu une différence très-manifeste entre les crânes des animaux frugivores et ceux des carnivores. C'est ce qui l'amena à la découverte de l'organe du meurtre. En élevant sur plusieurs crânes d'animaux frugivores une perpendiculaire par les trous auditifs extérieurs, il trouva qu'il restait derrière cette ligne une fort petite portion des lobes postérieurs du cerveau. La même opération répétée sur des crânes d'animaux carnassiers fit tomber la perpendiculaire presque sur le milieu de la masse totale de l'encéphale (*voyez pl.* 169, *fig.* 3 *et* 4.) Il vit donc qu'il existe chez les carnassiers au-dessus et derrière le rocher des parties cérébrales qui manquent chez les herbivores. Et cette observation il put la faire encore sur les oiseaux. Chez les oiseaux de proie cette partie du cerveau et du crâne est bombée, tandis que dans les autres espèces d'oiseaux elle est rétrécie et le cerveau tout entier se trouve placé en avant du conduit auditif.

Après ces découvertes déjà si concluantes, deux têtes d'assassins lui furent apportées, et il vit sur l'une et sur l'autre une proéminence très-bombée au-dessus du méat auditif. Il rapprocha cette conformation de celle des crânes des animaux carnassiers et il reconnut qu'une connexion existait entre cette particularité organique et le penchant à tuer.

Puis il voulut prouver que cette affreuse inclination résulte de la nature intérieure et primitive de l'animal, et non de l'habitude ni de l'éducation. Il donne à cet effet des exemples très-concluans dont le plus remarquable est celui d'un de ses petits chiens qu'une dame très-sensible avait élevé et qui, par cela même, tenait d'une autre cause que de l'éducation un instinct effréné d'étrangler des animaux. «Dès la première heure que ce chien fut chez moi, dit-il, il se jeta sur tous les animaux que j'avais dans ma maison, et il les étrangla l'un après l'autre. Un oiseau était-il sorti de la cage, il lui donnait la chasse jusqu'à ce qu'il tombât par terre épuisé de fatigue ; alors il le tuait. Cent fois je le châtiai très-sévèrement dans l'espérance de lui faire perdre cette passion, ce fut en vain. Il finit par devenir le héros du quartier. Beaucoup plus petit qu'un chat il était la terreur de ces animaux ; à peine en apercevait-il un, qu'il se couchait devant lui à plat ventre, et, au moment où le chat allongeait un coup de griffe, il lui sautait à la gorge et ne le lâchait plus qu'il ne fut mort. Plusieurs fois mes amis et moi nous nous sommes amusés à laisser courir dans une salle des rats par douzaines ; les chiens caniches les plus forts reculaient souvent à leur attaque furieuse, et mon petit chien de dame tremblait d'impatience sur mon bras jusqu'au moment où je le mettais par terre ; alors il courait avec un grand sang-froid d'un rat à l'autre, et les tuait par un seul coup de dent à la nuque. Jamais il ne tournait la tête pour regarder un animal qu'il venait de détruire. »

Selon Gall toutes les espèces animales concourent à prouver que ni les dents, ni les griffes, ni les organes digestifs, ni la faim, ni la soif, ni l'habitude, ni l'éducation ne confèrent aux animaux leur instinct carnassier ; qu'un organe cérébral particulier le fait naître, le développe et l'entretient, et que cet organe qui a positivement son siège dans la région temporale du cerveau, se manifeste au dehors par une grande proéminence placée chez la plupart des animaux immédiatement au-dessus de l'oreille et chez d'autres un peu plus en avant.

Mais cet affreux penchant existe-t-il dans l'organisation humaine, et la nature a-t-elle institué l'humanité homicide ? Si, pour résoudre la question, on voulait se borner au souvenir de ces torrens de sang humain qui ont, peut-être constamment depuis l'origine du monde, inondé la surface terrestre, on aurait déjà, par ce fait, des preuves suffisantes de l'affirmative. Que si l'on se restreint dans des exemples individuels, on n'acquerra pas moins la triste certitude qu'il existe dans l'homme un penchant naturel qui le porte à devenir sanguinaire et qui peut s'accroître depuis la simple indifférence à voir souffrir jusqu'au désir le plus impérieux de tuer. Il y a dans le livre de Gall un choix d'exemples tellement frappans qu'on recule d'effroi devant la considération que certains hommes peuvent être appelés par une organisation spéciale à devenir plus féroces que le plus féroce des animaux. — Un étudiant éprouvait un si grand plaisir à tourmenter des insectes, des oiseaux et d'autres animaux qu'il s'adonna à la

Fig 1.

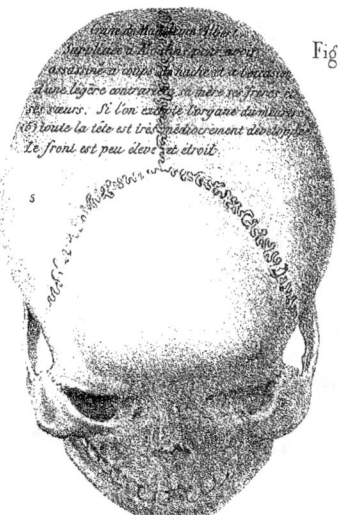

Crane de Madeleine Albert, suppliciée à Munich pour avoir assassiné à coups de hache et écrasé d'une lourde contrainte... en France de ses sœurs. Si l'on excite l'organe du meurtre (5) toute la tête est très médiocrement distendue, le front est peu élevé et étroit.

5

Ceracchi sculpteur supplicié à Paris pour avoir tenté d'assassiner le 1er Consul. Gall faisait remarquer sur cette tête 1.° le développement de l'organe de la fierté (6) 2.° l'organe de l'instinct carnassier (5) 3.° l'organe de la mécanique (19)

Fig. 2

Pl. 169.

Svs de Gall.

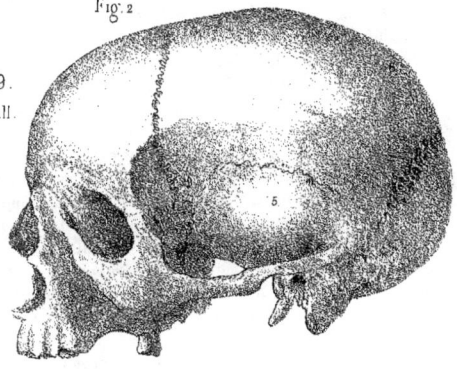

5

Crane de martre (Carnivore)

Fig. 3.

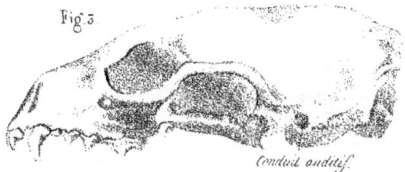

Conduit auditif.

Crane de marmotte (Frugivore)

Fig. 4.

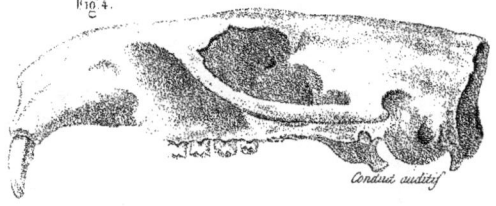

Conduit auditif.

L'abbé Lacloture qui avait un grand talent pour tous les ouvrages de femmes. Il avouait n'avoir jamais aimé et être né avec une chasteté naturelle, quoiqu'il eût à cœur de plaire au beau sexe. Gall montrait cette tête avec le rapport du développement de l'organe de la vanité (9) de l'organe de la bonté (24) de celui de la mécanique (19) et de la petitesse du Cervelet (1)

Fig 5.

24

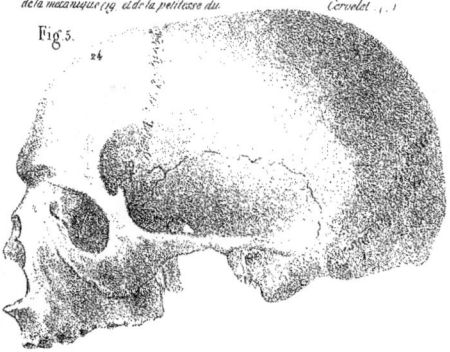

Crane d'un maître de langues d'un tempérament très lascif. La protubérance (1) qui répond à l'organe de l'amour physique y est excessivement développée.

Fig. 6.

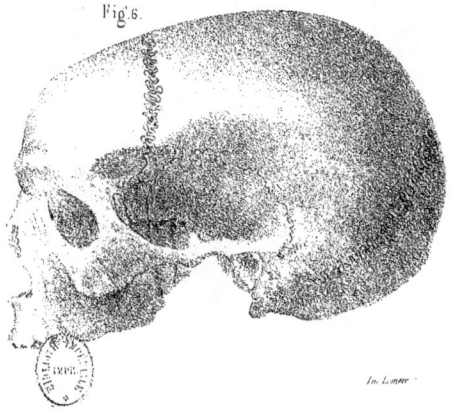

Gall D. M del et lith

Im. Lemer

chirurgie pour satisfaire son penchant. — Un garçon apothicaire se fit bourreau pour satisfaire sa rage de tuer. — Un riche hollandais payait les bouchers qui faisaient de grosses livraisons de viandes aux navires, pour qu'ils lui laissassent assommer les bœufs. — Le chevalier Selwin tâchait toujours d'être placé près du coupable que l'on suppliciait. — La Condamine faisait un jour des efforts pour percer la foule rassemblée sur la place des exécutions, et comme les soldats le repoussaient en arrière, le bourreau leur dit : « Laissez passer Monsieur, c'est un amateur. » — Un ecclésiastique hollandais prit la place d'aumônier d'un régiment seulement pour avoir l'occasion de voir détruire un plus grand nombre d'hommes. Il élevait chez lui des femelles de différens animaux domestiques pour avoir le plaisir de couper le cou à leurs petits. Il correspondait avec le bourreau du pays, et faisait des courses de plusieurs jours à pied pour assister aux exécutions ; aussi les bourreaux lui faisaient toujours l'honneur de le placer auprès d'eux. — L'histoire rapporte que le duc de Bourbon-Condé, le comte de Charolais, trahissait dans les jeux même de son enfance un horrible instinct de cruauté. Il se plaisait à torturer des animaux. Ses violences envers ses domestiques étaient féroces. Il commettait des meurtres sans intérêt, sans vengeance, sans colère, et comme passe-temps : c'est ainsi qu'il tirait sur des couvreurs afin d'avoir le barbare plaisir de les voir précipités du haut des toits. — Une femme, Madeleine Albert de Moulins, dont nous avons dessiné la tête, (*voy. pl.* 169) après avoir tué, avec une hache, mère, frères et sœurs, se faisait gloire devant le tribunal de cette atrocité sans exemple.

Mais hâtons-nous d'étendre un voile sur ces aberrations qui affligent et font frémir l'humanité, et consolons-nous en songeant que l'homme a toujours en lui-même un contre-poids de ses inclinations dominantes, qu'il possède toujours la faculté de vaincre ses mauvais penchans, et qu'il a, pour l'aider dans ses efforts, les institutions sociales, la religion et son éducation personnelle.

Instinct de la propagation, amour physique. Gall découvrit l'organe du penchant vénérien, en donnant ses soins à une jeune veuve que la continence à laquelle la condamnait sa condition nouvelle jetait dans des attaques violentes de nymphomanie. Un jour qu'il la soutenait de la main pendant l'accès, il fut frappé de la proéminence de la nuque de cette femme, et de la chaleur dont cette partie était le siège. Il soupçonna dès lors qu'un rapport pouvait exister entre le cervelet et l'amour physique. Il recueillit toutes les preuves qui devaient changer en vérité sa présomption, et le succès couronna ses efforts. Il vit toujours le cervelet manquer chez les animaux qui se propagent sans accouplement, et, au contraire, chez les animaux qui s'accouplent, le cervelet exister toujours. On voit qu'il n'est pas question dans la doctrine du docteur Gall de coordination de mouvemens, quand il faut expliquer le rôle du cervelet. Cette découverte n'était pas née encore. Tout ce réduit ici, pour cet organe, à présider non pas à la fécondité, à l'acte même de la fécondation, mais au penchant à exercer cet acte, à s'adonner à l'incontinence et au libertinage.

Entre plusieurs exemples, Gall cite celui du fils d'une mulâtre, âgé de moins de trois ans, qu'il a vu à Paris. Cet enfant se jetait non-seulement sur de petites filles, mais sur des femmes, et les sommait avec audace et opiniâtreté de satisfaire ses désirs. Il ressentait dans les parties sexuelles, qui n'étaient point prématurément développées,

des érections plus que momentanées. Comme il était environné de filles qui se prê-
taient à satisfaire ses désirs comme à un jeu piquant pour elles , par sa singula-
rité , il mourut de consomption avant d'avoir atteint la fin de sa 4ᵉ année. Il avait
un cervelet extraordinairement développé. Le reste de sa tête offrait les dimensions
ordinaires à son âge.

A Vienne, une diseuse de bonne aventure, dévote et superstitieuse, entretenait toujours,
quoique déjà âgée , deux amants. — Un médecin célèbre était animé pour la copulation
d'une si grande ardeur qu'après avoir mis au tombeau en très-peu de temps , et l'une
après l'autre , trois épouses jeunes et robustes , il prit le parti , à l'âge d'à peu près
50 ans , d'entretenir dans sa maison 4 filles vigoureuses. Son crâne ainsi que celui de
la tireuse de cartes font partie de la collection de Gall. Les bosses occipitales et cérébelleuses y sont très-larges , très-bombées , et cette particularité est d'autant plus
frappante sur ce dernier qu'il offre dans tout le reste de son étendue des proportions
fort exigues. Deux autres les accompagnent dans cette collection : l'un a été celui d'une
marchande de modes, vraie Messaline, qui se laissa aller à tous les écarts de sa passion
érotique ; le second , celui d'un maître d'école atteint d'une lubricité si exigeante qu'il
n'avait jamais pu se rassasier de jouissances avec les femmes. On peut s'assurer qu'ils
offrent tous les deux un renflement énorme à la région inférieure et postérieure correspondante au cervelet.

Le penchant à l'amour est , selon Gall , généralement plus vif , plus impérieux chez
l'homme que chez la femme , et cette différence se reproduit sur tous les degrés de
l'échelle zoologique. Les femelles des diverses espèces d'animaux , les chiennes, les
jumens , les vaches sont restreintes , pour la manifestation de l'instinct qui nous occupe,
à certaines saisons , à certaines périodes , tandis que les mâles sont disposés toute l'année
à se livrer à l'amour. Dans notre espèce aussi la nature a mis chez la femme plusieurs
entraves à l'activité de cette passion , les incommodités de la grossesse , le travail de
l'enfantement , l'allaitement, l'éducation des enfans , et elle a laissé l'homme , au
contraire , maître de jouir dans toutes les saisons et pendant tout le cours de
sa vie.

Eh bien , il est aisé de se convaincre que , dans toutes les classes animales , le cervelet est beaucoup plus développé chez les mâles que chez les femelles , et si des
exceptions se montrent quelquefois , sous le rapport de l'énergie du penchant, l'exception
se répète dans le volume du cervelet.

Mais cette différence tient-elle uniquement aux dimensions plus vastes qu'acquiert la
masse encéphalique tout entière chez les mâles ? Gall donne comme certain que les
parties cérébrales ne se commandent pas dans leurs proportions respectives; que le cervelet forme un organe à part, qu'un grand cerveau se montre quelquefois sur le même sujet
à côté d'un cervelet très-petit et réciproquement.

Gall avait rassemblé plusieurs têtes d'oiseaux au commencement du printemps, saison
de leurs amours les plus ardentes ; il en avait rassemblé d'autres au commencement de
l'hiver , époque où tout ce qui a rapport à la propagation est épuisé. Dans les têtes ras-
semblées au printemps le cervelet était plus large , plus turgescent ; dans les crânes, la
proéminence correspondant à cet organe était plus large et plus bombée que dans ceux
recueillis au commencement de l'hiver.

Et puis, dit Gall, « Le genre de caresses que se font certains animaux n'aurait-il pas
» dû réveiller depuis long-temps l'attention des naturalistes ? C'est tantôt le mâle et
» tantôt la femelle qui a l'habitude d'irriter la nuque de l'objet de ses désirs. Long-
» temps avant l'accouplement le chat mâle mord amoureusement la nuque de la chatte,
» et quelquefois il continue ce jeu pendant une journée entière. J'ai vu souvent des
» chiennes en chaleur donner à des chiens peu ardens des coups de museau dans la
» nuque, pour les provoquer à l'accouplement. Le canard mâle, avant de procéder à
» l'acte de la fécondation, monte tranquillement sur la cane et lui passe 3 ou 4 fois
» le bec sur la nuque ; ce n'est qu'alors que la cane se blottit et que l'accouplement a
» lieu. »

Toutes ces preuves nous paraissent si concluantes que nous nous en tiendrons à elles.
L'auteur de la doctrine y joint encore des faits pathologiques en grand nombre que
nous considérons, nous, comme un luxe, une surabondance de démonstrations, attendu
qu'au moment où ils se présentent dans la lecture du livre, une opinion doit être déjà
acquise par tout ce qui précède, et cette opinion a plutôt besoin alors de phénomènes contraires, d'argumens contradictoires que de preuves corroborantes nouvelles.

Si l'on assemble tous les faits qui viennent à l'appui d'un système et qu'on éloigne avec
une partialité intéressée tous ceux qui peuvent le combattre, on ne met en lumière qu'un
seul côté de la médaille, et le revers où la vérité se cache reste toujours dans l'ombre.
En bonne logique il faut tout accueillir. On trouve dans la collection de crânes faite
par le docteur Gall des argumens bien propres à ébranler le scepticisme le plus
robuste. On y voit la tête de Papavoine avec sa fatale proéminence *temporo-parietale*.
On y voit celle du général Wurmser portant à la fois les signes en relief de la bravoure
et de l'amitié ; celle d'un Hongrois offrant les caractères si tranchés de la ruse et de l'hy-
pocrisie ; celle de l'abbé Gaulthier si heureusement douée des deux organes de la
philogéniture et de l'éducabilité ; celles de Newton, de Buffon et autres avec les marques
sensibles de leur supériorité et de leur spécialité intellectuelle. Mais, en revanche, il
faut savoir aussi que des individus enclins au meurtre n'ont pas offert de bosse
temporale, que d'autres d'une salacité peu commune non-seulement n'ont pas offert de
bosse sous-occipitale, mais ont été vus, à leur mort, complètement privés de toute trace
de cervelet ; que souvent, en un mot, une anti-phrénologie a été faite et qu'elle a lutté
au moins à armes égales avec la doctrine de Gall.

La phrénologie ne peut donc pas, malgré les grandes vérités qu'elle a intrônisées, subs-
tituer encore son empire à toute la psychologie ancienne. Dans l'état actuel de nos
connaissances sur l'encéphale, il faut beaucoup rabattre des prétentions de cette science.
Du temps de Gall on était si peu avancé sur la partie expérimentale de l'encéphale !
On ignorait que les tubercules quadrijumeaux fussent le siége de la vision ; on ignorait
que l'acte respiratoire se liât de la manière la plus intime avec la moelle allongée ; on
ignorait que le cervelet fut le régulateur des mouvemens volontaires ; on ignorait que les
hémisphères du cerveau fussent le siége exclusif de l'intelligence. Et quoique ces données
ne soient pas encore l'expression absolue de la vérité, on ignorait du moins les expériences
dans lesquelles on les a souvent observées.

Certes nous sommes loin de croire qu'il faille, pour cela, renoncer à ce genre d'étude.

Le système nerveux est gros d'enseignemens utiles. C'est une gangue qu'il faut tourmenter sans relâche et dans tous les sens pour en extraire les trésors qu'elle nous tient cachés. Or il est incontestable que la plus vaste, et nous n'hésitons pas à le dire, la plus fructueuse exploitation qui en ait été faite jusqu'à nos jours, doit être attribuée au docteur Gall. Le premier il s'est mis à l'œuvre pour frapper au cœur les doctrines incompréhensibles, les puériles arguties des anciens philosophes et théologiens ; le premier il a détrôné les puissances viscérales, et il n'est rien de riche comme la collection des faits à l'aide desquels il affirme que toutes les passions comme toutes les forces intellectuelles émanent du cerveau, que toutes les nuances de ces facultés diverses ont avec l'encéphale la connexion la plus intime, que le courage localisé depuis des siècles dans le cœur, que la joie, la douleur et la crainte concentrées dans les fibres nerveuses du diaphragme, de l'estomac et des intestins, sont réellement des manifestations de l'activité organique du cerveau, activité produisant ces émotions diverses selon qu'elle s'exerce sur tel ou tel endroit du composé encéphalique. Il a fait voir qu'il existe des lois immuables, on peut même dire fatales, qui régissent l'humanité ; mais qu'il existe aussi un contre-poids de ces lois, c'est-à-dire des influences modificatrices ayant leur source dans l'individualité de structure et d'aggrégation de tous les organes du corps, dans l'éducation, dans la civilisation, etc. Il a tracé la voie à suivre pour faire de notre législation pénale, œuvre de vengeance et de colère, une institution toute philanthropique, en prescrivant de régler les moyens préventifs d'après la nature de l'homme, d'après l'organisation et le jeu du globe cérébral, de diriger vers une régénération morale les souffrances matérielles infligées aux coupables, d'étudier, pour cela, le genre de sentiment, d'intelligence, de penchans de l'individu, les causes qui ont pu exciter, outre mesure, un encéphale déjà trop actif, de le soustraire à toute cause provocatrice, de fixer son activité à des objets contraires, de porter toute l'éducation sur des organes supérieurs dont l'exercice permanent diminue et finisse par absorber la trop grande puissance de l'organe incitateur, d'établir l'harmonie entre les sentimens, de régénérer l'homme, en un mot, par des épreuves successives et graduées, et de le rendre, après un certain temps, à la vie sociale.

Assurément on ne pourra jamais toucher au doigt les rapports de causalité qu'entretiennent entre eux les phénomènes de la pensée et les molécules de la pulpe cérébrale. Toutefois serait-ce froisser la raison que d'avancer qu'une turgescence moléculaire coexiste avec l'action générale de l'encéphale, et que cette turgescence s'irradiant inégalement vers la périphérie de l'organe, développe dans l'animalité les différences de penchans et de dispositions ? S'il en était ainsi l'unité de l'action nerveuse se trouverait parfaitement conciliée avec la localisation des facultés de l'âme.

Honneur donc à l'illustre Allemand qui a montré que l'intelligence varie selon la forme et le volume du cerveau ! Et présumons assez de ce génie pour croire qu'il eut donné à son système une physionomie toute différente s'il avait pu combiner son empirisme avec la science expérimentale de nos physiologistes modernes.

Troisième Partie.

DE LA PROPAGATION DE L'ESPÈCE.

L'homme, comme tous les êtres organisés qui l'entourent, ne possède qu'une vie temporaire. Il naît et il se développe, il se reproduit, puis il meurt. Cette transfusion de sa vie dans un être nouveau qui lui ressemble et qui le continue, est ce qui perpétue l'espèce humaine. Et chose remarquable ! pendant que tous les autres phénomènes de la vie se passent sur un théâtre unique, dans chaque corps pris individuellement, le phénomène de la reproduction exige deux théâtres distincts : il lui faut le concours de deux êtres organisés chacun d'une manière propre, il lui faut la conjonction de deux individus de sexe différent. L'homme et la femme se partagent l'exécution active de la génération. Doués, à cet effet, d'appareils organiques et de facultés propres à chacun d'eux, ils se rapprochent, confondent leurs puissances, et de cette fusion passagère, presque instantanée, jaillit comme un rayon de vie qui fait éclore le nouvel être.

Ce n'est pas que l'accomplissement de l'acte reproducteur, envisagé du point de vue de sa généralité, repose essentiellement sur la différence des sexes. Que d'animaux qui se reproduisent par leurs ressources individuelles, exclusives ! Voyez toute la division la plus infime de l'échelle zoologique, les polypes, les vers intestinaux, etc., vous n'y trouvez pas même une apparence d'organes sexuels. Sur divers points de la surface de leur corps poussent quelques bourgeons qui se détachent à une époque fixe et constituent des individus nouveaux. Mais il faut dire que plus le phénomène devient grand et complexe, plus aussi se compliquent les rouages qui le développent. A un degré plus élevé de l'échelle zoologique, les instrumens sexuels apparaissent, les uns mâles, les autres femelles, ces derniers qui fournissent un germe, un ovule, un œuf, les premiers qui sécrètent une humeur capable d'aviver ce germe. Chez plusieurs animaux d'une organisation encore simple, les deux ordres d'organes sont réunis sur un même être lequel est dit, à cause de cela, *hermaphrodite*. Tous les molusques acéphales sont dans ce cas : ils se fécondent eux-mêmes. Mais il est des hermaphrodites qui, en même temps qu'ils fécondent, se trouvent eux-mêmes fécondés ; tels sont les colimaçons. Ici, quoique les deux genres d'organes existent à la fois sur le même être, le rapprochement de deux individus n'en devient pas moins nécessaire; l'organe femelle de l'un reçoit l'organe mâle de l'autre et réciproquement. Quelle bizarrerie de la nature !

Chez les animaux supérieurs et notamment dans les mammifères , les sexes sont séparés. La formation du nouvel être exige pour condition fondamentale le concours de deux appareils organiques distincts portés chacun par un individu différent. Ce qu'on appelle *accouplement* est la conjonction de deux êtres de même espèce à sexes séparés. Mais voyez encore dans la série animale la progression de l'acte reproducteur ! L'accouplement n'est pas encore chez les animaux à sexes distincts , une condition essentielle à la fécondation. Il est nombre de ces animaux , et nous pouvons citer presque tous les poissons chez lesquels la liqueur fécondante du mâle n'est appliquée sur les ovules de la femelle que lorsque ces ovules ont été jetés au dehors. Les batraciens sont de cette catégorie. Chez les grenouilles et les crapauds , la femelle pond d'abord ses œufs : puis vient l'arrosement et la fécondation par la liqueur prolifique du mâle. Ce fait d'observation est de la plus haute importance. Il met au jour un point de physiologie qui avait long-temps demeuré couvert de ténèbres. On voit qu'il est question de la préexistence des ovules. Le mécanisme de la fécondation a pour objet , dans tous les cas , de mettre en rapport, en contact immédiat, l'humeur séminale avec l'ovule : mais il n'est pas institué pour produire l'ovule lequel préexiste à l'acte fécondateur. Quant à savoir si cet ovule contient le nouvel être avant que la force vivifiante du mâle ne vienne l'atteindre , c'est ce que nous apprécierons plus tard.

L'homme naît vivipare , comme tous les mammifères. Différent de cette grande classe d'animaux qui sortent du sein maternel cachés encore dans les membranes protectrices de l'œuf , l'homme se débarrasse de toutes ces enveloppes, lorsqu'il quitte la demeure utérine. Pour lui la génésie s'est effectuée à l'aide de deux sexes dont l'un, par un rapprochement intime, a fécondé l'autre, c'est-à-dire a lancé sur un germe de l'autre une humeur qui lui a conféré des conditions d'existence nouvelles et l'a excité à un grand développement. C'est donc sur ce développement du germe que repose la génération , la propagation de l'espèce. Nous allons l'étudier en passant successivement en revue d'une part les appareils génitaux du sexe mâle et du sexe femelle, de l'autre le rapprochement des sexes ou la *copulation ;* l'avivement de l'œuf dans l'ovaire ou la *fécondation* ; l'accroissement de l'œuf dans l'utérus ou la *grossesse*; l'expulsion du fœtus ou *l'accouchement*; enfin la *nutrition nouvelle* de l'enfant nouveau-né.

ANATOMIE.

1. *Appareil génital de l'homme.*

Trois ordres d'organes constituent l'appareil générateur mâle : le 1er se rapporte à la sécrétion du sperme , le 2e à la conservation de cette humeur , le 3e à la copulation.

a. Organes de sécrétion. Ils portent le nom de *testicules.* Ce sont deux glandes ovoïdes , du volume d'un œuf de pigeon , situées au-dessous de la verge , suspendues par le cordon des vaisseaux spermatiques et composées d'un *parenchyme* et d'une *enveloppe fibreuse* ou *coque albuginée.*

Le *parenchyme* des testicules est la substance au sein de laquelle se fabrique le sperme. C'est une pulpe molle et jaunâtre , coupée par une infinité de cloisons , qui ne sont autre chose que des prolongemens aréolaires de l'enveloppe fibreuse , ce qui lui donne un aspect granuleux. Au fonds , la pulpe testiculaire est une agglomération de vaisseaux capillaires artériels et veineux , de nerfs et de filamens flexueux , entrelacés , repliés en tous sens les uns sur les autres et connus sous le nom de *conduits séminifères.* On n'aurait point appris exactement ni la disposition , ni la longueur de ces tubes , si on n'était plusieurs fois parvenu à les injecter au mercure , malgré leur excessive ténuité. Ainsi préparés , nous les avons vus résistants , pelotonés , renflés de distance en distance et se dirigeant vers le bord supérieur de l'organe où ils s'anastomosent , se réunissent en une vingtaine de con-

PHYSIOLOGIE.

1. *Copulation.*

A l'âge de l'adolescence , il s'établit , dans les organes génitaux de l'un et de l'autre sexe , un travail très-actif , dont la mise en scène , révélée d'une manière générale par les mutations physiques que subissent l'appareil génital lui-même et l'économie tout entière , se manifeste spécialement par la formation de l'humeur séminale dans les testicules de l'homme et par l'apparition des ovules dans les ovaires de la femme. C'est dans le parenchyme pulpeux , dans les rameaux si fins , si multiples , si flexueux des testicules , que l'humeur séminale est sécrétée aux dépens du sang artériel. Elle chemine dans ces tubes , dans l'épididyme , dans les canaux déférens , et s'épanche dans les vésicules séminales pour y demeurer en réserve jusqu'au moment où l'acte reproducteur en appelle l'usage. Or , l'objet de la copulation est d'expulser cette liqueur des réservoirs qui la contiennent, de la darder , au moyen du pénis , dans l'appareil génital de la femme , où l'ovule l'attend pour sa fécondation. Une sensation voluptueuse , indéfinissable , plus vive généralement chez l'homme que chez la femme , prélude à l'accomplissement de cet acte , elle l'accompagne et finit avec lui. Instituée par la nature pour balancer l'indifférence de la froide raison des sexes , cette sensation assure la perpétuité de l'espèce , car elle est souveraine , irrésistible comme le sont les sensations de la faim et de la soif. C'est elle qui rehausse les charmes corporels extérieurs , provocateurs du rapprochement. C'est elle qui active la sécrétion du sperme , la plus lente de toutes les sécrétions de l'économie. C'est elle qui gonfle le pénis , dont le rôle domine dans la copulation , qui le durcit , l'allonge , le relève , et qui le met ainsi dans

duits plus volumineux , qui tous se portent , soit en dedans soit en dehors

PLANCHE CLXX.

Appareil génital de l'homme.

Fig. 1. Testicule injecté au mercure (d'après Haller).

N° 1. Tunique albuginée. — 2 , 2. réseau celluleux. — 3 , 3. conduits séminifères. — 4 , 4. tronc de ces conduits, traversant le corps d'Highmore.—5 , 5 , 5. épididyme constitué par un seul conduit tortueux. — 6. terminaison de l'épididyme dans le canal déférent 7 , 7.

Fig. 2. Testicules , pénis disséqué et coupé vers le milieu de sa longueur.

N° 1 , 1. Testicules. — 2. épididyme. — 3. canal déférent et 4. ses vaisseaux artériels et veineux. — 5. entrée du canal déférent dans l'anneau inguinal , par où il va gagner le bas-fonds de la vessie et s'aboucher avec la vésicule séminale correspondante. — 6. vessie. — 7. symphyse du pubis. — 8. racine de la verge. — 9. canal de l'urètre , faisant suite aux canaux éjaculateurs et aux vésicules séminales situés sur le bas-fonds de la vessie. — 10 , 10. corps caverneux.

Fig. 3. Vessie , vésicules séminales , prostate (d'après Haller).

N° 1. Vessie. — 2. prostate. — 3 , 3. uretères coupées. — 4 , 4. canaux déférens coupés. — 5. vésicule séminale dans sa position naturelle. — 6. vésicule séminale de l'autre côté , injectée et déployée. — 7 , 7. canaux éjaculateurs , plongeant dans la prostate pour gagner l'origine du canal de l'urètre 8.

Appareil génital de la femme.

Fig. 4. Utérus et vagin dans leurs rapports avec la vessie et le rectum.

A , A. Paroi antérieure du ventre , coupée sur la ligne médiane. — B. surface cartilagineuse articulaire du pubis. — C , C. péritoine coupé en D , D , D , D. pour mettre à découvert le tissu propre des organes génito-urinaires. — E. vessie. — F. orifice externe de l'urètre. — G. uretère coupée. — H. vagin. — I. son orifice extérieur. — K. petites lèvres. — L. point du vagin correspondant au col de l'utérus. — M. utérus. — N. trompe de Fallope. — O. son pavillon. — P. ovaire. — Q. ligament de l'ovaire. — R. ligament qui

l'état le plus favorable pour forcer les obstacles physiques du conduit génital de la femme , et pour lancer au loin la liqueur prolifique au voisinage des ovaires.

Sous l'influence du désir de l'accouplement, une irritation s'établit dans les corps caverneux , dans la substance spongieuse de l'urètre et du gland , le sang se précipite en abondance dans ces tissus très-érectiles , et la turgescence du pénis a lieu. Le mécanisme de ce singulier phénomène a long-temps stimulé la curiosité des auteurs. Il semblait naturel de le faire peser sur l'existence de cellules particulières situées en dehors du système capillaire sanguin , car la texture aréolaire du corps caverneux n'a jamais pu être révoquée en doute. Cependant aujourd'hui qu'on connaît et la richesse soit en artères, soit en veines des tissus érectiles, et la disposition plexiforme et anastomotique de ces vaisseaux , et la dilatation considérable dont ils sont susceptibles, on ne peut plus admettre des cellules aréolaires indépendantes, adjacentes ou intermédiaires au grand cercle circulatoire. Une telle organisation n'aurait pas pu servir l'instantanéité de la turgescence et de l'affaissement. D'ailleurs, l'observation directe est là qui redresse toute appréciation illusoire. G. Cuvier a injecté la veine de l'éléphant. Chaussier et Béclard ont injecté celle de l'homme , à travers la veine dorsale, et ces trois grands anatomistes ont vu distinctement les extrémités artérielles et les radicules veineuses dilatées en cellules et inosculées entr'elles par des divisions successives toujours aréolaires , au sein du tissu érectile qu'elles concourent à former. L'instantanéité de l'érection s'explique sans effort par cet abouchement entre les artères et les veines du pénis , et par l'intervention de l'excitabilité nerveuse dont l'énergie doit se trouver proportionnée avec la multiplicité des filets nerveux qui enlacent le tissu érectile.

PLANCHE 170.

Fig. 3.

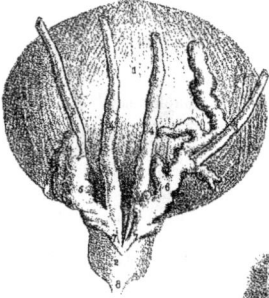

Fig. 1.

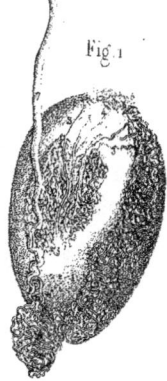

Fig. 2.

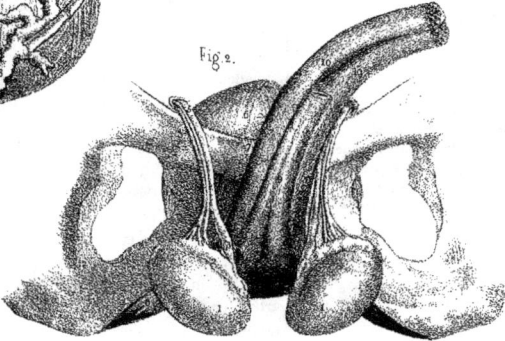

Fig. 4.

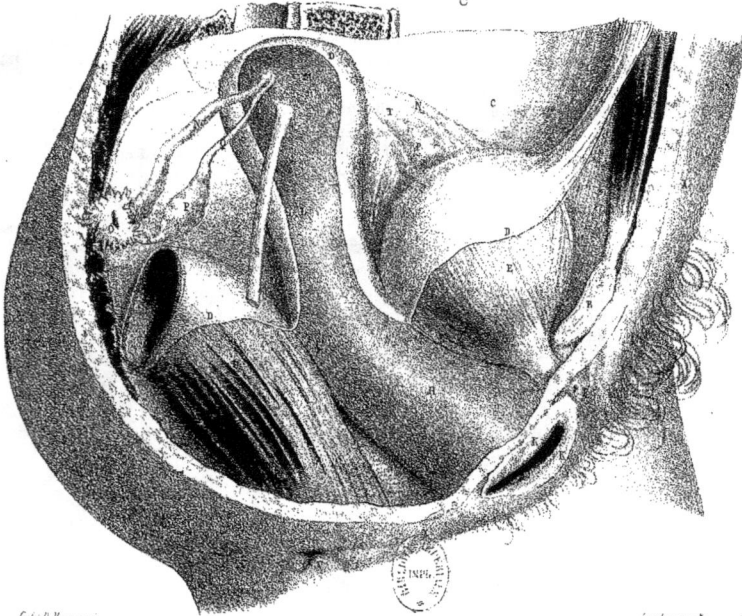

d'une espèce d'ampoule appartenant à la tunique albuginée et dite *corps d'Highmore*. Ainsi ramassés, les conduits séminifères se réduisent en un canal unique, l'*épididyme*, sorte d'appendice vermiforme, flexueux, replié mille fois sur lui-même et couché sur toute la longueur du bord supérieur du testicule. Le conduit qui forme l'épididyme est facile à injecter, et, lorsqu'on le devide, on lui trouve jusqu'à 30 pieds de longueur. Son extrémité antérieure est l'origine du canal déférent.

La *membrane fibreuse* ou *coque albuginée* est pour le testicule ce qu'est la sclérotique pour le globe de l'œil. D'un blanc opaque, d'un tissu très-serré, elle détermine la forme de l'organe, et elle adhère au parenchyme par une multiplicité de filamens qu'elle envoie dans son intérieur et qui constituent des cellules triangulaires, incomplètes, communiquant toutes entr'-elles et contenant les vaisseaux séminifères. Par sa face externe, qui est très-lisse, elle répond à la tunique vaginale, partie constitutive des bourses.

On donne le nom de *bourses* à un ensemble d'enveloppes fournies par un prolongement des parois abdominales et disposées en forme de sac qui renferme et protége les testicules. Ces enveloppes superposées et au nombre de cinq sont : le *scrotum* fourni par la peau du

Joindre à ces causes primitives et essentielles le rôle auxiliaire des muscles ischio-caverneux et bulbo-caverneux qui, par leurs contractions, redressent le pénis, le portent en avant, le soutiennent et le compriment, c'est se faire une idée complète du phénomène de l'érection.

Mais pendant les préludes et au milieu de l'acte copulateur, d'autres phénomènes se passent dans l'appareil génital de l'homme. A la manière des glandes salivaires qui, dans certaines circonstances, précipitent la formation de leur produit, les testicules, qui ont reçu leur part de l'excitation du pénis, activent la sécrétion du sperme. C'est évidemment ce travail que signalent les mouvemens vermiculaires dont on voit animée l'enveloppe scrotale. Le sperme est charié en quantité plus grande dans les vésicules séminales, lesquelles, irritées elles-mêmes et parvenues au *maximum* d'excitation, lancent dans l'urètre, par le canal éjaculateur, ce que leur ont transmis les testicules par les canaux déférents. L'action des vésicules séminales est alors vigoureusement aidée par la contraction des muscles érecteurs du pénis. Et ce sont réellement ces muscles qui, convulsivement agités, dardent au dehors, non-seulement l'humeur testiculaire, mais encore un liquide muqueux issu de la prostate et des glandules de Cowper.

L'excrétion une fois terminée, la volupté s'éteint, toutes les puissances actives de la copulation se détendent, le corps tombe dans l'affaisement et le moral dans la tristesse, ou, pour mieux dire, dans le regret de jouissances trop promptement évanouies.

Quelle est la part qu'a pris la femme dans l'œuvre préparatoire de la fécondation ? Son rôle à elle est de recevoir le pénis dans l'étui vaginal et l'humeur prolifique dans l'utérus : sous ce rapport il serait purement passif. Mais il est certain que la volupté,

unit la trompe à l'ovaire. — S. ligament rond coupé. — T. ligament large, conservé de l'autre côté et renfermant l'ovaire, la trompe de Fallope et le ligament rond. — U. rectum coupé. — V. anus. — X. périnée. — Y. grande lèvre. — Z. mont de Vénus.

168

ventre ; le *dartos* par le fascia superficialis ; la *tunique érythroïde* par le muscle crémaster ; la *tunique fibreuse* par l'aponévrose du muscle grand oblique; enfin la *tunique vaginale* par le péritoine.

Le *scrotum*, enveloppe cutanée mince, brune, rugueuse et couverte de poils offre une étendue de beaucoup supérieure à celle de la surface des testicules. Ce qui le rend surtout remarquable est son extrême rétractilité. Il est traversé d'avant en arrière, depuis la racine de la verge jusqu'à l'anus, par une saillie médiane, plissée, dite *raphé*. Un tissu cellulaire assez serré l'unit intérieurement au dartos.

Le *dartos*, d'une couleur rougeâtre, d'une nature cellulo-fibreuse et non point musculeuse malgré sa grande contractilité, affecte une disposition différente de celle du scrotum. Au lieu d'un sac unique il en forme deux bien distincts dans chacun desquels est contenu un testicule. Une cloison sépare ces deux

PLANCHE CLXXI.

Appareil génital de la femme.

A, A. Reins. — B, B. Uretères coupées. — C, C. bassin. — D. pubis. — E, E. ischions. — F, G. artères et veines utérines. — H, I. artères et veines ovariques. — K. utérus incisé en L, pour mettre à découvert le col et le museau de tanche M. — N. intérieur du vagin. — O. ouverture externe du vagin. — P. clitoris. — Q. petites lèvres. — R. muscle constricteur du vagin. — S, S. ligamens ronds. — T, T. attaches de ces ligamens sur la symphyse du pubis. — U, U. — ovaires. — V. ligament de l'ovaire. — X. trompe de Fallope et Y son pavillon. (celle d'un côté a été ouverte en Y'.) — Z. ligament large, conservé sur un seul côté.

quoique moins intense chez elle, reçoit pourtant assez d'exaltation pour jeter ses parties sexuelles dans un état d'orgasme qui accroît leur température et active leurs sécrétions. Le clitoris, petit organe d'une sensibilité exquise, s'érige à l'instar du pénis, le tissu contractile du vagin se dilate, le muscle constricteur étreint la verge spasmodiquement, tout concourt, en un mot, à rendre plus intime le contact réciproque des surfaces sensibles. En outre le col de l'utérus et le museau de tanche qui en fait partie se dilatent et se dirigent en avant comme pour aspirer la semence. Tout le corps de la femme est convulsivement ébranlé comme celui de l'homme, et l'instant de l'éjaculation est pour elle, comme pour l'homme, un temps d'extase pendant lequel agit, probablement à la surface de l'ovaire, l'étincelle vitale qui doit animer le nouvel être.

Un mot sur la vertu fécondante du sperme et sur la constitution élémentaire de cette humeur.

Il est à croire, mais on n'en a pas la certitude, que les vésicules séminales se vident en entier dans le coït. Du reste cette déplétion est comme un stimulus sur les testicules qui redoublent leur jeu pour emplir de nouveau les vésicules séminales. C'est ce qui fait que le coït peut être répété à de courts intervalles, surtout dans les hommes vigoureux à imagination très-ardente.

On s'est demandé si la liqueur fournie par la prostate et par les glandes de Cowper était douée de la vertu fécondante. La stérilité des eunuques, qui sécrètent l'humeur prostatique en assez grande quantité, résout la question par la négative. Le sperme seul possède cette vertu, et il la possède à un si haut degré, que dissous dans une masse d'eau et déposé, en cet état de division, sur des œufs, il les fait éclore. Ce fait intéressant résulte d'un grand nombre d'expériences opérées par

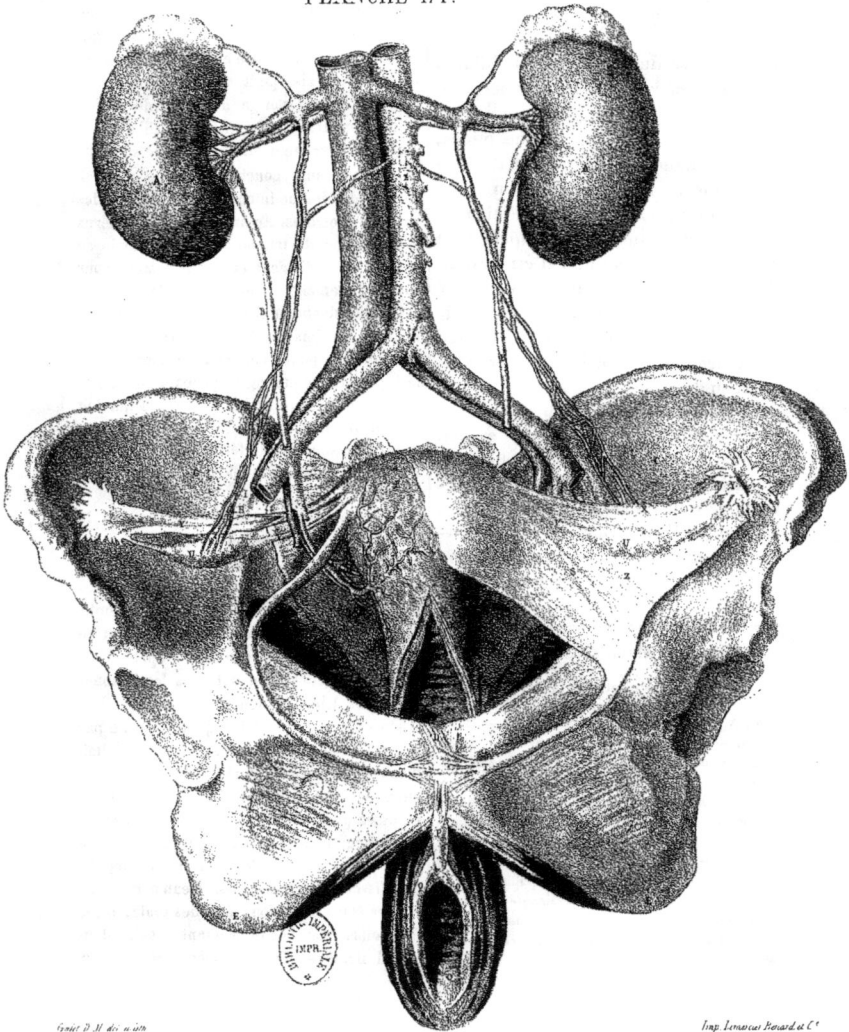

Gariot D. M. del. et lith.

Imp. Lemercier Bernard et C.ᵉ

cavités. La surface externe du dartos adhère fortement au scrotum, l'interne est simplement contiguë avec l'érythroïde.

La *tunique érythroïde* consiste en un épanouissement d'un petit muscle du nom de *crémaster*, lequel né du petit oblique de l'abdomen vers l'épine iliaque antérieure et supérieure, parcourt le canal inguinal accolé au cordon spermatique et, parvenu près de l'épididyme, s'élargit de plus en plus en s'amincissant pour recouvrir toute la face externe de la tunique fibreuse.

La *tunique fibreuse*, mince et diaphane, fixée autour de l'anneau inguinal, sert d'enveloppe commune au testicule et à une grande portion du cordon spermatique. Elle est aussi un vrai renfort de la tunique vaginale, à la surface externe de laquelle on la voit adhérer si intimement, qu'elle semble ne former avec elle qu'un seul et même tissu.

La *tunique vaginale,* de nature séreuse, se comporte comme ses analogues, le péricarde, le péritoine, l'arachnoïde, etc. Elle est un sac sans ouverture toujours baigné par une sérosité qui, lorsqu'elle est trop abondante, constitue la maladie connue sous le nom d'*hydrocèle*. Comme la tunique précédente elle tient par un pédicule à l'orifice de l'anneau inguinal, et par le reste de son étendue elle affecte la forme de la coque albuginée dont elle revêt la surface extérieure.

De l'extrémité de l'épididyme, part un canal flexueux, cylindrique, qui passe des bourses dans l'abdomen par-dessus la branche du pubis et aboutit sur le bas-fond de la vessie dans la

Tom. IV

l'abbé Spallanzani sur des grenouilles, des salamandres et des crapauds. Spallanzani produisait des fécondations artificielles sur des œufs déjà pondus, sur des œufs encore contenus dans l'animal, avec un sperme pur, avec un sperme mêlé à de l'eau, du sang, de l'urine, de la bile, etc. Il délayait 3 grains de sperme dans une livre d'eau, et avec une goutte de cette eau, ainsi spermatisée, il déterminait des fécondations.

Un autre enseignement curieux, fourni par les travaux de Spallanzani, est que le sperme en matière se montre seul capable de produire la fécondation. La vapeur qui se dégage de cette substance, *l'aura seminalis* à laquelle on avait fait jouer un rôle, est absolument dépossédée de cette vertu.

Le sperme paraît avoir des propriétés irritantes, car déposé sur une plaie il l'enflamme, et l'on sait aussi que le premier phénomène qui éclate sur l'ovaire, après l'accouplement, c'est l'inflammation de la vésicule qui doit livrer passage à l'œuf.

Il a été analysé par l'illustre chimiste Vauquelin, qui, sur 1,000 parties, y a trouvé 900 parties d'eau, 60 de mucilage animal, 50 de phosphate calcaire et 10 de soude. D'après M. Berzélius il contiendrait les mêmes sels que le sang, et de plus une matière animale particulière.

Il a été aussi examiné au microscope par un grand nombre de physiologistes, et presque aux yeux de tous, il a offert un nombre d'animalcules très-agiles, à tête épaisse et arrondie et à queue effilée.

Lorsqu'en 1674, Leuwenhoeck mit au jour cette curieuse découverte, on crut avoir saisi le précieux secret de la fécondation, et on établit que le nouvel être n'était autre chose qu'un des animalcules du sperme transformé et développé. On se fondait, pour valider cette singulière opinion, sur l'absence des animalcules dans tout sperme

22

vésicule séminale. Ce conduit, appelé *déférent* ou *excréteur*, est la voie de dégagement du sperme en laquelle se résument les milliers de tubes séminifères qui composent le parenchyme du testicule. Son trajet est assez compliqué. Après avoir quitté l'épididyme, il se joint au cordon des vaisseaux spermatiques, se porte vers l'anneau inguinal, franchit le canal de ce nom, plonge dans l'abdomen en s'écartant des élémens vasculeux du cordon, se porte sur le côté de la vessie, puis sur sa face postérieure, puis enfin sous son bas-fond. De là, il marche presque horizontalement, d'arrière en avant, le long du côté interne de la vésicule séminale. Très-rapproché alors de son congénère, il subit une dilatation latérale que nous allons décrire tout à l'heure sous le nom de vésicule séminale.

Le canal déférent, très-grêle à son origine, augmente peu à peu de volume à mesure qu'il se rapproche du bas-fond de la vessie. Il a des parois très-épaisses et un calibre presque capillaire. Cependant, tout près de sa terminaison, il se dilate et devient presque membraneux.

Il est formé de deux tuniques, une extérieure blanchâtre, très-dense, très-épaisse et comme cartilagineuse; une intérieure d'une extrême finesse et de nature muqueuse.

b. Organes de conservation. Ce sont les *vésicules séminales.* On désigne ainsi deux petites poches membraneuses, de deux pouces, deux pouces et demi de longueur sur sept à neuf lignes de lar-

infécond, tel que celui du mulet, celui de certaines espèces animales hors la saison du rut, celui de l'homme aussi aux époques extrêmes de sa vie, ou dans certaines autres circonstances.

Cet argument pourrait tout au plus démontrer l'utilité, la nécessité, si l'on veut, des animalcules spermatiques pour décider le phénomène de la fécondation. Mais qu'il y a loin de cette condition à la métamorphose d'un animalcule spermatique en un corps humain! On n'a qu'à lire, pour saisir tout ce qu'il y a de grotesque dans la poétique conception des animalculistes, une brochure de Plantade, médecin de Montpellier, qui assure avoir distingué les formes humaines à travers l'enveloppe de l'animalcule spermatique, et avoir assisté à la métamorphose elle-même!

Quant à la nécessité de la présence de ces corpuscules vivans pour la réalisation de l'acte fécondateur, elle se trouve singulièrement compromise par les expériences de l'abbé Spallanzani, qui obtient des fécondations artificielles avec des globules de sperme tellement divisées, qu'il n'est plus possible d'y découvrir un seul animalcule.

2. Fécondation.

Le contact immédiat et matériel de l'humeur prolifique sur les surfaces génitales internes de la femme et sur l'ovaire en particulier fait éclater une série d'actes profonds et involontaires dont l'ensemble constitue la *fécondation*. Le nom d'*évolution de l'œuf* serait sans doute mieux approprié à ce grand phénomène pour le genre d'étude que nous voulons en faire, car, au lieu de reproduire les théories multiples, vagues et futiles qu'on a bâties sur la cause primitive et secrète de l'organisation, nous voulons exposer les changemens curieux, positifs et palpables

geur, situées entre le rectum et le bas-
fond de la vessie. Chaque vésicule séminale étant, comme nous venons de le
dire, une dilatation du conduit déférent,
communique avec le testicule du côté
qui lui correspond. Elles servent de
réservoir au sperme comme la vésicule
biliaire sert de réservoir à la bile. Leur
forme est ovoïde et bosselée, leur couleur d'un blanc grisâtre, leur structure
la même que celle des canaux déférens.
Lorsqu'on les divise, on trouve dans
leur intérieur un nombre assez considérable d'alvéoles séparées par des cloisons membraneuses, communiquant
toutes entr'elles et remplies d'une humeur visqueuse, d'un brun jaunâtre,
différente de la matière spermatique et
sécrétée par la vésicule elle-même. On
peut déplisser, ou, pour mieux dire,
devider ces cellules, car elles ne sont,
en masse, qu'un seul et même canal,
replié plusieurs fois sur lui-même, pe-
lotonné à la manière des tubes de l'épididyme, et séparé, dans ses nombreux
contours, par autant de brides cellu-
laires, d'où résulte son aspect multi-
loculaire.

L'extrémité antérieure des vésicules
séminales est effilée et a la forme d'un
tube conoïde. Ce tube, long d'un pouce
environ, se réunit presque à son origine
au canal déférent et prend le nom de
canal éjaculateur. Il traverse alors la
prostate, s'adosse à son congénère sans
communiquer avec lui et s'ouvre dans
l'urètre par un orifice très-fin sur le
côté et en avant du verumontanum.

e. Organe de la copulation. Cet organe
porte le nom de *verge* ou *pénis.* Situé

qui s'opèrent dans les ovaires et dans les
ovules par suite de la copulation.

A quoi bon chercher à connaître l'essence
de l'action exercée par le sperme de l'homme
sur les ovaires de la femme ? ce mystère est
impénétrable. Que gagnerions-nous à nous
engager dans les interminables disputes de
l'*épigénèse* et de l'*évolution*, à savoir si le
corps nouveau, qui surgit du rapprochement
des sexes, se forme de toutes pièces ou s'il
existe en germe, en ébauche, en miniature
soit dans le sperme, soit dans l'ovaire avant
qu'il ne passe de l'état d'inertie à celui de vie,
de l'état rudimentaire à l'état de développement par le seul fait de l'acte copulateur ?
Tant d'hypothèses ridicules ont pris la place
que devaient seuls occuper les faits d'une
observation exacte ! Tantôt on a imaginé
dans le suc prolifique tous les élémens des
diverses parties du corps, et ces élémens on
les a animés par la chaleur, par la fermen-
tation, par l'électricité, ou bien on les a
réunis par cristallisation comme un précipité
chimique. Tantôt on a pris pour germe de
l'individu nouveau un des animalcules contenus dans le sperme, et on a dit que cet
animalcule établissait d'abord son nid dans
l'ovaire et le portait ensuite dans l'utérus.
Certains, voulant faire participer les deux
sexes à la composition du nouvel être, em-
pruntaient à l'ovaire les tissus celluleux, vasculaire et autres, et prenaient l'animalcule
spermatique pour composer le système cérébro-spinal. Et les auteurs de soutenir leur
conjecture par des raisonnemens prolixes et
par des métaphores du genre de celle-ci : « Le
» sang menstruel est le marbre, le sperme
» le sculpteur et le fœtus la statue (Aris-
» tote.) ».

Que peut gagner la science à de pareilles
arguties ?

Pour nous, étudier la fécondation c'est suivre
la série, l'enchaînement des mutations nom-

au-devant de la symphyse pubienne, il est, dans l'état habituel, cylindrique, mou, peu volumineux, pendant sur le scrotum, et, dans l'état d'érection, triangulaire, dur, volumineux, et redressé vers l'abdomen. Son extrémité antérieure, qui constitue le gland, est libre ; la postérieure, qui forme sa racine, est implantée au pubis et aux branches des ischions.

Trois tissus principaux composent le pénis : l'*enveloppe cutanée*, le *corps caverneux* et l'*urètre* duquel dépend le gland. Il y a aussi des muscles, des vaisseaux, des follicules et des nerfs.

1. L'*enveloppe cutanée* du pénis ressemble à celle du scrotum pour la finesse, la couleur et la contractilité. Elle adhère aux parties sous-jacentes au moyen d'un tissu cellulaire excessivement lâche, ce qui lui donne une grande mobilité. Mais au niveau de la base du gland cette adhérence cesse, et l'enveloppe cutanée, qui prend alors le nom de *prépuce*, est simplement appliquée sur le gland. Vers le sommet de ce renflement conoïde, et quelquefois vers son milieu, le prépuce se replie en dedans, se convertit en membrane muqueuse, revient sur le point où a cessé l'adhérence pour se réfléchir de nouveau, recouvrir encore le gland en y prenant alors de fortes adhérences, et se continuer à l'orifice de l'urètre avec la membrane muqueuse qui tapisse ce canal.

2. Le *corps caverneux* constitue la plus grande partie du pénis. Allongé, cylindrique et parcouru supérieure-

breuses que l'œuf subit dans l'ovaire et dans l'utérus. La préexistence de l'œuf est un fait dont la science ne peut être dépossédée. Il s'agit d'étudier cet œuf avant l'acte fécondateur, puis lorsqu'il a reçu l'impulsion vivifiante du sperme, puis encore lorsque de l'ovaire il est entré dans la matrice pour y continuer le cours de ses transformations successives.

De l'œuf dans l'ovaire. Il n'y a pas à en douter, l'ovaire est un organe sécréteur. Le produit de son élaboration est l'œuf auquel il sert de réceptacle pendant un temps plus ou moins long. Une espèce de tissu cellulaire ou parenchyme ; une membrane propre, tunique albuginée qui fait corps avec le parenchyme dont elle n'est que la couche extérieure condensée; puis un repli péritonéal autrement dit ligament large, tels sont les élémens constitutifs des ovaires.

C'est du parenchyme que naissent les œufs, et c'est dans ce tissu qu'ils demeurent plongés jusqu'au moment de la fécondation: Ils y sont renfermés dans des capsules particulières, que Régnier de Graaf a le premier décrites, et qui, pour cela, sont connues sous le nom de *vésicules de De Graaf*. Par suite de leur développement, ces vésicules s'élèvent au-dessus du niveau de la surface extérieure de l'albuginée et donnent ainsi à l'ovaire un aspect bosselé. Transparentes et très-variables pour le volume, elles se composent à leur tour d'une enveloppe distincte formée aux dépens du parenchyme et d'un liquide diaphane contenu dans cette enveloppe. Les vésicules de De Graaf ne sont donc réellement que des cellules de l'ovaire destinées à contenir les œufs.

Au centre du liquide de chaque vésicule de De Graaf existe un petit corps sphérique qui, lorsqu'on le soumet à l'analyse microscopique, se montre composé 1° d'une membrane extérieure transparente dite *vitelline* ; 2° d'un amas de granules jaunes ou grises, corres-

ment par un sillon qui loge les vaisseaux dorsaux de la verge, et inférieurement par une gouttière qui reçoit l'urètre, il est implanté en arrière, par une double racine, à la lèvre interne de chaque branche de l'ischion et au pubis, tandis que en avant il est arrondi et simplement couvert par la base du gland.

On appelle *ligament suspenseur de la verge* quelques fibres jaunâtres qui, de la symphyse pubienne, vont se fixer sur la partie moyenne et supérieure du corps caverneux pour lui servir de soutien.

Un *tissu spongieux* et une *enveloppe fibreuse*, de forme cylindrique, composent la texture du corps caverneux.

Le *cylindre fibreux*, très-épais, très-résistant, et néanmoins très-extensible, offre intérieurement, 1° dans le sens de sa longueur, une cloison médiane qui le divise en deux moitiés égales, mais d'une manière incomplète, parce qu'elle est percée de plusieurs ouvertures à travers lesquelles passent les vaisseaux et les nerfs ; 2° sur divers points de ses parois et principalement de la paroi postérieure, un grand nombre de colonnes filiformes qui, rayonnant vers la paroi opposée, tracent un canevas cellulaire dans lequel se trouve contenu le tissu spongieux.

Ce *tissu spongieux* résulte, en grande partie, des ramifications de l'artère et de la veine caverneuse qui s'abouchent, s'enlacent comme des réseaux capillaires dans la trame aréolaire des cylindres fibreux. Les veines offrent dans ce tissu un caractère particulier : elles sont affectées de renflemens nombreux très-

pondant au jaune d'œuf de la poule et qu'on appelle *vitellus* : c'est la substance nutritive de l'embryon futur ; 5° d'une vésicule extrêmement fine et transparente, dite *vésicule de Purkinje*, du nom de l'auteur qui l'a décrite le premier dans les oiseaux, ou *vésicule du germe*, ou *blastoderme*. C'est là que se trouvent les premiers rudimens du nouvel être.

Les modifications diverses que subissent tous les élémens constitutifs des ovaires sont dignes du plus grand intérêt. Avant l'âge de la puberté, la substance ovarique est parfaitement homogène : on n'y peut reconnaître que le parenchyme glanduleux. Les vésicules de De Graaf et les ovules s'y produisent plus tard. On lit dans les auteurs, que chez les animaux, au temps du rut, les trompes utérines et le pavillon qui les surmonte s'allongent et se tuméfient, à l'instar des corps érectiles ; que les vésicules de De Graaf se dilatent et donnent à la surface de l'ovaire une teinte rougeâtre et une forme plus bosselée ; que les ovules, nageant dans le liquide de ces vésicules, se rapprochent de la superficie de l'ovaire, et que la vésicule de Purkinje effectue le même départ. Très-vraisemblablement des phénomènes analogues se passent dans les ovaires de la femme à certaines époques. Au surplus, par suite de la copulation et de l'action fécondante du sperme, la vésicule de De Graaf se déchire, et l'ovule avec ces trois parties constitutives, la membrane vitelline, le vitellus et le blastoderme, est saisi par le pavillon, entraîné dans la trompe et déposé dans l'utérus.

C'est encore à Régnier De Graaf que nous devons la découverte du passage de l'œuf dans la trompe de Fallope. Par des recherches minutieuses de tous les jours et de toutes les heures, faites d'abord sur des lapines et ensuite sur nombre d'autres animaux vivipares, De Graaf vit toujours l'œuf, saisi par

prononcés et très-extensibles à la faveur desquels le corps caverneux se gorge de

PLANCHE CLXXII.

Fig. 1. Coupe de l'ovaire d'une femme morte pendant l'accouchement. (Roederer.)

Nº 1. Ligament de l'ovaire. — 2. corps jaune. — 3. vésicule de De Graaf. (Outre cette vésicule il en existait 19 autres sur cet ovaire.) — 4 , 4. vésicules coupées.

Fig. 2. Structure de l'œuf dans l'ovaire avant la fécondation.

Nº 1. Membrane vitelline. — 2. vitellus. — 3. tache embryonnaire.

Fig. 3. Structure de l'œuf dans l'utérus.

Nº 1. Membrane vitelline. — 2. vésicule blastodermique avec ses deux feuillets.

Fig. 4. Ovule de huit jours dans la matrice. (Everard Home.)

Nº 1 , 1 , 1 , 1. Coupe de l'utérus. — 2. col de l'utérus. — 3. cavité utérine , remplie de la matière albumineuse qui devait former la membrane caduque. — 4 , 4. orifice utérin des trompes de Fallope. — 5. ovule.

Fig. 5. Ovule de la figure précédente , grossi au microscope et ne présentant que la membrane vitelline.

Fig. 6. Même ovule, dont on a écarté la membrane vitelline pour laisser voir la membrane blastodermique 2 et la tache embryonnaire 3 , avec ses deux points saillans 4 , 4.

Fig. 7. Les 3 lobes de la poche blastodermique. (Pockels.)

Nº 1. Embryon ou petit lobe de la poche blastodermique. — 2. grand lobe ou vésicule ombilicale. — 3. allantoïde où se voient les globules qui doivent former les vaisseaux sanguins ombilicaux. — 4. pédicule ombilical , pénétrant dans le ventre ouvert de l'embryon. — 5. amnios et 6. membrane vitelline ou chorion ouverts.

Fig. 8. Coupe théorique , montrant les rapports qu'ont entr'elles les diverses parties de l'œuf. (Pockels.)

Nº 1. Membrane vitelline. — 2. amnios. — 3. embryon. (*a.* tète , *b.* ventre , *c.* extrémité pelvienne.) — 4. vésicule ombilicale. — 5. vésicule allantoïde , avec une double trainée de globules sanguins. — 6. ouverture du ventre, portant le pédicule ombilical.

le pavillon , se détacher de l'ovaire , cheminer dans la trompe et arriver dans la matrice.

Il suit de là qu'une même voie de translation est offerte à la matière fécondante et au produit fécondé. La trompe de Fallope fait cheminer le sperme de l'utérus sur l'ovaire , et ensuite elle amène l'ovule de l'ovaire dans l'utérus. Le premier fait est incontestable , car la trompe est l'unique moyen de communication directe entre l'ovaire et la matrice , et l'on sait que sans le contact de l'humeur spermatique en matière , il n'est point de fécondation possible. En outre des observateurs dignes de foi , et Haller à leur tête , ont reconnu et recueilli du sperme dans les trompes et jusques sur l'ovaire. Quant au second fait , s'il ne trouvait déjà sa confirmation dans les assertions de tous les auteurs qui ont continué les recherches de De Graaf , il aurait encore pour preuves de son évidence et les exemples de grossesses tubaires , c'est-à-dire de fœtus développés dans la cavité même de la trompe , et les exemples de grossesses ovariques , ceux enfin de grossesses abdominales qu'on ne peut expliquer qu'en admettant la chute de l'ovule dans l'abdomen , au moment où le pavillon s'appliquait sur l'ovaire pour se saisir du petit corps vivifié.

Mais Régnier De Graaf émit une erreur capitale en publiant que les ovules, dont il avait suivi la translation le long des trompes, étaient les vésicules de l'ovaire qui s'étaient détachées. Cruikshank en premier lieu , puis Prévost et Dumas de Genève , ayant vu les ovules considérablement plus petits que les vésicules ovariennes , concluent , avec juste raison, que les vésicules et les ovules forment deux ordres de corps parfaitement distincts , que les premiers restent dans l'ovaire et que les seconds s'en détachent.

Depuis lors, et surtout depuis l'admirable analyse que M. Baer publia en 1827 sur la

PLANCHE 172.

Fig 2.

Fig 3.

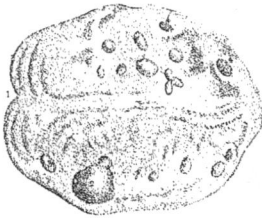

Fig 4.

Fig 1.

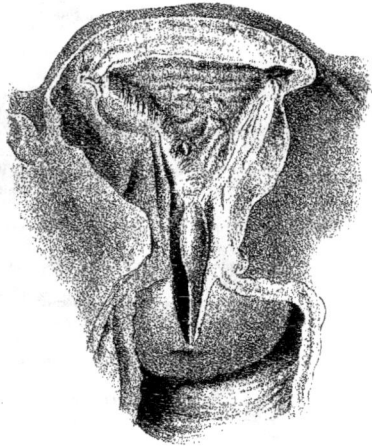

Fig 6.

Fig 5.

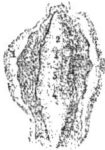

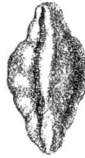

Fig 7.

Fig 8.

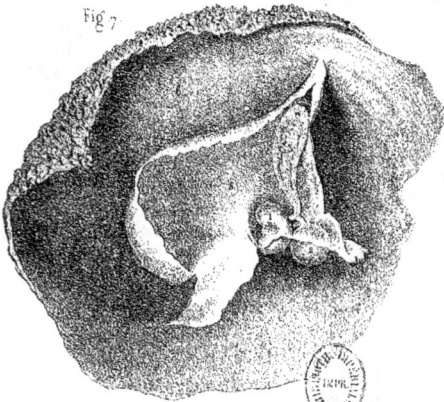

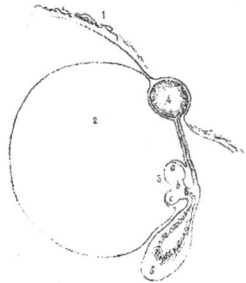

sang dans l'érection et donne au pénis l'alongement et la dureté nécessaires pour l'accomplissement de l'acte copulateur.

3. L'*urètre* est un long canal membraneux qui règne sur toute la longueur de la verge et sert à l'excrétion du sperme et de l'urine. Sa longueur est de 8 à 10 pouces. Il naît du col de la vessie et se termine au sommet du gland. Dans sa longueur il décrit une double courbure de la forme d'une *S* italique. En effet, du point de son origine, il se porte en avant et en bas sous la symphyse du pubis ; il embrasse cette arcade osseuse et monte au-devant d'elle pour se placer dans la gouttière que forment, en se réunissant, les deux racines du corps caverneux. Il suit alors cette gouttière et décrit avec elle une seconde courbure en sens inverse de la première. Il faut remarquer cependant que cette double inclinaison n'existe que dans l'état de flaccidité du pénis, attendu que, dans l'érection, la seconde courbure s'efface et que la première seule se maintient.

Le canal de l'urètre offre, dans sa longueur, trois portions à décrire, une *prostatique*, une *membraneuse*, et la 3ᵉ *spongieuse. (Voy. T. I., PL. 17, fig. 3.)*

La *portion prostatique* fait suite au col de la vessie. Plus large que chacune des autres portions et longue de 15 à 18 lignes, elle a reçu son nom d'une glande volumineuse qu'elle traverse et dont nous avons renvoyé ici l'examen, parce qu'elle est en quelque sorte partie constitutive de la portion urétrale qui nous occupe. Cette glande est la *prostate*.

Située autour du col de la vessie,

texture de l'œuf des mammifères et sur celle des vésicules, il ne s'est pas élevé un seul doute sur le rôle particulier que joue la vésicule de De Graaf dans l'évolution du produit fécondé.

Cette vésicule, distendue outre mesure par le liquide qu'elle sécrète en quantité plus grande sous l'influence stimulante de l'humeur prolifique, se rompt et donne passage au liquide qui entraîne l'œuf avec lui. Ses parois déchirées adhèrent au parenchyme de l'ovaire ; graduellement elles se tuméfient, s'enflamment, s'endurcissent et on les voit, au bout de quelques jours, occupant tout le vide que l'ovule avait fait par sa migration.

La vésicule de De Graaf cesse donc d'exister en même temps que son rôle s'achève. Elle laisse pourtant imprimée sur l'ovaire une trace de son passage, car à sa place on distingue toujours un point dur et jaunâtre (*corpus luteum*) qui témoigne de la scène génératrice primitive dont l'ovaire fut un jour le théâtre.

De l'œuf dans l'utérus. Nous possédons ici mieux dessinés peut-être que dans l'ovaire les premiers linéamens du fœtus, à savoir le **blastoderme** relégué sur un point de la masse vitelline et à peine distinct des granules sans nombre dont cette masse est composée. Cette simple bulle ou plutôt cette petite agglomération de globules qui vient de recevoir une vigoureuse impulsion par le contact du sperme, va s'épaissir, s'étendre et absorber en quelque sorte par des évolutions successives tous les autres élémens de l'œuf qui la dominaient à son origine.

L'époque du passage de l'œuf humain dans l'utérus est encore indéterminée. On a pu la saisir dans certaines espèces d'animaux. Ainsi dans les lapines elle est fixée au 3ᵉ jour après la copulation, et dans les chiennes au 5ᵉ. Il est à croire que dans l'espèce humaine elle est encore plus tardive.

entre l'arcade pubienne et le rectum , la prostate se montre sous la forme d'un cône tronqué , à base dirigée en arrière et appuyée sur les canaux déférens et sur les vésicules séminales , à sommet tourné en avant et en contact avec l'origine de la portion membraneuse urétrale. Elle est canuliculée et comme bilobée. Son volume est très-variable : il augmente avec l'âge et il a ordinairement 18 lignes de largeur sur 12 lignes d'épaisseur. Son tissu blanchâtre et très-dense se compose d'un nombre considérable de granules glanduleux , qui , unis par un tissu qu'on croit être cellulaire , sécrètent un liquide visqueux et blanchâtre et le versent dans l'urètre, sur les côtés du *verumontanum* , au moyen de 10 à 12 petits conduits excréteurs.

On appelle *petites prostates* ou *glandes de Cowper* deux petits groupes de follicules rougeâtres de la grosseur d'un pois, situés au devant de la prostate et s'ouvrant obliquement chacun par un petit conduit excréteur dans la portion membraneuse de l'urètre. Leur existence n'est pas constante.

La *portion membraneuse*, beaucoup plus courte que la précédente, est placée entre l'arcade pubienne et le rectum. Elle s'étend du sommet de la prostate au bulbe de l'urètre.

La *portion spongieuse* est la plus longue des trois, car elle mesure presque tout le pénis, s'étendant du niveau de l'arcade pubienne jusqu'au sommet du gland. Elle commence par un petit renflement ovoïde compris entre les deux racines du corps caverneux et connu

Toutefois Evrard Home a eu l'occasion de découvrir un œuf dans l'utérus d'une jeune femme morte huit jours après la conception. C'était un petit corps de forme irrégulièrement ovoïde , ayant une ligne de longueur sur une demi-ligne d'épaisseur et qui, examiné soigneusement au microscope , se montra composé de deux membranes bien distinctes, l'une extérieure (*vitelline*) , l'autre intérieure (*blastoderme*). Une substance semi-fluide remplissait cette dernière enveloppe et deux points saillans figurant la tache embryonnaire et donnant l'indication de la situation future du cœur et de l'encéphale, occupaient ses parois. Son poids pouvait être évalué à un grain.

Dans les premiers temps l'œuf n'a point d'adhérence avec les parois utérines : il se montre libre et flottant. Ce n'est qu'au bout de quelques jours que se dispose autour de lui une membrane de formation nouvelle, produite par une exhalation albumineuse de l'utérus. Cette membrane appelée *caduque* par les auteurs et plus récemment *adventive*, Evrard Home l'aperçut lorsqu'il ouvrit l'utérus de la jeune femme. Elle était là dans son état rudimentaire représentée par une couche de lymphe coagulable. Comme elle est toute de protection et conséquemment accessoire , il en sera question plus tard. Pour le moment ce qu'il importe surtout de connaître, ce sont les changemens successifs et rapides que subit l'œuf dans ses parties essentielles, dans celles qu'il possédait en quittant l'ovaire.

Au sein de l'utérus , le premier phénomène qui apparaît dans l'œuf humain comme dans l'œuf de tous les mammifères, est l'élargissement considérable du blastoderme. Tous les globules du vitellus se rapprochent de la membrane vitelline , ils se condensent de manière à former comme un second feuillet à cette membrane , et l'espace central qu'ils laissent en se retirant se remplit d'un liquide

sous le nom de *bulbe de l'urètre ;* elle se termine par un autre renflement beaucoup plus volumineux qui est le *gland.* Sa partie moyenne occupe la gouttière inférieure du corps caverneux et répond en arrière à la cloison du dartos et, dans tout le reste de son étendue , à la peau de la verge.

La structure de l'urètre consiste 1° en une membrane muqueuse très-fine , blanchâtre dans la portion prostatique, rougeâtre dans les autres portions , continue avec celle qui recouvre le gland et avec celle qui tapisse la vessie et les conduits éjaculateurs ; 2° en un tissu spongieux extérieur analogue à celui du corps caverneux , très-épais dans la partie correspondante au bulbe, plus épais encore à l'extrémité qui forme le gland, et très-mince au contraire dans toute la partie intermédiaire. Ce tissu ne communique nulle part avec celui du corps caverneux. En outre , il n'existe réellement que dans la portion spongieuse, les deux autres portions prostatique et membraneuse étant fortifiées en particulier par quelques fibres musculeuses échappées des parois vésicales.

4. Nous avons dit que des vaisseaux artériels et veineux , de nerfs et des muscles entraient encore dans la composition de la verge.

Les artères dépendent de la honteuse interne. Les veines accompagnent les artères. Les nerfs viennent des honteux et du petit sciatique ; mais il a été jusqu'ici impossible d'en suivre un seul filet dans le corps caverneux. Quant aux muscles, ce sont : *l'ischio-caverneux,* petit faisceau musculaire aplati, alongé,

Tom. IV.

semi-fluide. L'œuf consiste donc alors : 1° en une vésicule extérieure , *vitelline ,* la même qui existait déjà dans l'ovaire et qui sera le *chorion* ; 2° en une vésicule intérieure, *blastodermique* , formée par la condensation des granules du vitellus réunis aux débris du blastoderme ; 3° en un liquide central muqueux et translucide.

D'après M. Coste, ce jeune savant qui vient d'enrichir l'embryologie d'observations si délicates , d'interprétations si ingénieuses, et que nous prenons pour guide dans l'aperçu que nous offrons de l'évolution de l'œuf humain , la vésicule blastodermique se compose à son tour de deux couches superposées, de deux membranes emboîtées , et c'est entre ces deux membranes que siège maintenant la tache embryonnaire, laquelle circulaire d'abord et ensuite elliptique ne tarde pas à laisser distinguer , par les progrès de son développement, et en se repliant sur elle-même dans quelques points de son étendue, les deux extrémités correspondant l'une à la tête, l'autre au sommet pelvien de l'embryon. « Ainsi modifiée, dit M. Coste, la » tache embryonnaire présente une grossière » ressemblance avec un soulier ou un sabot » dont la partie antérieure plus large répon- » drait à l'extrémité encéphalique , la partie » postérieure plus étroite à l'extrémité pel- » vienne , et dont la cavité représenterait » celle de l'abdomen , pendant que l'em- » bouchure donnerait l'idée de l'ombilic lar- » gement évasé , mais se continuant par tout » son pourtour avec le reste de la vésicule » blastodermique. »

Ce n'est pas tout. L'évolution de l'œuf continue, et bientôt apparaît un organe nouveau: la *vésicule ombilicale.* Toute la partie de la poche blastodermique qui adhère par sa circonférence au pourtour de l'embouchure du sabot et qui , par le reste de son étendue, ferme cette embouchure , toute cette partie

23

couché le long de la branche de l'ischion et sur la racine correspondante du corps caverneux ; le *bulbo-caverneux* qui consiste en quelques fibres musculaires confondues en arrière avec les muscles sphincter de l'anus et transversé du périnée, et fixées en avant vers le niveau du bulbe de l'urètre sur un raphé tendineux qui les sépare de leurs semblables.

2. *Appareil génital de la femme.*

Les organes génitaux de la femme comprennent 1° le *vagin* et la *vulve*, 2° *l'utérus et ses ligamens*, 3° *l'ovaire et les trompes de Fallope*.

a. Vagin et vulve. Le vagin est un canal membraneux, extensible, d'une longueur de 6 à 8 pouces, destiné à recevoir le pénis dans la copulation, et à livrer passage au fœtus dans l'accouchement. Situé entre le rectum et la

---

PLANCHE CLXXIII.

Fig. 1. Œuf recouvert de sa membrane vitelline ou chorion.

Fig. 2. Œuf dont on a incisé le chorion 1, pour faire voir l'amnios 2.

Fig. 3. Fœtus dans la matrice avec toutes ses membranes.

N° 1. Placenta. — 2. membrane caduque. — 3. membrane vitelline. — 4. amnios, dont la cavité est occupée par le fœtus et par le liquide amniotique.

Fig. 4. Fœtus de 7 semaines.

Fig. 5. Fœtus de 2 mois et demi.

Fig. 6. Fœtus de 3 mois et demi.

Fig. 7. Fœtus de 4 mois.

Fig. 8. Cordon ombilical disséqué pour montrer les rapports de ses parties constitutives avec les viscères abdominaux du fœtus.

N° 1. Placenta. — 2. cordon ombilical disséqué au point 3. — 4, 4. artères ombilicales. — 5. veine ombilicale. — 6. vaisseaux omphalo-mésentériques. — 7. reste de la vésicule ombilicale. — 8. ouraque. — 9. vessie. — 10. intestins. — 11 foie.

---

se dilate et s'étend largement de manière à former un grand lobe opposé au petit lobe ou tache embryonnaire. Telle est l'origine de la vésicule ombilicale. Il y a donc continuité de tissu entre la tache embryonnaire et le globe de formation nouvelle. Ces deux lobes possèdent en commun les deux membranes blastodermiques. Ce qui les distingue c'est l'étranglement correspondant à l'embouchure du sabot (terme de comparaison) lequel étranglement se prononçant de plus en plus devient le pédicule de la vésicule ombilicale.

Par le liquide qu'elle contient cette vésicule fournit les matériaux nécessaires à l'accroissement de l'embryon. Mais elle n'a qu'une existence très-passagère. Elle ne se rattache qu'aux premiers temps de la grossesse : elle s'atrophie et disparaît vers le deuxième ou le troisième mois.

Après la vésicule ombilicale, vient poindre la *vésicule allantoïde*, vrai cul-de-sac de la poche blastodermique. Elle se forme au niveau du rétrécissement dont nous venons de parler, et il a une frappante analogie avec l'appendice cœcal du gros intestin. L'existence de ce prolongement, bien constaté chez les oiseaux, a été pour l'espèce humaine mise en doute et niée par des investigateurs du plus grand mérite. M. Coste prétend l'avoir trouvée non-seulement dans la plupart des mammifères mais encore dans l'embryon humain, et il la considère comme la plus importante des divisions de la poche blastodermique, car c'est elle qui crée les vaisseaux allantoïdiens, elle qui portera plus tard les vaisseaux ombilicaux, elle qui survivra à la vésicule ombilicale et entretiendra seule l'embryon, elle enfin qui, à un degré plus avancé encore de développement, constituera le cordon ombilical.

D'après ce grand ovologiste, l'allantoïde n'est pas une membrane indépendante, spéciale, mais bien une simple expansion,

PLANCHE 173.

Fig.1.

Fig.3.

Fig.2.

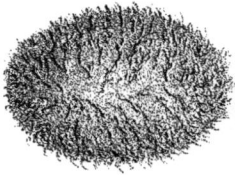

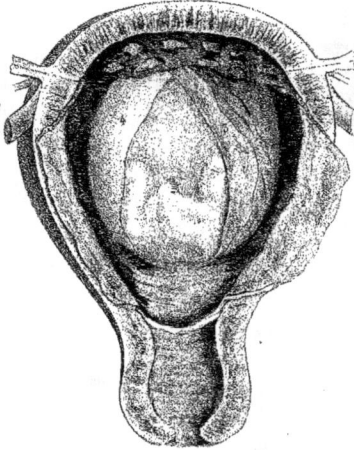

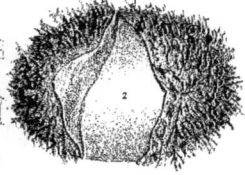

Fig.6

Fig.5

Fig.7

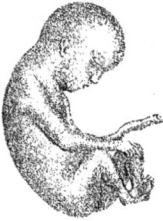

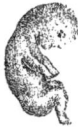

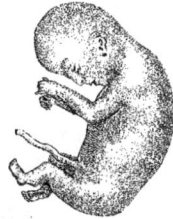

Fig.4.

Fig.8.

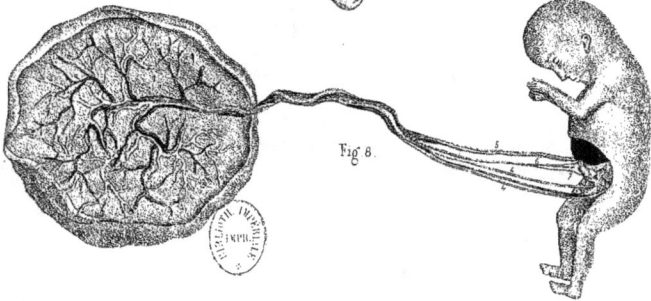

Galet D. M. del. et lith.

Imp. Lemercier.

vessie , il représente une sorte de cylindre recourbé dont la concavité tournée
en avant et en haut, embrasse la vessie.
Son extrémité inférieure se confond avec
la vulve , la supérieure embrasse le col
de l'utérus en formant en dehors de lui
un cul-de-sac circulaire.

La surface extérieure du vagin adhère
presque partout aux organes adjacens
au moyen d'un tissu cellulaire plus ou
moins dense. Elle n'est libre que dans
la moitié de sa face postérieure où elle
est revêtue par le péritoine qui, après
avoir enveloppé l'utérus et formé les ligamens larges , descend entre le vagin
et le rectum et remonte sur celui-ci en
formant une sorte de cul-de-sac.

Trois couches membraneuses superposées et adhérentes entrent dans la
composition du vagin.

La *couche interne*, de nature muqueuse, se continue en haut avec celle de
l'utérus , en bas avec celle de la vulve.
Il règne dans toute sa longueur un nombre considérable de rides transversales
plus prononcées du côté de la vulve, et
des follicules assez volumineux qui
sécrétent beaucoup de mucus.

La *couche moyenne* spongieuse, érectile , particulièrement composée de veines, est très-mince supérieurement où
elle se confond avec l'utérus. Elle devient plus épaisse et plus vasculaire en
bas où elle est embrassée par le muscle
constricteur du vagin.

La *couche externe* n'est autre chose
que ce muscle constricteur lui-même ,
lequel très-éraillé et ne consistant qu'en
quelques fibres fines et rares supérieurement , se condense inférieurement, en-

comme nous l'avons déjà dit, de la poche
blastodermique. D'où il résulte que la tache
embryonnaire , la vésicule ombilicale et
l'allantoïde sont un tout continu , savoir la
poche blastodermique modifiée et trilobée.

Cette théorie est admirable. Elle satisfait
complètement l'esprit par sa simplicité et sa
clarté et aussi par son opposition avec tant
d'autres dont les données obscures et inco-
hérentes éloignent nécessairement l'idée
qu'elles découlent d'observations exactes et
quelles soient conséquemment l'expression
rigoureuse des faits.

Que si, reprenant les deux membranes
emboîtées , élémens essentiels du blastoderme dans ses trois lobes , nous les examinons particulièrement à l'endroit de la tache
embryonnaire afin de suivre leurs changemens subséquens , nous assisterons à la
composition directe et progressive du nouvel
être, car l'une de ces membranes , l'interne ,
va réaliser le canal digestif depuis la bouche
jusqu'à l'anus, tandis que l'externe produira
tout ce qui est en dehors de ce tube , savoir
les grands appareils organiques cutané, musculaire , osseux , vasculaire et nerveux.

Et ici se montre nettement dessinée la similitude dont nous avons parlé plusieurs fois,
entre les animaux les plus parfaits pris à leur
origine et les animaux les plus infimes considérés dans toutes les périodes de leur vie.
Qu'est-ce qui constitue en effet les êtres les
plus simples , les zoophytes , les sangsues ?
Deux vésicules emboîtées, la peau et l'intestin. De quoi se compose l'embryon humain au
début de son existence ? d'une enveloppe cutanée aussi et d'un intestin. Mais combien est
différente la destination de ces deux ordres
d'animaux, de ces deux pôles de la ligne
zoologique ! Cette enveloppe externe qui chez
les animaux inférieurs ne cesse d'être une
membrane, cette enveloppe se replie de mille
manières diverses dans l'embryon humain en

toure le vagin et constitue le muscle dénommé.

Le vagin reçoit ses artères de l'hypogastrique ; ses veines vont se rendre dans
les troncs veineux de même nom. Les
plexus sciatiques fournissent à son innervation.

La *vulve*, orifice extérieur du vagin,
est un nom collectif qui comprend plusieurs parties distinctes dignes chacune
d'une mention particulière. Ces parties
sont : le *mont de Vénus*, les *grandes
lèvres*, le *clitoris*, les *petites lèvres*, le

PLANCHE CLXXIV.

Fig. 1. Œuf rejeté par avortement à la 9ᵉ semaine
de la grossesse. (Hunter.)
Nº 1, 1. Face externe de la membrane caduque.
— 2. portion du placenta. — 3, 3. face interne de la
membrane caduque. — 4. membrane caduque réfléchie. — 5. extrémité de la caduque répondant au col
de l'utérus.
Fig. 2. Coupe longitudinale de l'œuf précédent.
(Hunter.)
Nº 1, 1. Coupe du placenta. — 2, 2, 2, 2. coupe
de la membrane caduque. — 3. extrémité inférieure
de la caduque répondant au col de l'utérus. — 4. angle
de réflexion de la caduque, qui du placenta se porte
sur le chorion. — 5, 6, 7. coupe de l'amnios, du
chorion et de la caduque réfléchie.—8. fœtus dans la
cavité de l'amnios attaché à la face interne du placenta
par un cordon ombilical très-mince.
Fig. 3. Utérus au 5ᵉ mois de la grossesse, ouvert
et vu par derrière. (Hunter.)
Nº 1, 2. Coupe du vagin. — 3. orifice de l'urètre. — 4, 4. cavité du vagin couverte de rides.
— 5. cul-de-sac que forme le vagin autour du col de
l'utérus. — 6. orifice de l'utérus. — 7, 7. trompe de
Fallope. — 8. pavillon. — 9. ovaire. — 10. cavité du
col de l'utérus, couverte de rides. — 11. tissu de
l'utérus coupé, ainsi que la membrane caduque. —
12. membrane externe de l'œuf. — 13. artère
flexueuse se portant du bord du placenta à travers la
membrane externe de l'œuf. — 14. veine qui a la
même disposition.

voie de développement, elle change de consistance et de nature, elle adopte des formes
innombrables, et, dans chacune de ces modifications, elle se livre à des fonctions particulières. C'est ainsi qu'elle se déprime
d'abord à sa partie moyenne de manière à
dessiner la tête dans un bout et la partie pelvienne dans l'autre, que presque en même
temps elle détermine les parois thoraciques
et abdominales, que bientôt après naissent
et se déploient dans son épaisseur les systèmes osseux, vasculaire, nerveux et autres,
que selon la spécialité de leur nature et de
leur forme ces diverses parties fonctionnent
d'une manière propre et réalisent par la variété et l'harmonie de leur jeu le grand dessein
de la nature, la perfectibilité de l'organisation animale.

Les mutations de la membrane interne du
blastoderme sont un peu moins nombreuses
et peut-être aussi moins compliquées. Tout
semble se réduire pour elle à un rétrécissement et à un allongement simultanés desquels
résulte un tube d'abord cylindrique, plus
tard contourné sur lui-même, et exclusivement
consacré à l'élaboration des sucs alimentaires.
Cependant sur nombre de points de son étendue des appendices apparaissent, s'allongent
et s'étalent à la manière des bourgeons d'un
végétal, et ces appendices qui doivent former des viscères et remplir les vastes cavités splanchniques dessinées par la membrane
externe, offrent déjà dès le principe toutes
les qualités matérielles relatives à la spécialité de leur office.

Pendant que cette structure suit ses phases de complication dans la double couche de
la vésicule blastodermique, l'étranglement
qui forme le passage de celle-ci à la vésicule
ombilicale se prononce de plus en plus, et un
moment arrive où les deux cavités ne communiquent qu'au moyen des vaisseaux sanguins établis dans la vésicule ombilicale sous

PLANCHE 174.

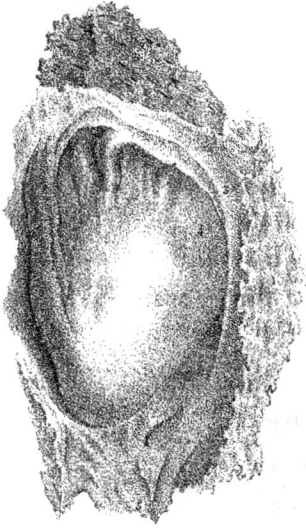

Fig 1

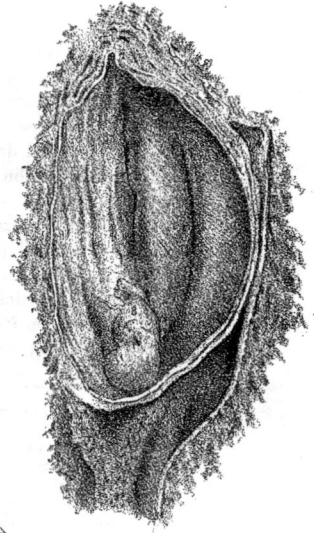

Fig 2

Fig 3

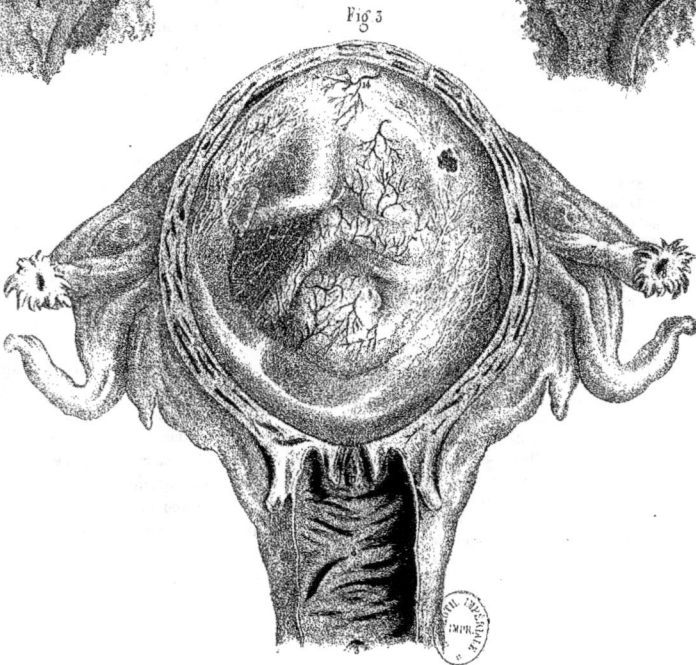

Imp. Lemercier, Benard et C.

vestibule, le *méat urinaire*, la *fosse naviculaire* et *l'orifice vaginal* proprement dit.

Le *mont de Vénus* ou *pénil*, est la portion de tégumens qui recouvre le pubis. Comme cette portion de peau se trouve là doublée d'une couche très-épaisse de tissu cellulaire adipeux, elle forme une véritable éminence qui se charge de poils dès l'époque de la puberté et qui se continue en bas avec les grandes lèvres.

Les *grandes lèvres* sont deux replis mi-cutanés et muqueux qui circonscrivent extérieurement la vulve et se terminent en arrière par une commissure connue sous le nom de *fourchette.* Leur face externe velue est une continuation de la peau des cuisses : l'interne une continuation de la muqueuse vaginale. Il y a entre ces deux tissus une couche assez épaisse de matière cellulaire et graisseuse, et de nombreux follicules qui s'ouvrent sur l'une et l'autre surface et sécrètent une humeur onctueuse.

Le *clitoris*, petit corps allongé semblable à une verge en miniature, est situé et implanté par un petit ligament sur l'angle d'écartement de la symphise pubienne. Il est formé, comme le corps caverneux du membre viril, par un tissu spongieux érectile et par une gaîne fibreuse. Comme le membre viril aussi il s'insère par deux racines aux branches du pubis et des ischions et se termine en avant par un petit renflement tout-à-fait analogue au gland, mais privé d'ouverture attendu qu'il n'y a point de canal urétral dans le clitoris.

Les *petites lèvres* ou *nymphes*, situées

le nom de *vaisseaux omphalo-mésentériques* et dans la vésicule allantoïde sous celui de *vaisseaux ombilicaux.*

Il est bien évident que l'existence des deux vésicules ombilicale et allantoïde se rattache à la nutrition de tout embryon mammifère. Globules du vitellus, liquide de la poche vitelline, liquide et globules sanguins de la vésicule ombilicale, vaisseaux sanguins de l'allantoïde, tel est l'ordre d'apparition, dans l'œuf, des élémens nutritifs du corps embryonnaire.

Lors du passage de l'œuf dans la matrice nous avons vu le vitellus qui, dans l'ovaire, avait fait naître et développé la tache embryonnaire, se condenser, s'applatir en membrane, se réduire en la substance même de l'embryon, et être remplacé par un liquide qui sert au développement subséquent du nouvel être. Dès que l'embryon se dessine dans ses trois parties principales, la tête, le ventre et la queue, la vésicule ombilicale vient offrir les premiers bénéfices d'une nutrition sanguine au moyen des vaisseaux omphalo-mésentériques. Et plus tard quand le système sanguin allantoïdien est établi, la vésicule ombilicale s'atrophie et s'efface complètement. La même fin attend l'allantoïde ; car lorsqu'elle a fourni les vaisseaux ombilicaux, moyen perséverant de communication entre la mère et le fœtus jusqu'au terme de la gestation, elle se flétrit et ne laisse après elle d'autre trace de son existence qu'un ligament adossé à la ligne médiane de la paroi abdominale et établissant sous le nom *d'ouraque* une simple jonction entre la vessie urinaire et le cordon ombilical.

Jusqu'à présent nous avons dû, pour ne point interrompre l'enchaînement des phénomènes qui caractérisent l'évolution de l'embryon, négliger de parler de la *membrane vitelline* ainsi que de deux autres enveloppes, la *caduque* et *l'amnios*, dont l'en-

en dedans des grandes lèvres sont deux replis de la muqueuse du vagin. Nées de chaque côté du gland du clitoris, elles se portent en arrière et se terminent insensiblement sur les parties latérales du vagin. Elles sont plus épaisses au milieu qu'aux extrémités. Généralement elles ne dépassent point le bord des grandes lèvres par lesquelles elles sont recouvertes. Mais dans certaines circonstances, on les voit acquérir un développement si considérable qu'elles dépassent de beaucoup le niveau de la vulve et tombent sur les cuisses. Cette organisation particulière se remarque surtout chez les Hottentotes.

On donne le nom de *vestibule* à un espace triangulaire, un peu concave, semé de follicules, et limité en avant par le clitoris et sur les côtés par les petites lèvres.

Le *méat urinaire*, orifice inférieur de l'urètre, est une petite ouverture arrondie, entourée d'un bourrelet muqueux et située à un pouce environ du clitoris entre le vestibule et l'orifice du vagin. Le diamètre de cette ouverture est beaucoup plus petit que celui du canal de

PLANCHE CLXXV.

Coupe d'un utérus au 9ᵉ mois de grossesse. Les pubis, la vessie et la moitié antérieure de la matrice et du vagin ont été enlevés pour faire voir la position et l'attitude de l'enfant à terme.
Nᵒˢ 1, 1. Lambeaux des parois abdominales. — 2, 2. orifice externe du vagin. — 3, 3. petites lèvres. — 4. fosse naviculaire. — 5. périnée. — 6, 6. coupe des pubis. — 7, 7. coupe des ischions. — 8, 8. coupe des parois de l'utérus. — 9. placenta. — 10. cordon ombilical flottant dans les eaux de l'amnios.

semble sert à la fois d'appareil protecteur et d'appareil nutritif au nouvel être.

Afin de fixer tout de suite la signification respective de ces trois membranes, nous pouvons établir que la vitelline intermédiaire aux deux autres est une sécrétion de l'ovaire ou de la vésicule de De Graaf, la caduque une sécrétion de l'utérus, et l'amnios une exfoliation de la vésicule blastodermique.

L'*amnios* est donc l'enveloppe la plus intérieure, celle qui renferme immédiatement l'embryon dont elle est une sorte d'épiderme détaché par imbibition. Fine, délicate, translucide, dépourvue de nerfs et de vaisseaux, cette membrane adhère au chorion par sa face extérieure. Mais intérieurement un liquide de nature séreuse dont la quantité varie selon certaines circonstances et surtout d'après l'époque de la grossesse, la tient éloignée du fœtus. Le nouvel être nage conséquemment dans l'eau de l'amnios, ce qui fait que ses mouvemens sont parfaitement libres et que les chocs accidentels des agens vulnérans extérieurs ne peuvent point l'atteindre.

Le *chorion*, de nature fibreuse, et dépourvu aussi de nerfs et de vaisseaux, est hérissé sur toute sa surface externe d'une infinité de villosités qui le font adhérer à la membrane caduque, et qui remplissent provisoirement l'office du gâteau placentaire dont il sera bientôt question. C'est dire que les prolongemens villeux du chorion sont destinés, pendant un certain temps, à transmettre au fœtus les sucs nourriciers de la mère. Après la formation du placenta, ces houppes villeuses sont atrophiées, oblitérées, converties en filamens fibreux, de sorte que l'objet de leur existence se réduit alors à faire adhérer intimement le chorion à la caduque.

La *caduque* ou *membrane adventive* est, comme nous le disions tout à l'heure, un produit exhalé par la muqueuse de l'utérus.

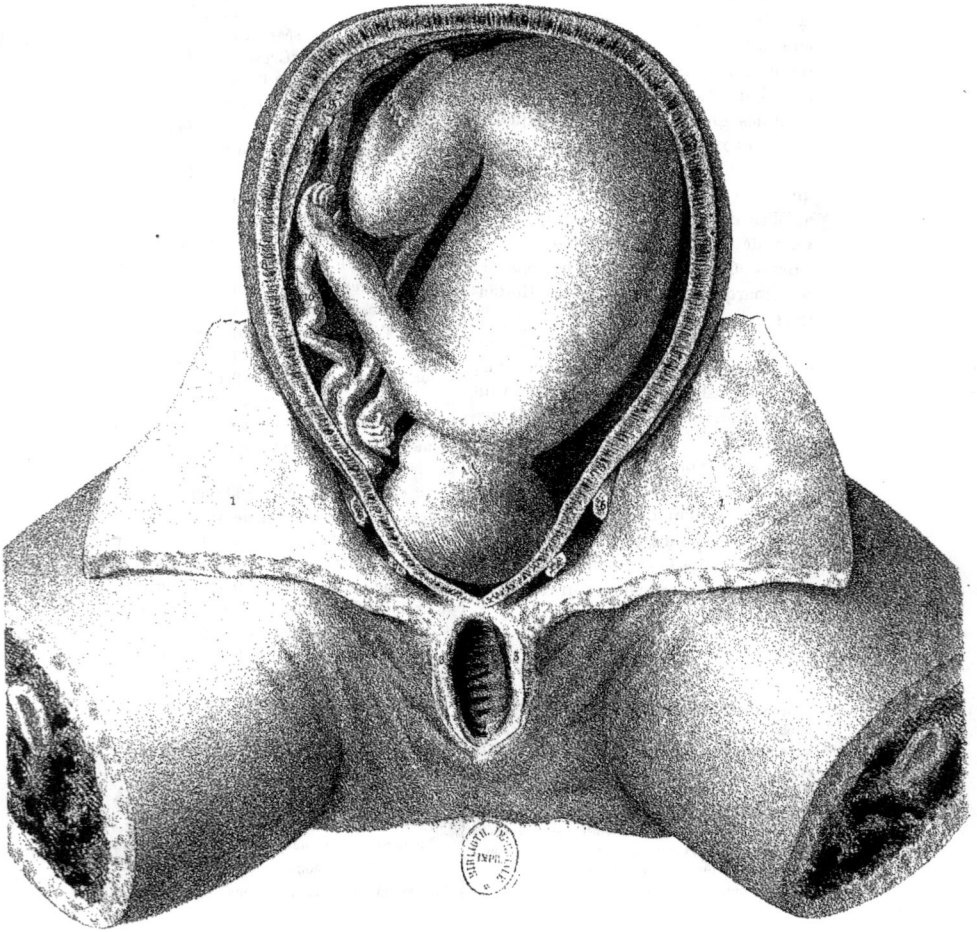

Galat D. M. del et lith.

Imp. Lemercier, Benard et C.

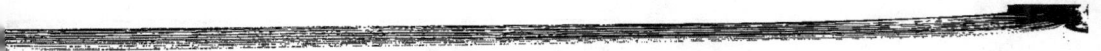

l'urètre lui-même, lequel plus large, plus dilatable que l'urètre de l'homme, mais, à l'inverse, considérablement plus court, puisqu'il n'a que dix lignes à un pouce de longueur, se trouve placé au dessous de l'arcade pubienne, contre la face antérieure du vagin, et s'ouvre dans la vessie par un évasement très-prononcé.

L'orifice vaginal proprement dit se présente immédiatement au-dessous du méat urinaire. Il n'a donc à peu près que la moitié de l'étendue de la fente vulvaire. Chez les vierges il est encore rétréci par la membrane *hymen*, véritable repli semilunaire et quelquefois circulaire de la muqueuse du vagin. Il l'est même chez les femmes déflorées parce que la membrane hymen simplement déchirée par le coït a laissé à sa place les *caroncules myrtiformes*, espèces de boutons rougeâtres, irréguliers et plus ou moins saillants vers la cavité vaginale.

Enfin au-dessous et derrière l'orifice du vagin est une dépression transversale qui le sépare de la fourchette : c'est la *fosse naviculaire*.

Un tissu érectile, des fibres musculaires appartenant au périnée, une membrane muqueuse et la peau composent la texture des diverses parties constitutives de la vulve. Il y entre aussi des vaisseaux capillaires et des filets nerveux en très-grand nombre, source d'une sensibilité des plus exquises.

b. Utérus et ses *ligamens. L'utérus* ou *matrice*, organe de la gestation, est un muscle creux qui fait suite au vagin et qui est situé au centre de l'excavation

Immédiatement après la fécondation, et sans doute par le seul fait de la copulation, la surface interne de l'utérus acquiert une teinte plus rouge, elle se tuméfie et s'enflamme, et elle exprime alors de son tissu une matière floconneuse, mollasse, d'abord informe, puis étalée en pseudo-membrane : c'est la caduque de Hunter. Cette membrane rapidement organisée tapisse déjà, avant la descente de l'œuf, tout l'intérieur de l'utérus et elle en bouche tous les orifices. Mais lorsque le produit fécondé se présente, venant de l'ovaire, à l'orifice utérin de la trompe, il pousse devant lui la membrane adventive, il se glisse entre cette membrane et la muqueuse de l'utérus, et contracte adhérence avec ces deux parties. Il résulte de ce refoulement que la caduque coiffe l'ovule à l'instar d'un bonnet phrygien. En cela elle adopte la forme de toutes les membranes séreuses, un de ses feuillets tapisse une partie de la surface utérine sous le nom de *caduque propre,* l'autre enveloppe l'œuf et s'appelle *caduque réfléchie.* C'est donc dans un but unique de protection que la caduque trouve sa raison d'existence. Elle ménage la chute de l'œuf dans la matrice et elle greffe ce produit sur les matériaux de sa nutrition.

Il nous reste, pour finir l'analyse de l'évolution embryonnaire, à toucher un mot de l'implantation directe de l'ovule dans l'utérus et du grand moyen d'union établi entre l'être nouveau et la mère, ou de ce qu'on appelle *cordon ombilical* et *placenta.*

Au premier temps de la vie intra-utérine, cette voie de transport des sucs nutritifs n'existait pas. L'être nouveau avait assez, pour ses dimensions si exiguës, de l'humeur vitelline d'abord, et ensuite du liquide contenu dans la vésicule ombilicale. Mais lorsque l'embryon a pris de l'accroissement, lorsque la vésicule allantoïde s'est surajoutée à l'ombilicale comme pour préluder à un travail de

du bassin entre la vessie et le rectum. Il a la forme d'une petite gourde ou d'une poire aplatie d'avant en arrière. Sa base qui regarde en haut est en rapport avec le paquet de l'intestin grêle ; son sommet tourné en bas est engagé dans la cavité de l'extrémité supérieure du vagin. La partie large porte le nom de *corps*, et le sommet celui de *col*.

Le *corps de l'utérus* présente à l'extérieur : 1° une *face antérieure* légèrement convexe, recouverte en haut par le péritoine, et en rapport avec la vessie ; 2° une *face postérieure* plus convexe, entièrement tapissée par le péritoine, et en contact avec le rectum; 3° *deux bords latéraux* un peu concaves embrassés par la duplicature des ligamens larges et recevant en haut la trompe de Fallope, en bas les vaisseaux et les nerfs utérins.

Le *col de l'utérus*, cylindroïde mais un peu comprimé aussi d'avant en arrière, est embrassé par le vagin. Il présente sous la partie qui saille dans ce canal une fente transversale nommée *orifice externe de l'utérus*, et bordée par deux lèvres, une antérieure plus courte et plus épaisse, et l'autre postérieure. Ces deux lèvres portent le nom de *museau de tanche*. Elles sont lisses, dures, arrondies, très-rapprochées l'une de l'autre chez les vierges, et, au contraire, écartées, rugueuses et comme déchirées chez les femmes qui ont eu des enfans.

La cavité de l'utérus, comparée au volume de l'organe, est extrêmement petite, surtout avant la conception. Ses parois sont partout contiguës, lisses et enduites d'une légère couche de mucus. Dans le *corps utérin* cette cavité est

nutrition plus étendu et plus actif, alors s'organise et se perfectionne dans l'intérieur même de cette allantoïde un système vasculaire sanguin qui met l'être nouveau dans un rapport direct avec ses enveloppes et avec l'utérus.

Le cordon ombilical et le placenta ne sont donc qu'une transformation de l'allantoïde. Par l'accroissement progressif des parties, l'allantoïde absorbe l'ombilicale ; elle devient un faisceau de membranes et de conduits artériels et veineux dont une extrémité correspondant à l'ombilic de l'embryon n'est qu'un prolongement de la vessie et des parois abdominales, tandis que l'autre appliquée contre le chorion et sur une partie des parois utérines s'épaissit, se dilate, s'organise en une sorte de feutre spongieux et vasculaire qui participe à la fois du système sanguin de la mère et de celui du produit nouveau.

Avec ces élémens de communication, assujettis eux-mêmes à la loi de développement progressif, le blastoderme passe de l'état d'embryon à celui de fœtus. Il a atteint alors le terme de trois mois d'existence depuis la conception. Il a trois pouces de longueur et il possède toutes ses parties. A 4 mois les formes se prononcent davantage et les muscles se livrent à des mouvemens sensibles. A 5 mois, l'impulsion nutritive a été assez vive pour qu'on puisse compter jusqu'à neuf pouces de longueur. Les changemens qui se sont opérés au 7° mois, ont donné quatorze à quinze pouces et le fœtus doit être alors considéré comme viable. Il peut vivre hors du sein de sa mère. Mais sa maturité n'est véritablement complétée qu'à 9 mois. Sa longueur est alors de 18 à 20 pouces et son poids de 6 à 7 livres.

3. *Grossesse.*

On sent bien que tant de modifications n'ont pu se faire dans l'œuf pendant une du-

triangulaire. Ses angles supérieurs offrent les embouchures des trompes de Fallope; l'angle inférieur établit la communication avec la cavité du *col*. Cette seconde cavité cylindroïde et aplatie d'avant en arrière comme celle du corps, est hérissée, en arrière surtout, de rides nombreuses disposées en forme de palme et plus saillantes chez les vierges que chez les femmes accouchées.

Le volume de l'utérus varie suivant l'âge, et suivant l'état de virginité et celui de conception. Très-petit aux époques extrêmes de la vie, énormément développé au contraire durant la grossesse vers la fin de laquelle il occupe presque tout l'abdomen, il a généralement chez les vierges adultes deux pouces et demi à trois pouces de hauteur, 17 à 20 lignes de largeur au niveau des deux trompes de Fallope, et 4 lignes d'épaisseur dans chaque paroi. Chacune de ces dimensions acquiert quelques lignes de plus après plusieurs grossesses.

Trois tissus bien distincts et superposés entrent dans la composition de la matrice, savoir : *une membrane séreuse*, un *parenchyme* et une *membrane muqueuse*.

La *membrane séreuse* est extérieure et dépend du péritoine. Elle recouvre toute la face postérieure de l'organe et une partie seulement de la face antérieure, le col se trouvant adossé à la vessie. Très-adhérente vers la ligne médiane, elle se détache sur les côtés et forme là deux replis triangulaires qui, sous le nom de *ligamens larges*, se portent transversalement vers les parois du bassin, pour se fixer dans les fosses iliaques et diviser la cavité du bassin en deux parties, l'une

rée de 9 mois, sans que l'utérus, à son tour, n'ait éprouvé les siennes. L'ensemble de ces mutations simultanées, harmoniques de l'œuf et de la matrice constitue cet état de la femme connu sous le nom de *grossesse*.

Jusqu'au 14ᵉ jour après la conception, l'œuf humain n'égale que la grosseur d'une noisette. La matrice, pour le contenir, n'aurait pas eu besoin encore de se dilater, si elle n'avait sécrété, même avant l'arrivée de l'ovule, la matière plastique albumineuse principe élémentaire de la caduque. A cette seule exhalation elle doit déjà un accroissement de volume.

Le sang qui fournissait aux évacuations menstruelles se trouve maintenant retenu par les parois de la matrice qui doivent augmenter de volume en proportion du grossissement de l'œuf, et donner aussi les sucs nécessaires à la nutrition du nouveau produit. Ce phénomène, le flux menstruel, ou comme on dit vulgairement les règles, ce phénomène, qui est inexplicable dans son essence et qui se traduit par une exhalation mensuelle d'une quantité de sang artériel sur les parois internes de la matrice, et par l'écoulement de ce sang hors des parties génitales, ce phénomène s'arrête tout d'un coup après la fécondation, pour ne reparaître qu'après l'installation du nouvel être dans le monde extérieur.

Mais les deux premiers mois se passent sans qu'il y ait encore aucun effet appréciable au dehors. A trois mois l'hypertrophie reçoit une impulsion si énergique, qu'une proéminence se montre à l'hypogastre. Le sang afflue en masse dans l'utérus. Artères, veines, tubes lymphatiques et nerfs, tout grossit et s'alonge en proportion, et le tissu propre de l'organe, d'abord très-résistant et d'un blanc grisâtre, devient rouge, mollasse, spongieux, et, ce qui est autrement remarquable, il acquiert une contractilité sans pareille. Est-

antérieure contenant la vessie , l'autre postérieure renfermant le rectum.

Les deux lames séreuses des ligamens larges unies par une couche de tissu cellulo - fibreux , laissent passer entr'elles les vaisseaux et les nerfs utérins et ovariques. Elles constituent en outre, dans leur tiers supérieur , trois replis secondaires ou *ailerons*, destinés à servir de gaîne à la trompe de Fallope, au ligament rond et à l'ovaire.

Le *parenchyme* ou *tissu propre* doit être considéré dans l'état de vacuité et dans celui de gestation. Dans l'état de vacuité il est dense, serré , grisâtre , d'une nature en apparence fibro-cartilagineuse, et traversé par de nombreux vaisseaux artériels et veineux. Pendant la gestation , il offre tous les caractères du tissu musculeux. Il est mou , contractile , rougeâtre , et les divers faisceaux charnus qui le composent se montrent disposés de différentes manières. Les *superficiels* longitudinaux et obliques se réunissent en haut et sur les côtés , pour se perdre dans les ligamens ronds et dans les ligamens des ovaires. Les *profonds* sont transversaux dans l'intérieur du col et forment dans le corps utérin une sorte d'anneau autour de l'embouchure des trompes de Fallope.

La membrane muqueuse excessivement fine, rouge dans le corps utérin , blanchâtre dans le col , semble se confondre avec le tissu charnu. Quelques anatomistes en ont même nié l'existence. Mais il certain qu'on peut en détacher quelques lambeaux et suivre son prolongement d'un côté dans la cavité

ce que ce tissu de l'organe serait devenu musculaire , de celluleux ou cartilagineux qu'il s'emblait être auparavant ? Il est hors de doute aujourd'hui , qu'en toute circonstance , le parenchyme de la matrice appartient à la classe des tissus charnus. Dans l'état ordinaire de l'organe , les fibres sont tellement fines et si intimement unies , que leur nature est difficile à déterminer , et que leurs propriétés sont très-obscures. Mais ces propriétés et cette nature n'en sont pas moins primitives , et la gestation n'apporte à l'utérus rien de nouveau. Elle ne fait , en décuplant les proportions physiques, que rendre plus manifestes et plus actives les qualités déjà existantes.

Au dernier mois de la grossesse , le système circulatoire a acquis une dilatation immense. On dirait non point des vaisseaux , mais des *sinus*, des réservoirs creusés dans l'épaisseur du parenchyme et gorgés du fluide qui doit alimenter le petit corps. Pareille organisation se répète pour le placenta , et c'est alors qu'on peut bien étudier cet organe intermédiaire entre la circulation de la mère et celle du fœtus.

Dans une théorie ancienne, qui considérait le fœtus comme un organe surajouté aux organes de la mère , l'on admettait que les vaisseaux sanguins, divisés dans le placenta , communiquaient directement avec ceux des parois utérines. Cet abouchement direct , nié par les physiologistes modernes , qui veulent que les radicules de la veine ombilicale puisent , comme des bouches absorbantes , le fluide sanguin dans les cellules du placenta où les artères utérines le déposent ; cet abouchement direct , disons - nous , vient d'être remis en faveur par les fines recherches du savant physiologiste dont le nom figure toujours dans les grandes difficultés de la science anthropologique. M. Flourens a su justifier la divergence d'opinion des au-

du vagin, de l'autre dans les trompes de Fallope. On voit à sa surface, principalement vers le col, un nombre assez considérable de follicules muqueux, vésiculeux, lesquels ayant été considérés comme des œufs par Naboth, portent le nom *d'œufs de Naboth*.

Les artères de l'utérus, très-flexueuses et souvent anastomosées entr'elles, viennent des spermatiques et des hypogastriques. Les veines forment entre les couches musculaires externe et interne un lascis compliqué, une sorte de tissu caverneux qui acquiert, dans l'état de gestation, un développement immense. Elles suivent le trajet des artères. Les vaisseaux lymphatiques, très-nombreux et très-développés aussi dans l'état de grossesse, se portent dans les ganglions du bassin et des lombes. Enfin les nerfs qui forment un réseau serré et délicat émanent des plexus rénaux ainsi que des nerfs lombaires et sacrés.

On décrit sous le nom de *ligamens ronds* deux faisceaux fibreux alongés et aplatis qui naissent des parties latérales de l'utérus, au-dessous et en avant des trompes de Fallope, se portent en dehors enveloppés par le ligament large, parcourent le canal inguinal, sortent par l'anneau de ce nom et se perdent dans le tissu cellulaire du mont de Vénus, des grandes lèvres et des aînes. Les fibres de ces cordons, quoique blanchâtres et très-denses, sont de nature musculaire : elles dépendent des faisceaux charnus superficiels de l'utérus.

c. Ovaires et *trompes de Fallope.* Les ovaires que de tout temps on a considérés comme les testicules de la femme,

teurs, en partageant les mammifères en deux grandes classes : les uns, tels que l'espèce humaine, les carnassiers et les rongeurs ayant un placenta unique dans lequel la communication vasculaire est manifeste ; les autres, tels que les ruminans, les pachydermes, les solipèdes présentent un placenta multiple, dans lequel la continuité vasculaire entre le petit et la mère n'existe plus. Cette distinction est basée sur des expériences nombreuses et bien faites, et on peut l'accueillir comme l'expression de la vérité.

De tous les points du placenta naissent des radicules veineuses qui s'anastomosent mille fois, se convertissent successivement en ramuscules, en rameaux et en branches, puis, enfin, en un tronc unique, la *veine ombilicale* qui suit le cordon ombilical, traverse avec lui la paroi abdominale du fœtus, se place dans la scissure antero-postérieure du foie, et subit là une bifurcation pour s'anastomoser avec la veine-porte et avec la veine-cave inférieure.

La veine ombilicale fait l'office d'artère, car elle charrie le fluide nutritif qu'elle a puisé dans les canaux utérins de la mère.

Les artères ombilicales remplissent au contraire les fonctions de veines, puisqu'elles rapportent le superflu de la nutrition. Elles naissent, au nombre de deux, des artères iliaques ou des hypogastriques du fœtus, se portent sur les côtés de la vessie et de l'ouraque, traversent l'anneau ombilical, s'enroulent, en parcourant la longueur du cordon, autour de la veine ombilicale, et, arrivées à la face fœtale du placenta, se divisent et se subdivisent une infinité de fois dans la trame de ce gâteau spongieux.

Les injections délicates que, dans ses leçons d'embryologie, M. Flourens a fait passer sous les yeux de ses auditeurs, ont pu nous convaincre que, dans tout placenta unique, grand nombre de vaisseaux artériels et vei-

sont deux corps ovoïdes, de la grosseur d'un petit œuf de pigeon, situés dans l'excavation du bassin sur les côtés de l'utérus. Ils sont soutenus par les ligamens larges dans les feuillets desquels ils se trouvent logés, et ils tiennent à l'utérus par un cordon ligamenteux appelé *ligament de l'ovaire* et enveloppé dans le même ligament large.

Les ovaires sont très-peu développés dans l'enfance. Ce n'est qu'à l'âge adulte qu'ils commencent à prendre un peu de volume. Sur la fin de la grossesse ils deviennent deux ou trois fois plus gros qu'il ne le sont dans l'état ordinaire. Ils s'atrophient dans la vieillesse. Leur couleur est d'un gris jaunâtre; leur surface inégale, bosselée, rugueuse est souvent couverte de cicatrices.

PLANCHE CLXXVI.

Disposition des vaisseaux dans un fœtus à terme.

N° 1. Placenta. — 2, 2. portion du chorion. — 3, 3. portion de l'amnios. — 4. veines du placenta se réunissant en un seul tronc, qui est la veine ombilicale 5. — 6. rameaux de cette veine entrant dans le foie. — 7. veine-porte. — 8, 8. rameaux hépatiques de la veine-porte. — 9. conduit veineux. — 10. veine-cave inférieure. — 11. veine hépatique. — 12. veine rénale. — 13. veine-cave supérieure. — 14. cœur tourné sur le côté droit. — 15. ventricule droit. — 16. artère pulmonaire. — 17. conduit artériel. — 18. artère pulmonaire gauche coupée. — 19, 19. veines pulmonaires gauches. — 20. oreillette gauche. — 21 ventricule gauche. — 22. crosse de l'aorte. — 23. aorte descendante. — 24. artère cœliaque coupée. — 25. artère rénale. — 26, 26. artères iliaques. — 27. artères hypogastriques. — 28. artères ombilicales se portant vers l'anneau ombilical. — 29. les mêmes artères se rendant au placenta en serpentant. — 30. foie renversé. — 31. vésicule biliaire. — 32. reins. — 33. capsules surrénales.

neux de l'ombilic plongent par des capillaires d'une ténuité extrême, dans les parois de la matrice et se continuent directement avec les vaisseaux utérins. Ces ramifications sont désignées, à juste titre, par le nom de vaisseaux *utéro-placentaires*. La matière injectée par les artères ombilicales pénètre dans la veine du même nom, et réciproquement; elle pénètre aussi mi-partie dans les veines et mi-partie dans les artères utérines; les injections, poussées par les vaisseaux de la mère, pénètrent dans le placenta et dans les vaisseaux ombilicaux à travers les utéro-placentaires: preuves certaines qu'il y a des anastomoses multiples entre les ramifications artérielles et les radicules veineuses ombilicales, et que le placenta est le théâtre principal de cette fusion vasculaire.

D'après ces données, le cours du sang dans le fœtus se trouve en partie dévoilé. Le fluide sanguin maternel, porté par la veine ombilicale vers le foie du petit être, se divise en deux parties, l'une qui se confond et circule dans le parenchyme du foie avec le sang de la veine-porte revenant du bas-ventre, l'autre qui s'engage dans un conduit particulier étendu de la veine ombilicale à la veine-cave inférieure, et arrive dans l'oreillette droite du cœur. Une ouverture qui fait communiquer, pendant la vie fœtale seulement, les deux oreillettes du cœur et que l'on nomme *trou de Botal*, permet au sang de s'engager directement de l'oreillette droite dans l'oreillette gauche. Ce fluide tombant de là dans le ventricule gauche est lancé par les contractions de cette poche musculaire dans l'aorte et dans toutes les parties du corps.

Il résulte de cette disposition particulière que la colonne de fluide versée dans l'oreillette droite et composée de sang oxigéné ou nutritif venant de la mère, et de sang désoxigéné ou veineux venant de toutes les parties du fœtus, s'engage moitié dans l'oreillette gauche

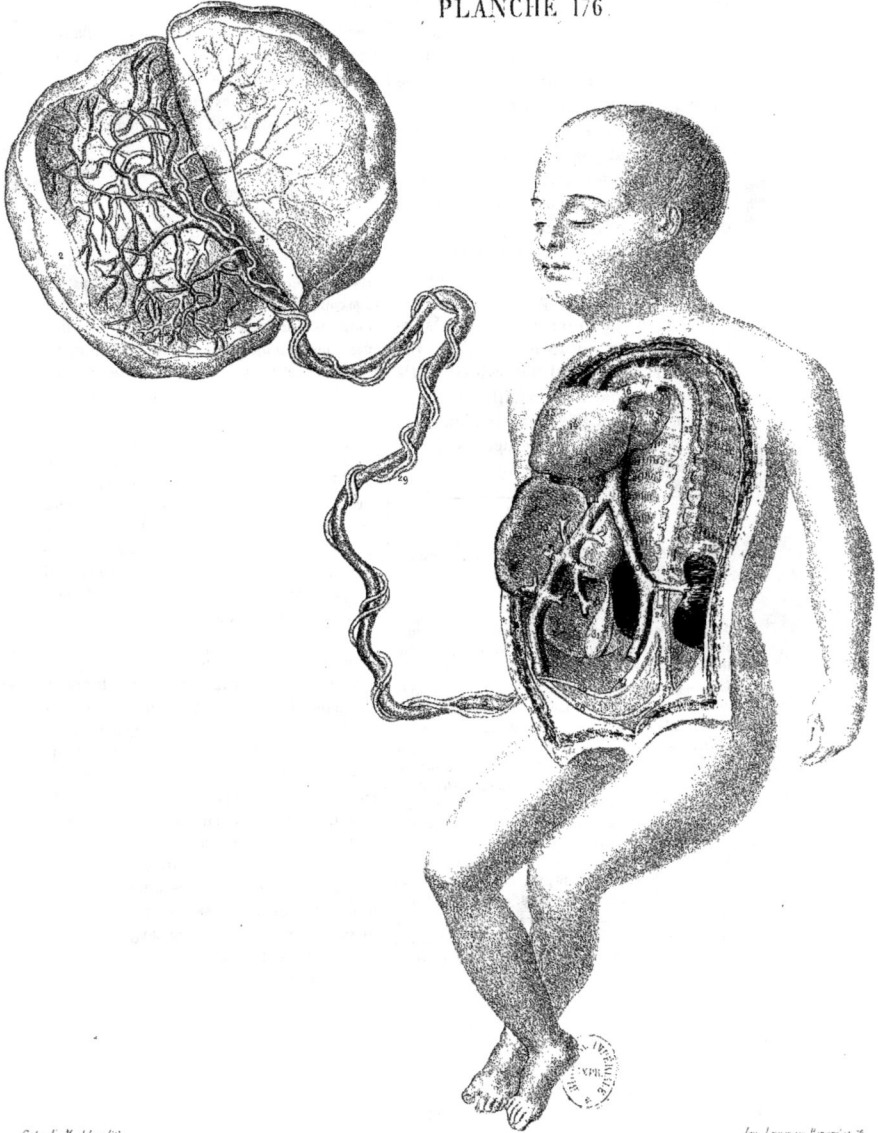

PLANCHE 176

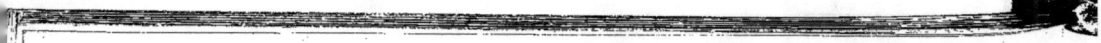

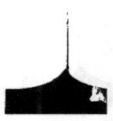

Les élémens de leur texture sont 1° une *tunique péritonéale* dépendant des ligamens larges et fortement adhérente; 2° une *coque fibreuse*, dure et épaisse, qui envoie plusieurs prolongemens dans la profondeur de l'organe ; 3° un *tissu propre*, spongieux, rougeâtre, au sein duquel se trouvent les vésicules de De Graaf que nous avons analysées dans la partie physiologique et dont le nombre varie généralement depuis 4 jusqu'à 20; 4° des *artères*, des *veines* et des *nerfs* appartenant aux spermatiques.

Les *trompes de Fallope* ou *utérines* sont deux conduits flexueux, étendus de l'ovaire à l'utérus, longs de 4 à 5 pouces, flottans dans l'excavation du bassin et contenus dans un repli moyen des ligamens larges. Très-étroites dans leur moitié interne qui s'insère aux angles latéraux de l'utérus, les trompes de Fallope s'élargissent insensiblement dans leur moitié externe et constituent là une espèce d'entonnoir membraneux et frangé connu sous le nom de *pavillon de la trompe*. On compte jusqu'à 18 ou 20 dentelures à ce pavillon. Elles sont toutes irrégulières, inégales, inclinées en dedans vers l'extrémité externe de l'ovaire, et l'une d'elles plus longue que les autres s'applique sur cet organe et s'unit à lui à la manière d'un ligament. Au centre du calice que représente l'ensemble des laniures du pavillon est l'orifice externe de la cavité de la trompe. Cette cavité est exactement proportionnée au calibre de la trompe et à l'épaisseur de ses parois. Très-évasée vers le pavillon, elle est du côté de l'utérus d'une étroitesse telle qu'elle ne

par le trou de Botal, moitié dans le ventricule droit par l'orifice auriculo-ventriculaire correspondant. Mais cette dernière partie poussée par les contractions du ventricule dans l'artère pulmonaire, n'entre point dans les poumons, comme cela a lieu pendant la vie extra-utérine : au moyen d'un canal particulier dit *artériel*, elle est jetée dans l'aorte inférieure et mélangée avec le sang qui vient du ventricule gauche.

Toutefois, bien que le sang veineux et le sang artériel se trouvent mélangés par le moyen du trou de Botal et du canal artériel, il n'en est pas moins vrai que la colonne partant du ventricule gauche et dirigée principalement vers la tête, est plus pure que celle qui s'échappe du ventricule droit, car la première dérive plus directement de la veine ombilicale et par conséquent du placenta, au lieu que l'autre est surtout le produit des détritus des membres supérieurs et de la tête.

Aussi la colonne inférieure qui descend dans l'aorte ventrale, rencontre au niveau du bassin les artères ombilicales, et, par cette voie de transport, elle retourne au placenta pour s'y retremper, s'y oxigéner de nouveau dans le sang de la mère.

Deux conséquences importantes découlent de l'examen de ce genre de circulation : c'est que 1° le cours du sang chez le fœtus s'exerce par les forces propres de ses ventricules et non point par la même impulsion qui fait couler ce fluide dans le corps de la mère; 2° que la circulation placentaire tient lieu, pour le fœtus, de circulation pulmonaire.

4. *Accouchement.*

Au terme de neuf mois, le fœtus a acquis, dans le sein de sa mère, toutes les conditions qui lui sont nécessaires pour vivre d'une vie isolée. Il quitte alors le lieu de son origine, il s'en sépare comme le fruit mûr se détache

peut admettre qu'une soie de sanglier. Aussi est-il très-difficile de distinguer, à l'œil nu, l'orifice utérin de la trompe. Ce n'est que par l'introduction d'un corps étranger que l'on peut préciser sa situation.

Deux membranes, une séreuse, l'autre muqueuse et un tissu propre intermédiaire composent ce canal.

La *membrane séreuse* ou *péritonéale* appartient aux ligamens larges. — La *muqueuse* continue en dedans avec celle de l'utérus et en dehors avec le péritoine, est très-fine, très-lisse dans la moitié étroite des conduits, plus épaisse et plissée longitudinalement dans la portion évasée. — Le *tissu propre* de nature musculo-vasculaire paraît être un prolongement de la substance propre de l'utérus.

Des Mamelles.

Malgré leur éloignement du siége des parties sexuelles, les mamelles doivent être considérées comme une dépendance de ces parties, car elles entretiennent avec l'appareil générateur une union sympathique des plus étroites, elles provoquent et accroissent l'orgasme vénérien de l'homme et elles sont surtout destinées à sécréter le lait qui doit nourrir l'enfant dans les premiers temps de sa vie extra-utérine.

Les mamelles quoique existant sur les deux sexes ne doivent réellement compter comme organes que chez la

PLANCHE CLXXVII.

Ritta-Christina.

de la branche où il est suspendu. Ce décollement du fœtus et des membranes qui l'enveloppent est encore une de ces lois primordiales qu'il n'est point encore accordé à l'homme de pouvoir pénétrer. Il résulte d'un travail très-actif du corps de l'utérus, de contractions énergiques, ou mieux encore d'une compression circulaire et générale portée par la matrice sur le fœtus et analogue, qu'on nous passe la comparaison, à celle que l'on exercerait sur un noyau de cerise placé entre le pouce et l'indicateur, pour le lancer à une grande distance.

Mais ce travail n'est point instantané. Des symptômes généraux et locaux simulant un état maladif, lui servent de prélude. Un sentiment de gêne, de malaise indéfinissable est le premier indice de la scène qui se prépare. Une horripilation plus ou moins vive traverse tout le corps. De fréquentes envies d'uriner, des coliques légères, irrégulières, intermittentes se font bientôt sentir, et puis progressivement les douleurs deviennent plus aiguës, plus fréquentes, et les contractions de la matrice qui causent ces douleurs, les contractions du diaphragme, celles des muscles abdominaux poussent la masse fœtale vers les parties déclives du bassin. Aidées par une sécrétion continue d'humeurs séreuses et muqueuses qui ramollissent les parties génitales, ces contractions toujours intermittentes dilatent peu à peu le col de la matrice. La poche des eaux s'engage dans cet orifice, le dilate à son tour, finit par se rompre, et, à sa place, se présente la tête de l'enfant. Alors les mucosités glaireuses deviennent plus abondantes, elles imbibent le vagin, les grandes lèvres et jusqu'aux ligamens de la symphyse pubienne; tout se dilate, s'amincit et s'écarte, les contractions se pressent de plus en plus, les douleurs deviennent intolérables, *conquassantes*, comme disent les accoucheurs, et progressivement la tête du fœtus parcourt toute

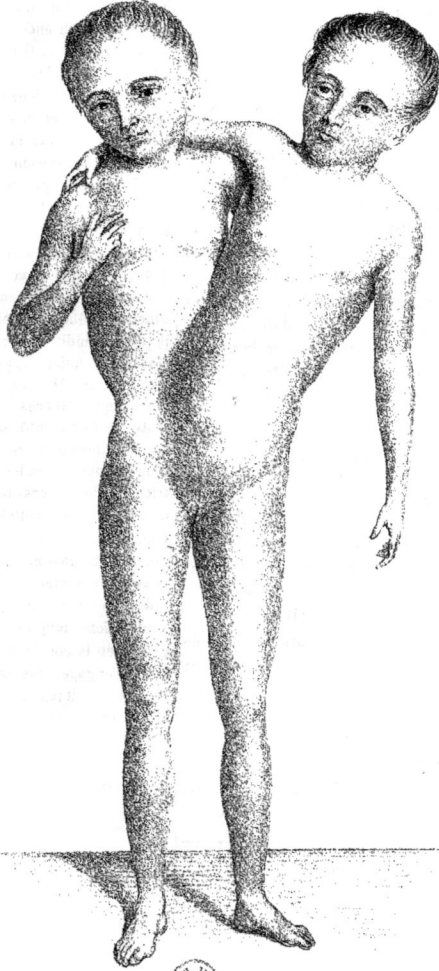

Galei. D. M. del. et lith.   Imp. Lemercier, Benard et C.ᵉ

femme, parce que dans l'homme elles sont sans destination et simplement rudimentaires. Chez la femme même elles ne s'offrent avec tous leurs caractères qu'à l'âge de la puberté.

Situées sur le devant du thorax, de chaque côté du sternum, dans l'espace compris entre la 3ᵉ et la 7ᵉ côtes, elles ont, à cette époque, une forme hémisphérique et un volume qui varie selon les sujets, et particulièrement selon la quantité plus ou moins grande du tissu adipeux dont la glande mammaire, leur élément principal, se trouve environnée. La peau qui les recouvre est d'une excessive finesse, ferme et d'un blanc de lait chez les vierges, molle et veinée de bleu chez les femmes faites.

Chaque mamelle est surmontée à son milieu d'une saillie conique rouge chez les jeunes filles, brune chez les femmes, susceptible d'érection et percée par les orifices des conduits lactifères : c'est le *mamelon*.

Indépendamment de la peau, d'un grand nombre de nerfs et de vaisseaux sanguins et lymphatiques, les élémens constitutifs des mamelles sont la *glande mammaire*, un *tissu fibreux* et un *tissu adipeux*.

La *glande mammaire* est un corps lobuleux et granuleux, ovalaire, plus épais à la partie moyenne qu'à la circonférence qui se trouve inégalement dentelée, convexe en avant et un peu concave en arrière où il appuie par l'intermédiaire d'un tissu celluleux très-lâche, sur le muscle grand pectoral. Le centre de sa face antérieure offre un faisceau de 20 à 24 canaux excréteurs qui

la longueur du vagin, elle se montre à l'orifice de la vulve, et elle s'en dégage suivie instantanément par les épaules et par les autres parties du corps.

Les cris que pousse l'enfant sont le signal de la cessation des douleurs. Le trouble extrême de la mère, les mouvemens impétueux de la matrice et des parois abdominales, tout s'éteint brusquement, et c'est à peine si quelques contractions se produisent encore pour le décollement et la sortie du placenta.

Contrairement à ce qui a lieu dans toutes les autres classes animales, l'espèce humaine ne produit en général qu'un seul être par accouchement. Il n'est point rare, à la vérité, de voir des femmes donner le jour à deux enfans à la fois. On a aussi quelques exemples de gestations de trijumeaux, de quadrijumeaux. Mais ce sont là des cas exceptionnels, et il faut reconnaître qu'une fécondité portant déjà sur un triple produit, est tellement contraire aux intentions de la nature, que la vie ne peut se maintenir dans ces individus multiples. La force vitale destinée à un seul être doit se répartir entre tous, et la dose dévolue à chacun d'eux est insuffisante pour entretenir le jeu de leur organisme. Pareille chose arrive dans les monstruosités. Toutes les fois que deux ovules portés en même temps dans l'utérus sont frappés d'un trouble quelconque au milieu du travail de leur évolution, ils peuvent se greffer l'un sur l'autre, confondre leurs organes en tout ou en partie, l'un d'eux absorber l'autre, l'enfermer tout entier dans sa cavité, ou ne s'unir à lui que par quelques points de sa circonférence. Le bicéphale du nom de *Ritta-Christina*, envoyé à Paris en 1829 par Rolando, médecin du roi de Sardaigne, était une monstruosité de ce dernier genre. Eh bien, la vie ne put se maintenir dans cette organisation anormale. Ritta-Christina vécut bien 8 mois et demi hors du sein de sa mère, mais ses

proviennent des lobules de la glande et qui vont s'ouvrir par des orifices très-étroits vers le sommet du mamelon. Le nom de *lactifères* ou *galactophores* que portent ces conduits indique leur destination.

Ils naissent bien évidemment au centre des lobules ou granulations , par des radicules qui se réunissent successivement , à la manière des veines , en ramuscules , en rameaux et en troncs. Minces , flexueux et demi-transparents , ils convergent de la circonférence vers le centre de la glande , sous la base du mamelon où ils forment des sinus , des espèces d'ampoules unies entr'elles par du tissu cellulaire.

Chaque granulation forme sa série de conduits , laquelle ne communique point avec les autres et aboutit à une ampoule particulière. La plupart des anatomistes portent à 18 ou 20 le nombre de ces sinus. M. Cruveilhier prétend n'en avoir jamais compté plus de 10. De leur sommet part une série nouvelle de conduits , le faisceau de 20 ou 22 canaux excréteurs que nous signalions tout à l'heure , lesquels marchant au centre du mamelon en ligne droite , parallèlement et sans communiquer entr'eux , s'ouvrent isolément au sommet de cette protubérance par des orifices d'une excessive finesse.

Tous ces conduits sont dépourvus de valvules. On les croit composés d'une membrane interne , muqueuse , qui ferait suite au tissu cutané , et d'une externe , fibreuse , que M. Cruveilhier considère comme de nature dartoïde. Le professeur explique , par la présence

extrémités inférieures avaient toujours été fort maigres , Ritta (le buste droit) fut toujours languissante , malade , très-peu développée , et son extinction devait nécessairement entraîner celle de l'autre buste. C'est ce qui arriva d'une manière instantanée.

5. *Nutrition de l'enfant nouveau-né.*

Le premier cri que pousse l'enfant nouveau-né indique que l'air atmosphérique vient de s'introduire dans ses bronches et qu'il en a été instantatément expulsé. La succession alternative de l'entrée de l'air et de son rejet s'établit à jamais dans les poumons du nouvel être : elle constitue la *respiration*.

Le cordon ombilical est coupé , le sang artériel de la mère n'entre plus dans le corps de l'enfant. Il faut que celui-ci compose dorénavant ce fluide sans lequel le maintien de la vie est impossible. Il faut que le sang veineux trouve à présent dans les cellules pulmonaires les modifications que tout à l'heure encore les sinus du placenta lui offraient. De cette nécessité résulte la fondation d'une seconde œuvre , celle de la *circulation pulmonaire*.

C'est par instinct naturel que l'enfant nouveau-né aspire et expire alternativement l'air atmosphérique pour se maintenir en état de vie. Les premiers bénéfices de ce jeu sont d'expulser les mucosités contenues dans la bouche , de développer les poumons en dilatant leurs cellules et en déployant leurs vaisseaux , de stimuler ces organes tenus jusqu'à présent dans un état rudimentaire et dans la torpeur , de leur conférer , en un mot , l'office que remplissait auparavant le placenta.

Mais pour que cette circulation nouvelle s'effectue , il faut bien que des changemens s'opèrent aussi dans le cœur. La veine ombilicale et le canal veineux qui la continue dans la veine-cave inférieure deviennent inutiles et

de cette membrane, l'état d'orgasme et d'érectilité dans lequel peut entrer le mamelon, ainsi que l'excrétion en jet du liquide, par suite de l'excitation de la mamelle.

Le *tissu fibreux*, disposé en couche plus ou moins épaisse autour de la glande, envoie des prolongemens entre tous les lobules et toutes les granulations. Réunissant ainsi en un seul corps ces nombreuses parties, il procure à la glande une très-grande dureté.

Le *tissu adipeux*, dont la quantité détermine généralement le volume des mamelles, occupe les dépressions nombreuses et profondes que laissent entre eux les lobules. C'est donc à ce tissu que les mamelles doivent leur forme lisse et arrondie.

s'oblitèrent. L'oreillette gauche du cœur, distendue par le sang que les veines pulmonaires mises nouvellement en jeu rapportent des poumons, refoule à droite la valvule du trou de Botal, et force ainsi le sang qui arrive des veines-caves inférieure et supérieure à remplir l'oreillette droite et à s'engouffrer dans le ventricule du même côté. L'artère pulmonaire stimulée et dilatée, reçoit à son tour ce fluide que le canal artériel déversait précédemment dans l'aorte; elle le transporte dans toutes les cellules des poumons pour le soumettre au contact de l'oxigène, et, de là, le transmettre, régénéré, aux veines pulmonaires. Le canal artériel devient donc, à son tour, inutile : il s'oblitérera, et, comme lui, s'oblitéreront aussi les artères ombilicales qui, n'ayant plus à rapporter du sang dans le placenta, deviennent inutiles.

Mais l'enfant tient encore à sa mère par un autre lien que le placenta. S'il ne peut plus puiser en elle un sang tout préparé, il trouve en elle encore les matériaux de la réparation de son sang propre. Il y trouve le lait élaboré par les mamelles, aliment doux, très-nourrissant, parfaitement approprié à la délicatesse de ses organes digestifs.

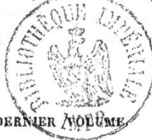

FIN DU DERNIER VOLUME.

ERRATA.

ANATOMIE.

Page 24, ligne 19, *au lieu de* le sillon de la protubérance annulaire, enfin, *lisez* enfin, le sillon de la protubérance annulaire.

Page 69, ligne 27, *au lieu de* 41, *lisez* 31.

Page 71, ligne 2, *au lieu de* il, *lisez* elle.

Page 71, ligne 6, *au lieu de* affecté, *lisez* affectée.

Page 125, ligne 14, *au lieu de* orgues, *lisez* organes.

Page 126, ligne 9, *au lieu de* postérieure, *lisez* antérieure.

PHYSIOLOGIE.

Page 4, ligne 3, *au lieu de* mêmes, *lisez* même.

Page 28, ligne 2, *au lieu de* qui, *lisez* dont.

Page 51, ligne 28, *au lieu de* leur, *lisez* lui.

Page 109, ligne 41, *au lieu de* d'instinct, *lisez* distinct.

Page 122, ligne 37, *au lieu de* anti déluviens, *lisez* antidiluviens.

TABLE DES MATIÈRES.

TOME II.

Suite de la PREMIÈRE PARTIE.

TOME III.

DEUXIÈME PARTIE.

TOME IV.

Suite de la DEUXIÈME PARTIE.

TROISIÈME PARTIE.

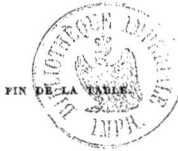

FIN DE LA TABLE.

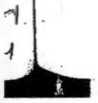

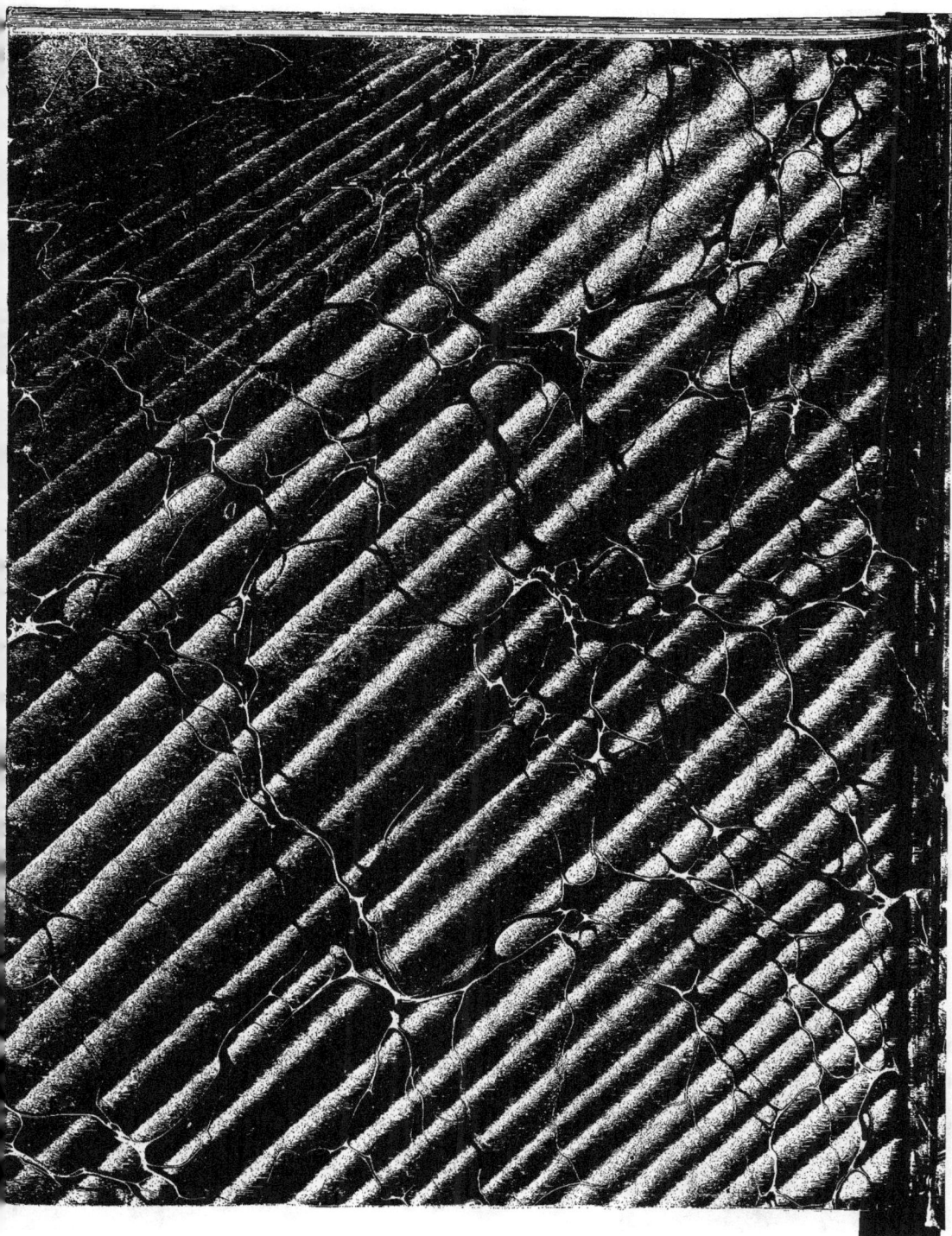

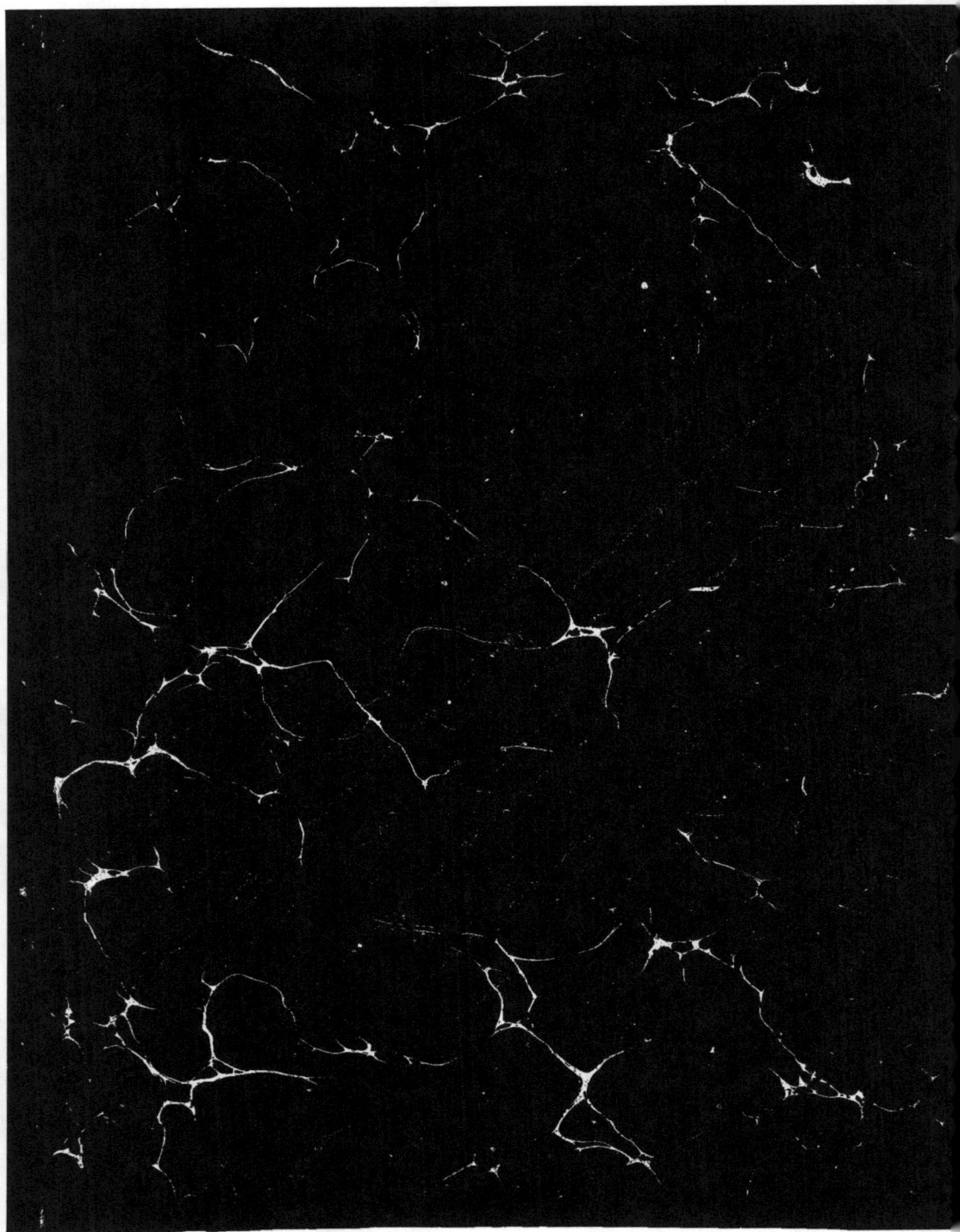

www.ingramcontent.com/pod-product-compliance
Lightning Source LLC
Chambersburg PA
CBHW070240200326
41518CB00010B/1626